现代护理学
基础理论与临床实践

◎主编 石爽等

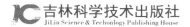

U0341164

吉林科学技术出版社
JiLin Science & Techonlogy Publishing House

图书在版编目（CIP）数据

现代护理学基础理论与临床实践 / 石爽等主编 . —
长春：吉林科学技术出版社，2023.7

ISBN 978-7-5744-0514-1

Ⅰ.①现… Ⅱ.①石… Ⅲ.①护理学 Ⅳ.①R47

中国国家版本馆CIP数据核字（2023）第103845号

现代护理学基础理论与临床实践

主　　编　石　爽等
出 版 人　宛　霞
责任编辑　许晶刚
封面设计　吴　迪
制　　版　吴　迪
幅面尺寸　185mm×260mm
开　　本　16
字　　数　370 千字
印　　张　15
印　　数　1–1500 册
版　　次　2023年7月第1版
印　　次　2024年1月第1次印刷

出　　版　吉林科学技术出版社
发　　行　吉林科学技术出版社
地　　址　长春市福祉大路5788号
邮　　编　130118
发行部电话/传真　0431-81629529 81629530 81629531
　　　　　　　　　　81629532 81629533 81629534
储运部电话　0431-86059116
编辑部电话　0431-81629518
印　　刷　廊坊市印艺阁数字科技有限公司

书　　号　ISBN 978-7-5744-0514-1
定　　价　110.00元

《现代护理学基础理论与临床实践》编委会

主 编

石 爽　陕西省人民医院
姜 敏　山西省儿童医院（山西省妇幼保健院）
高朝燕　山西省儿童医院（山西省妇幼保健院）
赵星星　晋城市人民医院
李奕欣　山西卫生健康职业学院
车 霄　晋城市人民医院

副主编

牛 润　太原市妇幼保健院
亢小芳　山西省儿童医院（山西省妇幼保健院）
王宏焱　山西省儿童医院（山西省妇幼保健院）
王润香　山西省儿童医院（山西省妇幼保健院）
王云秀　山西省儿童医院（山西省妇幼保健院）
申王丽　晋城大医院
贾朝霞　山西省中西医结合医院
邵婷婷　晋城大医院
李娜娜　晋城市人民医院

编 委

李 伟　北部战区总医院
马珊珊　宁波市第一医院
王碧波　宁波市第一医院

前　言

当今世界是科技飞速发展的时代,临床医疗技术日新月异,不断有新理论、新技术、新方法问世。护理学是以自然科学和社会科学理论为基础,主要研究维护、促进、恢复人类健康的理论与方法的综合性应用科学,是医学科学中的一门重要的独立学科。随着传统的生物医学模式向"环境-社会-心理-工程-生物"的综合模式转变,护理学科内涵和范畴也发生了巨大的变化。本书在内容上充分注意基础理论与临床实践相结合,普及与提高相结合,充分吸收融合了国内外护理学最新科研成果,反映当代护理学的水平,文字力求简明扼要,通俗易懂,准确流畅。

本书介绍了护理学的基础理论与临床实践。首先对内外科常见疾病的护理做了详细介绍,其次介绍了手术室护理的相关知识,涉及手术室护理配合、消化内镜手术护理配合等,然后针对妇科手术患者的护理、儿科常见病的护理等做了深入细致的讲解。本书参考了近年来护理学相关权威著述,也融入了编者丰富的临床护理经验,具有很强的实用性,对于广大护理人员来讲是一本很有价值的参考书。

由于编写时间紧张加之编者水平有限,书中不足之处在所难免,希望广大读者在阅读和使用过程中多提宝贵意见,以便再版时更新和完善。

编　者

目 录

第一章　颅脑损伤患者的护理

颅脑损伤多因外界暴力作用于头部而引起。平时常因坠落、交通事故、跌倒、锐器或钝器打击头部致伤,战时则多见于火器伤。颅脑损伤发生率仅次于四肢损伤,占全身各部位损伤的第2位,其病死率和致残率则居身体各部位损伤之首。头皮损伤、颅骨骨折和脑损伤,三者可合并或单独存在。本章重点阐述脑损伤的护理。

第一节　头皮损伤

一、疾病概论

头皮损伤包括头皮血肿、头皮裂伤和头皮撕脱伤,均由直接暴力所致。头皮血供丰富,伤后极易失血,部分患者尤其是小儿可导致休克;头皮损伤处理不当可导致感染向深部蔓延,引起颅骨骨髓炎和颅内感染。常见的头皮损伤包括头皮血肿、头皮裂伤和头皮撕脱伤。

1.病因病理　头皮损伤类型与致伤物种类、作用力的大小及方向密切相关。引起头皮损伤的原因主要有:①钝器;②锐器;③机械力牵拉。钝器常造成头皮挫伤或血肿,也可出现不规则裂伤,锐器损伤大多伤口整齐,发辫卷入机器则可引起撕脱伤。

(1)头皮裂伤:多为锐器或钝器打击所致的、常见的开放性损伤。单纯头皮裂伤仅限于头皮,虽可深达骨膜,但颅骨常完整;头皮裂伤出血较多,不易自行停止,严重时发生失血性休克;因钝器或头部碰撞造成的头皮裂伤,常伴颅骨骨折或脑损伤;若帽状腱膜破裂,头皮伤口可全部裂开。

(2)头皮血肿:多由钝器伤所致。依据头皮血肿的解剖部位不同,头皮血肿又分为皮下血肿、帽状腱膜下血肿和骨膜下血肿。

1)皮下血肿:是指位于皮肤表层和帽状腱膜之间的血肿。因皮肤借纤维隔与帽状腱膜紧密连接,血肿不易扩散,范围较局限,血肿周围肿胀。

2)帽状腱膜下血肿:是指位于帽状腱膜与骨膜之间的血肿。因出血弥漫于帽状腱膜下的疏松组织层,血液易蔓延、波及整个帽状腱膜下间隙,导致大量出血。

3)骨膜下血肿:是指位于骨膜与颅骨外板之间的血肿。由于骨缝处的骨膜嵌入附着紧密,不易剥离,血肿张力较大,范围以骨缝为界。

(3)头皮撕脱伤:可分为不完全撕脱伤和完全撕脱伤2种,是最严重的头皮损伤,多见于长发被卷入转动的机器所致。由于皮肤、皮下组织和帽状腱膜三层紧密相连,在强烈的牵扯下,使头皮自帽状腱膜下被撕脱,甚至连同部分骨膜撕脱,严重者可合并颈椎损伤。

2.临床表现

(1)症状:局部疼痛,疼痛可致患者精神紧张、烦躁及恐惧。血肿、出血和疼痛刺激致使患者有效循环血量减少,严重者可发生休克。

(2)体征

1)头皮裂伤:创缘可不规则,裂口大小、深度不一,常伴有出血;严重头皮裂伤可有组织缺损;若帽状腱膜已破,头皮伤口可全部裂开。

2)头皮血肿:①皮下血肿:血肿局部张力高、压痛明显、范围局限、周围组织肿胀、有凹陷感(注意与凹陷性骨折鉴别);②帽状腱膜下血肿:血液蔓延致头颅明显增大、肿胀,触之有明显的波动感;③骨膜下血肿:血肿多以骨缝为界局限于某一颅骨范围内,常合并颅骨骨折。

3)头皮撕脱伤:表现为头皮缺损、大量出血、大范围颅骨外露,甚至出现颈椎损伤的表现。

3. 辅助检查　影像学检查如头部 X 线检查、CT 扫描检查可了解有无颅骨骨折、脑损伤。

4. 治疗原则

(1)头皮裂伤:加压包扎止血。裂口较长、出血不止者,需行清创缝合止血。由于头皮血供丰富,清创缝合的时限为伤后 24 小时内。

(2)头皮血肿:小血肿无须特殊处理,1~2 周可自行吸收;巨大的血肿需 4~6 周才吸收。采用局部适当加压包扎,穿刺抽吸时需严格无菌技术操作,避免感染。已有感染的血肿,需切开引流。帽状腱膜下血肿和骨膜下血肿可在严格无菌的条件下抽吸后再加压包扎;骨膜下血肿伴有颅骨骨折者不宜强力加压包扎,防止血液经骨折缝渗入颅内,引起硬脑膜外血肿。

(3)头皮撕脱伤:急救时以无菌敷料覆盖创面,再加压包扎止血。头皮不完全撕脱者争取在伤后 6~8 小时清创后缝回原处;头皮已完全撕脱者,撕脱的头皮用无菌巾包裹,隔水放置于有冰块的容器内,随患者速送医院,在严格清创后行头皮再植;如撕脱的皮瓣已不能利用,需在裸露颅骨做多处钻孔至板障层,待钻孔处生长出肉芽后植皮。

二、护理诊断/问题

1. 疼痛　与头皮损伤有关。

2. 组织完整性受损　与头皮损伤有关。

3. 潜在并发症　休克、感染、颅压增高。

三、术前护理

1. 减轻疼痛　头皮血肿者,早期冷敷以减少出血和疼痛;24~48 小时后改用热敷,以促进血肿吸收。

2. 预防感染　①单纯头皮出血:可加压包扎止血;②开放性颅脑损伤:应剪除伤口周围头发,以乙醇擦拭,不冲洗、不用任何外用药,外露的脑组织周围以纱布卷保护,以防受压,病情允许者抬高头部以减少出血;③遵医嘱使用抗生素及破伤风抗毒素(TAT)治疗。

3. 病情观察　观察患者意识、瞳孔及生命体征,以及时发现有无颅压增高、休克和感染等。

4.抗休克护理　小儿帽状腱膜下血肿、严重裂伤,或头皮撕脱伤者累及主要动脉或静脉窦时,均可发生严重失血,威胁患者生命。一旦出现休克,应遵医嘱抗休克治疗。治疗期间,密切监测出入量、尿量、脉搏、呼吸、血压和中心静脉压(CVP)等。

四、术后护理

1.伤口和皮瓣护理　避免局部受压,必要时抬高床头,保持敷料清洁干燥,观察创面有无渗血、渗液和感染。头皮撕脱伤者,注意观察有无皮瓣坏死、感染。

2.用药护理　遵医嘱使用抗生素、止血药、镇痛药物,并观察药物的疗效与不良反应。

3.心理护理　安抚患者,帮助患者了解疾病的转归,并寻求有效的应对紧张、恐惧的方法。严重头皮撕脱伤者,指导患者调适心理、正视现实,必要时协助指导整容、佩戴假发等修饰头皮缺损的方法。

五、健康教育

1.休息与体位　注意休息,避免过度劳累,病情较重者,应卧床休息。头皮撕脱伤者,取半坐位或俯卧位。

2.饮食　禁烟酒,避免辛辣刺激性食物。

3.服药　遵医嘱继续规律服用抗生素等药物。

4.伤口护理　保持头部敷料清洁固定,预防感染;头皮血肿加压包扎者,勿揉搓局部,以免加重出血。

5.复诊指导　如原有症状加重、头痛剧烈、频繁呕吐,及时就诊。

第二节　颅骨骨折

一、疾病概论

颅骨骨折是指颅骨受暴力作用所致结构改变。颅骨骨折的严重性常常不在于骨折本身,而在于骨折所引起的脑膜、脑血管和神经的损伤,以及有无脑脊液漏、颅内血肿及颅内感染等。

颅骨骨折按骨折形态分为线形骨折与凹陷骨折,其中粉碎性骨折多呈凹陷性,一般列为凹陷骨折;依骨折部位是否与外界相通分为闭合性骨折和开放性骨折;按部位分为颅盖骨折与颅底骨折,其中颅底骨折根据发生的部位又可分为颅前窝骨折、颅中窝骨折、颅后窝骨折。

1.病因病理　直接暴力或间接暴力作用于颅骨而导致颅骨骨折,其致伤因素主要取决于外力大小及作用方向、致伤物与颅骨接触的面积及颅骨的弹性、抗压缩和抗牵张的能力。

颅骨骨折的性质和范围主要取决于致伤物的大小和速度。体积大、速度慢的致伤物,引起较严重的颅骨整体变形,多在较为薄弱的颞骨鳞部或颅底引起线形骨折,且骨折线沿致伤物作用的方向和颅骨薄弱部位延伸;斜向打击于颅盖部的致伤物,也常引起线形骨折;体积大、速度快的致伤物,易造成凹陷骨折;体积小、速度快的致伤物,则可导致圆锥样凹陷骨折或穿入性骨折;垂直打击于颅盖部的致伤物常引起着力点处的凹陷或粉碎性骨折。骨折导致局部压痛、肿胀,局部骨膜下血肿;凹陷骨折刺破静脉窦可引起致命的大出血;骨折片陷入颅内则局部脑组织受压,临床上可出现相应的病灶症状和局限性癫痫;并发颅内血肿者,可产生颅压增高症状;颅底骨折时,由于颅底骨面凹凸不平,颅神经、血管由颅底出入颅腔,易导致颅神经、血管受累,硬脑膜撕裂则产生脑脊液外漏而成为开放性骨折。

2. 临床表现

(1)症状:局部疼痛,严重疼痛可致患者精神紧张、烦躁及恐惧。

(2)体征

1)颅盖骨折:①线形骨折:有头皮血肿、裂伤、骨膜下血肿、颞肌肿胀或香肠样头皮肿胀等临床体征;②凹陷性骨折:可触及局部凹陷;凹陷性骨折位于脑重要功能区,可出现偏瘫、失语、癫痫等神经系统定位病征。

2)颅底骨折:①颅前窝骨折:眼眶周围皮下淤血者,出现"熊猫眼征";筛板或视神经管骨折者,合并嗅神经或视神经损伤;脑膜、骨膜均破裂者,引起脑脊液鼻漏;②颅中窝骨折:骨折累及蝶骨者,可出现鼻出血或合并脑脊液鼻漏;累及颞骨岩部者,脑膜、骨膜及鼓膜均破裂时,则合并脑脊液耳漏;骨折线偏外侧时,可引起颞部淤血肿胀(Battle征);可合并面神经、听神经损伤;③颅后窝骨折:骨折多累及颞骨岩部后外侧和枕骨基底部,前者伤后 1~2 天出现乳突部皮下淤血斑,后者可在伤后数小时出现枕下部肿胀和淤血斑;枕骨大孔或岩尖后缘附近骨折者,则可合并第Ⅸ~Ⅻ对颅神经损伤。

3. 辅助检查　影像学检查如 X 线检查可确诊颅盖部的线形骨折、凹陷骨折;CT 检查可了解骨折性质及是否合并脑损伤。

4. 治疗原则

(1)非手术治疗:颅盖骨线形骨折本身不需要处理,但骨折线跨过脑膜血管沟或静脉窦的骨折,应密切观察意识、瞳孔、生命体征及神经系统病征,警惕硬脑膜外血肿的发生;颅底骨折发生脑脊液漏时即为开放性损伤,应使用 TAT 及抗生素预防感染。

(2)手术治疗

1)颅盖凹陷骨折:手术整复或摘除碎骨片的手术指征:①位于重要功能区的骨折;②骨折片刺入颅内;③骨折凹陷深度>1cm;④骨折引起瘫痪、失语等功能障碍或局限性癫痫者。

2)颅底骨折:脑脊液漏一般在 2 周内愈合;脑脊液漏 4 周未自行愈合者,需做硬脑膜修补术。

二、护理诊断/问题

1. 疼痛　与颅骨骨折有关。

2. 潜在并发症　骨膜下血肿、癫痫、颅压增高。

三、护理措施

1.病情观察 密切观察头痛、呕吐、意识、瞳孔、生命体征等颅压增高征象。严重凹陷性骨折者,观察有无偏瘫、失语、视野缺损等脑组织受压的局灶表现。一旦发现异常应立即告知医师,并做好开颅血肿清除术、骨折复位术等急诊手术准备。

2.脑脊液漏护理 护理的重点是预防颅内感染。

(1)确定是否存在脑脊液漏:颅底骨折时,应对鼻腔、耳道、口腔流出血性液体进行鉴别。常用的方法:①物理检测法,将血性液体滴于白色滤纸上,如果出现月晕样淡红色浸渍圈,则为脑脊液;②化学检测法:用尿糖试纸或葡萄糖定量检测,血性液体中含糖,则为脑脊液。

(2)体位:取抬高床头 30°～60°卧位或半坐卧位,头偏向患侧,目的是借助重力作用使脑组织移向颅底,使脑膜粘连封闭漏口。脑脊液漏严重者,则取平卧位,防止引流过量造成低颅压。

(3)预防感染:①禁忌在鼻腔和耳道堵塞、冲洗、滴药;②每天清洁消毒鼻前庭或外耳道 2 次,注意避免液体反流至颅内,在外耳道口或鼻前庭放置疏松干棉球并及时更换,必要时记录 24 小时浸湿的棉球数,以估计漏出液量;③脑脊液鼻漏者,严禁经鼻腔置胃管、吸痰管、鼻导管等;④禁忌行腰椎穿刺;⑤避免用力咳嗽、打喷嚏和擤鼻涕,避免挖耳、抠鼻,避免屏气排便,以免导致气颅或颅内感染;⑥遵医嘱应用抗生素及 TAT。

(4)预防低颅压综合征:脑脊液外漏过多可导致低颅压综合征。患者表现为直立性头痛,多位于额、枕部,头痛与体位有明显关系,平卧位消失或减轻,坐起或站立时头痛剧烈,常合并恶心、呕吐、头昏或眩晕、厌食、短暂的昏厥等。应指导患者卧床休息,取头低足高位,多饮水,必要时遵医嘱静脉滴注 0.9%氯化钠溶液以补充水分。

3.用药护理 遵医嘱使用抗生素及 TAT、止血药、镇痛药物,并观察药物的疗效与不良反应。

4.饮食护理 吞咽功能正常者,给予清淡饮食;有高颅压、吞咽功能障碍、呕吐者,暂禁食。

5.心理护理 安抚患者,及时与患者沟通,指导配合治疗与护理的方法及注意事项,消除患者焦虑和紧张情绪。

四、并发症的护理

1.骨膜下血肿 线形骨折者,注意观察有无骨膜下血肿,以及出血量和血肿范围。

2.癫痫 凹陷骨折可能导致脑组织受损而出现癫痫,应及时遵医嘱使用抗癫痫药物,注意观察病情和药物作用,避免癫痫进一步加重颅脑损伤。

3.颅压增高 严密观察患者病情,一旦发现颅压增高迹象,立即遵医嘱给予脱水、降颅压等治疗,避免合并脑挫伤、继发颅内出血导致脑疝发生。

五、健康教育

1.脑脊液漏 告知预防颅内感染的注意事项。

2.较大颅骨缺损　避免局部碰撞，伤后3~6个月行颅骨修补术。

3.复诊指导　患者若出现剧烈头痛、频繁呕吐、发热、意识改变等异常情况，应及时就诊。

第三节　脑损伤

一、疾病概论

脑损伤是指外力作用下，导致脑组织、脑血管、颅神经及脑膜的损伤。脑损伤是最严重、最易导致患者神经功能障碍的颅脑损伤，其致残率、病死率高。

1.病因病理　造成脑损伤的基本因素包括2种：①直接损伤：外力直接作用于头部导致的损伤，常发生在着力部位，由于颅骨内陷、迅速回弹或骨折引起脑损伤；②冲击伤或对冲伤：头部遭受外力的瞬间，脑与颅骨之间相对运动造成脑损伤，发生于着力部位者称为冲击伤；发生于着力部位的对侧者称为对冲伤。同时，由于脑组织在颅腔内急速移动，以及受大脑镰、小脑幕等组织牵拉，易致多处或弥漫性脑损伤。

2.分类

（1）根据脑组织是否与外界相通分类

1）开放性脑损伤：多由火器或锐器直接造成，常伴有头皮裂伤、颅骨骨折和硬脑膜破裂，有脑脊液漏。

2）闭合性脑损伤：多为钝器或间接暴力所致，硬脑膜完整，无脑脊液漏。

（2）根据脑损伤机制和病理改变分类

1）原发性脑损伤：是指脑组织在外界暴力作用后立即出现病理性损害，主要有脑震荡、脑挫裂伤等。

2）继发性脑损伤：是指头部受伤后一段时间内逐渐出现的病理性损害，主要有颅内血肿、脑水肿和脑疝等。

3.临床表现

（1）脑震荡

1）症状：表现为一过性的脑功能障碍，即受伤当时立即出现短暂的意识障碍甚至昏迷，但不超过30分钟，常以数秒或数分钟多见，意识恢复后常伴有头晕、头痛、恶心、呕吐、失眠、心悸等症状。患者可出现逆行性遗忘症，即清醒后不能记忆起受伤当时至伤前一段时间内情况。

2）体征：患者意识障碍时常伴有面色苍白、冷汗、血压下降、呼吸和脉搏微弱、肌张力减退等征象，清醒后无神经系统阳性体征，脑脊液检验无红细胞。

（2）脑挫裂伤：因损伤部位、范围、程度不同而异。轻度脑挫裂伤仅有轻微症状；重度脑挫裂伤可导致深昏迷，甚至立即死亡。

1）症状：①头痛、恶心、呕吐：为脑挫裂伤最常见的症状，可能与蛛网膜下隙出血、颅压增高或脑血管功能障碍有关。头痛呈间歇或持续性，在伤后1~2周最明显，以后逐渐减轻,可局限于某一部位(多为着力部位)或全头痛。伤后早期引起恶心、呕吐的原因主要是:受伤时第四脑室底部呕吐中枢受到脑脊液冲击、蛛网膜下隙出血对脑膜的刺激或前庭系统受刺激引起;呕吐发生时间较晚者多为颅压增高所致;②意识障碍:于伤后立即发生,持续时间长短不一,但在30分钟以上,持续数小时、数天不等,严重者发生迁延性昏迷。意识障碍是脑挫裂伤最突出的症状之一,其持续时间与脑损伤程度相关。

2)体征:①生命体征变化:轻度和中度脑挫裂伤者,血压、脉搏、呼吸多无明显改变,严重脑挫裂伤导致脑水肿和颅内出血时,可引起颅压增高,出现血压升高、脉搏缓慢、呼吸深而慢,严重者导致呼吸、循环衰竭;伴有下丘脑损伤者,可出现持续的中枢性高热;轻度和中度脑挫裂伤者,血压、脉搏、呼吸多无明显改变;②局灶体征:脑挫裂伤后立即出现相应部位的神经功能障碍表现。如运动区受损时出现对侧瘫痪,语言中枢受损时则出现失语等。

(3)弥漫性轴索损伤

1)症状:伤后即刻发生的长时间的严重意识障碍是弥漫性轴索损伤的典型临床表现。损伤级别越高,意识障碍越重,特别严重者数小时内即死亡,即使幸存下来,也多呈昏迷或植物状态。弥漫性轴索损伤患者无伤后清醒期。但近年来的研究发现,轻型损伤者伤后可有中间清醒期,甚至能言语。

2)体征:部分患者可有单侧或双侧瞳孔散大,广泛损伤者可有双眼同向偏斜、向下凝视或双侧眼球分离等眼征。但此种改变缺乏特异性。

(4)硬脑膜外血肿

1)症状:①颅压增高所致的头痛、恶心、呕吐等症状,头痛呈间歇或持续性,早期可局限于某一部位;②进行性意识障碍:为硬脑膜外血肿的主要症状,其表现特点及变化过程与原发性脑损伤的轻重和血肿形成速度密切相关。主要有3种类型:①清醒→昏迷:即伤后无原发昏迷的轻度脑损伤,待血肿形成后开始出现意识障碍;②昏迷→中间清醒或好转→再发昏迷:即较重的原发性脑损伤,伤后立即昏迷,随后完全清醒或意识好转,血肿形成后导致颅压增高而再出现昏迷,且进行性加重,患者有典型的"中间清醒期";③昏迷进行性加重或持续昏迷:常为严重的原发性脑损伤。临床上以有典型的"中间清醒期"为特征的硬脑膜外血肿多见。

2)体征:①瞳孔改变:幕上血肿可导致小脑幕切迹疝,出现一过性患侧瞳孔缩小,随即患侧瞳孔散大,对侧肢体瘫痪进行性加重;随着脑疝进展,双侧瞳孔散大,继之呼吸、循环衰竭。而幕下血肿者可直接导致枕骨大孔疝,较早出现呼吸骤停;②神经系统受累:血肿压迫脑功能区,出现局部脑功能受累的体征;如血肿增大导致小脑幕切迹疝时,患者表现为对侧锥体束征;脑疝晚期,脑干严重受压时导致去大脑强直。

(5)硬脑膜下血肿

1)急性或亚急性硬脑膜下血肿:类似硬脑膜外血肿,因多数与脑挫裂伤和脑水肿同时存在,故表现为伤后持续昏迷或昏迷进行性加重,少有"中间清醒期",较早出现颅压增高和脑疝症状。

2)慢性硬脑膜下血肿:病情进展缓慢,病程较长。临床表现差异很大,主要表现为3

种类型：①慢性颅压增高症状；②偏瘫、失语、局限性癫痫等局灶症状；③头昏、记忆力减退、精神失常等智力障碍和精神症状。

（3）脑内血肿：常与硬脑膜下血肿同时存在，临床表现与脑挫裂伤和急性硬脑膜下血肿的症状很相似。表现以进行性加重的意识障碍为主。

4.辅助检查

（1）X线检查：了解有无骨折，对着力部位、致伤机制、伤情判断等有一定意义。

（2）CT检查：能显示脑挫裂伤、颅内血肿的部位、范围和程度，了解脑室受压、中线结构移位等情况，是目前最常应用最有价值的检查手段。①硬脑膜外血肿：表现为颅骨内板与硬脑膜之间的双凸镜形或弓形高密度影；②急性或亚急性硬脑膜下血肿：表现为脑表面新月形高密度、混杂密度或等密度影；③慢性硬脑膜下血肿：可见脑表面新月形或半月形低密度或等密度影；④脑内血肿：表现为脑挫裂伤区附近或脑深部白质内类圆形或不规则高密度影，周围有低密度水肿区；⑤弥漫性轴索损伤：表现为胼胝体、脑干上端、内囊和基底核区、白质等部位的小灶状高密度影，一般不伴周围水肿或其他损害。

（3）MRI检查：对轻度脑挫伤灶的显示优于CT。

（4）腰椎穿刺：腰椎穿刺检查时可测定颅压或引流血性脑脊液以减轻症状，但明显颅压增高患者，禁止腰椎穿刺。脑脊液检查：脑震荡者无红细胞；脑挫裂伤者则有红细胞出现。

5.治疗原则

（1）非手术治疗：①防治脑水肿；②防治感染；③促苏醒；④对症治疗高热、蛛网膜下隙出血、外伤性癫痫、消化道出血、尿崩症等。

1）脑震荡：卧床休息5~7天，适当镇静、镇痛，一般无须特殊治疗，预后良好。

2）脑挫裂伤：密切观察病情变化，防治脑水肿，降低颅压，保持呼吸道通畅，给予营养支持、对症处理和促进神经功能恢复。

3）颅内血肿：意识清醒、病情稳定，幕上血肿量<30mL，幕下血肿量<10mL，中线结构移位<1.0cm者，密切观察病情，予以脱水降颅压等治疗。

（2）手术治疗

1）开放性脑损伤：原则上尽早行清创缝合术，使之成为闭合性脑损伤。

2）闭合性脑损伤：手术主要针对颅内血肿、重度挫裂伤等合并脑水肿引起的颅压增高和脑疝，其次为局灶性脑损伤。常用的术式：①开颅血肿清除术；②去骨瓣减压术；③脑挫裂伤病灶清除术；④脑室引流术；⑤钻孔引流术。

二、护理评估

1.术前评估

（1）健康史

1）一般情况：了解患者的年龄、性别、职业、经济状况、社会、文化背景等。

2）外伤史：详细了解受伤时间、致伤原因、受伤时情况；患者伤后有无昏迷、近事遗忘和昏迷时间长短，有无中间好转或清醒期；受伤当时有无口、鼻、外耳道出血或脑脊液漏；有无恶心、呕吐及其次数，有无大小便失禁、肢体瘫痪等；了解受伤后紧急处理及治疗情况,是否有合并伤,如多发性骨折、内脏破裂等。

　　3)既往史:了解患者既往健康状况,有无头部手术史、服药史和过敏史等。

　　(2)身体状况

　　1)症状与体征:评估患者头部外伤的部位、有无血肿及出血、呼吸道是否通畅、是否出现口鼻出血或外耳道溢血,评估患者意识、瞳孔、生命体征、神经系统病征,观察患者是否存在颅压增高和脑疝表现,评估患者的营养状态。

　　2)辅助检查:了解影像学检查、腰椎穿刺检查结果,判断脑损伤类型和严重程度。

　　(3)心理-社会状况:了解患者及其家属的心理反应,有无恐惧、焦虑心理;评估家庭经济状况与对患者支持能力、对治疗的期望值。

　　2.术后评估

　　(1)术中情况:了解手术、麻醉方式和效果、手术中出血、补液、输血情况和术后诊断。

　　(2)身体状况:评估麻醉后是否清醒,观察意识、瞳孔、肢体活动、生命体征有无异常;评估头部敷料有无渗血、渗液,评估引流管的种类、有无标识、是否通畅,引流液的颜色、性状与量等;评估有无出血、感染、压力性损伤、消化道出血、深静脉血栓等并发症。

　　(3)心理-社会状况评估:评估患者及其家属有无悲观、自卑等不良情绪,对疾病转归、治疗护理配合的认知程度;了解患者是否配合早期活动、康复训练;评估患者是否了解出院后继续治疗的相关知识、能否顺利回归社会。

三、护理诊断/问题

　　1.意识障碍　与脑损伤、颅压增高有关。

　　2.清理呼吸道无效　与意识障碍有关。

　　3.疼痛　与颅脑损伤、颅压增高、手术切口有关。

　　4.营养失调——低于机体需要量　与呕吐、脑损伤后高代谢有关。

　　5.潜在并发症　颅压增高、脑疝、癫痫、感染、消化道出血、失用综合征。

四、现场急救

　　1.抢救生命　患者出现危及生命的颅压增高、脑疝或呼吸心搏骤停时,应立即采取紧急抢救措施,如开放气道、脱水降低颅压、心肺复苏等。

　　2.防治窒息　意识障碍、咳嗽反射和吞咽功能障碍导致呼吸道分泌物、血液、脑脊液及呕吐物进入呼吸道,以及舌后坠等引起呼吸道梗阻者,应尽快清理口腔和咽部异物,将患者侧卧或放置口咽通气道,必要时行气管插管。

　　3.抗休克　评估有无头皮或颅外其他部位的合并伤,协助患者平卧、保暖、补充血容量。

　　4.伤口处理　①开放性脑损伤者,应及时正确处理伤口及外露的脑组织;病情允许者抬高头部以减少出血;②遵医嘱抗感染及抗破伤风治疗。

　　5.病情观察　密切观察与记录受伤经过、意识、瞳孔、生命体征、肢体活动、伤口处理、急救措施及使用药物等,供进一步救治时参考。

五、术前护理

　　1.病情观察　遵医嘱或根据患者病情每15~60分钟动态观察并记录1次,病情稳定后适当延长观察时间,以及早发现继发血肿、脑水肿等引起的颅压增高及脑功能障碍表现。

(1)颅压增高

1)头痛、恶心、呕吐:是颅脑损伤后最常见的症状,头痛加重、频繁恶心、呕吐则提示颅压增高。

2)意识状态:是颅脑损伤最突出的症状之一。常用格拉斯哥昏迷评分法(GCS)对患者的意识状态进行评分,观察时应采用相同的语言和痛刺激,应进行连续、动态分析,以判断有无意识障碍及其程度:①原发性脑损伤表现为伤后立即昏迷;②硬脑膜外血肿表现为颅脑损伤后昏迷-清醒-再度昏迷的"中间清醒期"过程;③脑疝患者意识障碍逐渐加深、伴有瞳孔散大等脑疝的其他病征;④躁动患者突然昏睡是病情恶化的征兆。

3)瞳孔变化:观察两侧瞳孔的大小、形状和对光反射,以及两侧眼裂大小、眼球的位置和运动情况。伤后眼睑水肿影响观察者,应用拇指轻压上睑缘再向上推送,必要时用棉签分开上下眼睑观察。注意电筒光束应从外侧移向瞳孔。正常瞳孔等大、等圆,直径2~5mm,直接、间接对光反射灵敏。常见瞳孔异常:①原发性动眼神经损伤者:伤后立即出现一侧瞳孔散大;②小脑幕切迹疝者:伤后出现一侧瞳孔先缩小继之进行性散大、对光反射减弱或消失;③脑干损伤或临终患者:双侧瞳孔散大、对光反射消失、眼球固定伴深昏迷或去皮质强直;④中脑损伤者:双侧瞳孔大小形状多变、对光反射消失,伴眼球分离或异位;⑤展神经受损者:眼球不能外展且有复视;⑥小脑或脑干损伤者:可出现眼球震颤。观察瞳孔时,应排除药物的影响,如阿托品、麻黄素等使瞳孔散大,吗啡、氯丙嗪可引起瞳孔缩小。

4)生命体征异常:患者出现血压升高、脉搏缓慢、呼吸深而慢提示颅压增高,严重者出现呼吸、循环衰竭等脑疝晚期表现;下丘脑损伤者,出现中枢性高热。

5)神经系统体征:了解肢体的肌力、肌张力,有无感觉障碍及病理反射。①单肢活动障碍者,在排除骨折、脱臼或软组织损伤后提示对侧大脑皮质运动区的损伤;②伤后立即出现的一侧上下肢运动障碍,且相对稳定,多为对侧大脑皮质运动区广泛性原发性脑损伤;③脑干损伤常出现交叉性瘫痪,即一侧颅神经周围性瘫痪,对侧肢体中枢性瘫痪;④伤后继发一侧肢体运动障碍且进行性加重,则提示幕上血肿引起小脑幕切迹疝;⑤失语、对侧肢体瘫痪等,提示患者出现脑皮质功能受累或脑挫裂伤部位神经功能障碍病征。

2.避免颅压增高

(1)体位:患者绝对卧床休息,病情允许者抬高床头15°~30°,利于颅内静脉回流;昏迷者取头侧卧位。

(2)保持呼吸道通畅:①及时吸痰、清除呼吸道异物,及时翻身叩背,维持呼吸功能;②舌后坠者放置口咽/鼻咽通气管;③协助医师对意识障碍、排痰困难、呼吸困难者行气管插管或气管切开术。

(3)遵医嘱输液:颅压增高者,控制输液速度,防止短时间内输入大量液体,注意补充电解质。

3.饮食与营养 频繁呕吐者应禁食;能进食者,鼓励进食高维生素、高热量、高蛋白饮食,多食蔬菜和水果等粗纤维素类食物,以防止便秘;拟行急诊手术者应立即禁食、饱胃者应行胃肠减压,防止麻醉后食物反流引起窒息。严重脑损伤可采用肠内外营养支持,24~48 小时内尽早采用肠内营养,保证热量供给,维持营养需要,肠内营养是危重症患者首选的喂养方式。

4.症状护理

（1）头痛

1）原因:常因外伤和颅压增高所致。

2）护理:①卧床休息,避免剧烈咳嗽、弯腰、低头及用力排便等加重头痛的活动;②密切观察患者是否伴有恶心呕吐等其他颅压增高的表现;③必要时遵医嘱使用镇痛药物,但禁用吗啡和哌替啶等抑制呼吸中枢药物。

（2）高热

1）原因:常因脑干或下丘脑损伤,以及呼吸道、泌尿系统或颅内感染等所致。前者常引起中枢性高热。

2）护理:采取积极降温措施,如控制室温、物理降温等。如体温过高,物理降温无效或中枢性高热可采用冬眠低温疗法。由于冬眠药物降低血管张力,使咳嗽反射减弱,应控制好剂量,维持血压,并保持呼吸道通畅。

（3）躁动

1）原因:脑水肿或颅内血肿所致颅压增高、呼吸不畅、缺氧、膀胱过度充盈、大便干结引起强烈的排便反射等都可引起。

2）护理:①了解引起躁动的原因并遵医嘱使用镇静药,避免强制约束而导致患者剧烈挣扎、加重颅压增高;②应用床栏以防坠床,防止自伤或意外损伤;③警惕患者由安静转为躁动,或由躁动转为安静深睡等病情恶化征象。

5.并发症的护理

（1）癫痫发作

1）原因:任何部位的脑损伤都可引起。

2）护理:遵医嘱给予抗癫痫药物,防止癫痫发作加重脑缺氧和脑水肿;观察肢体抽搐的部位、频率及强度,避免发生舌咬伤、骨折等意外伤害;使用床栏等安全护理措施,防止坠床。

（2）排尿异常:昏迷患者短暂尿潴留后继以溺床。

1）原因:因脑功能受损所致。

2）护理:尽量少用易引起尿路感染的导尿术,男性患者可采用接尿器引流尿液;必须留置导尿管者定时放尿以保留膀胱储尿及排尿功能,留置时间以 3~5 天为宜;保持会阴部的清洁,每天会阴抹洗 2 次。

（3）外伤性尿崩症

1）原因:因下丘脑受损伤所致。

2）护理:遵医嘱给予垂体后叶素治疗;注意记录尿量,充分供给含电解质的液体,特别要注意补钠、补钾,定时监测血电解质;能口服者可自行饮水补充。

（4）消化道出血

1）原因：下丘脑或脑干损伤或大量使用皮质激素引起应激性溃疡所致。

2）护理：补充血容量；停用激素；遵医嘱应用胃酸分泌抑制药、止血药等。

6. 心理护理　保持病室安静，安抚患者及家属，避免患者情绪波动导致血压升高、加重脑水肿及颅压增高。

7. 术前准备　一旦患者出现继发颅内出血、颅压增高的表现，应遵医嘱立即做好术前准备。

六、术后护理

1. 病情监测　了解麻醉、术中情况及术后诊断，严密观察患者的意识、瞳孔、生命体征、颅压及肢体活动等情况，如有异常及时上报医师。

2. 保持呼吸道通畅　持续给氧，定时翻身叩背。遵医嘱予以雾化吸入，建立人工气道者，应加强气道管理。

3. 体位　麻醉未清醒前、昏迷患者取头侧卧位；小脑幕上开颅术后取健侧或仰卧位；小脑幕下开颅术后取侧卧或侧俯卧位；去骨瓣术后骨窗在高位，以避免切口或脑组织受压。

4. 营养支持　意识清醒者，手术后第 1 天给予米汤等流质，以后再逐渐过渡到半流质、普通饮食；呕吐者，应暂时禁食；意识障碍、吞咽困难等不能经口进食者，应尽早留置鼻肠管进行肠内营养。

5. 基础护理　口腔护理每天 2~3 次、会阴护理每天 2 次、翻身叩背每 2 小时 1 次；保持患者皮肤干燥清洁；肢体活动障碍、昏迷患者使用气垫床、翻身枕、水胶体敷料等保护皮肤，预防压力性损伤的发生；大小便失禁患者视情况使用尿垫、留置导尿管、造口袋等措施预防失禁性皮炎的发生。使用床栏，躁动不安者适当约束，避免意外损伤。

6. 管道护理

（1）脑室引流的护理：①脑室引流管最高点应距侧脑室 10~15cm，以维持正常的颅压，并保证引流通畅，适当控制引流速度，每天引流量不超过 500mL 为宜；②观察引流液的颜色、量及性质并做好记录。如血性液体颜色逐渐加深或变浑浊，及时报告医师处理；③如搬运患者或患者需要改变体位时，应暂时夹闭引流管；④更换引流袋时，严格按照操作规程，防止发生感染；⑤拔管前先夹管 24 小时，继续观察患者生命体征、瞳孔情况，注意有无头痛、呕吐、血压升高等现象。如果情况稳定，方可拔管。

（2）硬膜下引流：①引流管应保持通畅，避免折叠、扭曲、受压，引流袋应低于创腔 30cm，以利于引流；②按无菌要求操作，保持敷料干燥，必要时更换引流袋；③指导患者活动，尤其是头部的活动，避免引流管的脱出；④引流管通常于术后第 3 天拔除，注意观察伤口敷料，有渗出时，应报告医师。

（3）硬膜外引流：引流袋的高度应平行于创腔，余护理参照硬膜下引流护理措施。

7. 用药护理

（1）降低颅压药物：遵医嘱使用减轻脑水肿、降低颅压的脱水药、利尿药、肾上腺皮质激素等,密切观察用药后病情改善情况,并观察用药后有无水电解质平衡紊乱、消化道出血等不良反应。

（2）镇静镇痛药物:患者躁动不安、疼痛时遵医嘱给予镇静镇痛药,但禁用吗啡等中枢镇痛药,以免抑制呼吸中枢。

（3）保护脑组织和促进脑苏醒药物:遵医嘱使用清除自由基、降低脑代谢率、改善脑缺血缺氧的巴比妥类、神经节苷脂、胞磷胆碱、酰谷胺等药物,并观察患者脑电图、血药浓度、意识及呼吸情况。

8. 心理护理　消除患者及其家属的疑虑和担忧,向其讲解疾病治疗及转归知识、配合治疗与护理的方法,指导主动接受康复知识和技能。

9. 并发症的护理

（1）颅压增高

1）原因:常因颅内出血、继发脑水肿、再发颅内血肿所致。

2）护理:①术后连续、动态观察患者意识、瞳孔、生命体征、神经系统体征,以及头痛、呕吐或躁动不安等;②重型颅脑损伤者:使用颅压监护仪监测颅压情况。开颅去骨瓣患者颅压>15mmg、未开颅去骨瓣减压的患者颅压>20mmg 且超过 30 分钟,需报告医师。

对于潜在脑疝危险(如颅内血肿、颅压进行性升高)或发生脑疝者应积极做好再次手术准备,以抢救生命。

（2）消化道出血:主要为胃、十二指肠黏膜多发性糜烂或黏膜下出血,表现为患者呕吐出大量咖啡色胃内容物,伴有呃逆、腹胀及黑便等症状。

1）原因:常见于下丘脑、第三脑室、第四脑室和脑干手术后。

2）护理:①遵医嘱及早给予保护消化道黏膜药物,预防出血;②严密观察消化道症状与体征,如发现腹胀、肠鸣音亢进、胃内有咖啡色液体,或出现柏油样便等消化道出血现象,甚至发生咯血或大量便血及面色苍白、脉搏快速、血压下降等休克征象,应立即告知医师处理;③遵医嘱应用止血药和抑制胃酸分泌的药物,必要时行胃肠减压、抢救休克。

（3）感染

1）原因:常因患者抵抗力差及各种有创操作所致。

2）护理:①病情观察:密切观察体温变化。必要时行血液、体液检测及分泌物培养检查,以及时发现感染征象;②防止泌尿系统感染:尿潴留者导尿过程严格无菌操作,并加强泌尿系统护理;不可将留置导尿管作为解决尿失禁的常用方法,尿失禁的男性患者可用男式接尿器或直接接尿,女性患者则应根据排尿规律、定时接尿或及时更换尿垫;③防止口腔感染:加强口腔护理,及时清除口腔内分泌物;④避免颅内感染:枕部垫无菌巾,保持伤口敷料干燥固定,如有渗湿、污染及时更换,严格无菌操作,正确放置引流袋高度,避免管道脱出及逆行感染;⑤防止肺部感染:患者采取侧卧和侧俯卧位,以利呼吸道分泌物排出,防止呼吸道堵塞;行气管切开者,吸痰时应先吸气管套管内,更换吸痰管后,再吸鼻腔、口腔,避免将口鼻内细菌带入气管、肺部;有条件可使用声门下吸引;鼻饲前应检查气管套管气囊的压力;鼻饲后 30 分钟内尽量避免吸痰、翻身、叩背,以防止反流引起误吸;定时翻身、叩背,以利于痰液排出;鼓励患者早期床上活动,病情允许可使用电动站立床进行站立训练;⑥严格落实手卫生。

（4）癫痫发作

1)原因:术后2~4天脑水肿高峰期,术后脑组织缺氧及皮质运动区受激惹导致。

2)护理:指导患者卧床休息,避免情绪激动,遵医嘱定时定量使用抗癫痫药物,癫痫发作时防止发生意外损伤。

（5）顽固性呃逆

1)原因:常在第三脑室或第四脑室手术后发生,也可因累及下丘脑或脑干所致。

2)护理:如因胃胀气或胃潴留,可置胃管抽吸胃内容物;如因膈肌激惹所致的呃逆,可给予强刺激,如压眶上缘、刺激患者咳嗽等可暂时缓解;效果不佳时可使用复方氯丙嗪或哌甲酯(利他灵)。

（6）失用综合征

1)原因:因外伤致脑功能受损伤及长期卧床未进行功能锻炼所致。

2)护理:患者四肢保持功能位,进行肢体被动活动每天3次,每次20~30分钟,以防关节僵硬和肌肉挛缩。对存在失语、肢体功能障碍或生活不能自理者,协助康复医师制订针对性个体化康复训练方案,在患者病情稳定后尽早开始康复训练。

七、健康教育

1.日常生活指导　指导患者或家属日常生活护理的方法及注意事项;存在神经功能障碍者,指导其最大限度自理部分生活。

2.康复指导　加强营养,进食高热量、高蛋白、富含纤维素、富含维生素的饮食,发热时多饮水;康复训练过程中,耐心指导,鼓励患者努力配合,并给予正性激励,以树立坚持训练的信心,指导进行高压氧、针灸、理疗、按摩、中医药等辅助治疗。

3.控制癫痫指导　外伤性癫痫患者遵医嘱按时服药,以控制癫痫发作,不可自行减量、停药或中断服药。

4.出院指导　①合理休息,加强营养;鼻饲者,教会家属鼻饲饮食的方法和注意事项;②避免搔抓头部伤口,待伤口痊愈后方可洗头;③去骨瓣减压者,外出时需戴安全帽,以防局部受外力挤压或撞击;术后半年可行颅骨修补手术;④癫痫者,不宜单独外出或从事游泳、攀高等有危险的活动,以防发生意外;⑤复诊指导,3~6个月门诊复查,如出现头痛,呕吐,不明原因发热,手术部位发红、积液、渗液,原有症状加重等应及时就诊。

第二章 脑血管性疾病患者的护理

第一节 脑卒中

一、疾病概论

脑卒中是各种原因引起的脑血管性疾病的急性发作,出现相应临床症状及体征。其中造成脑供血动脉狭窄或闭塞者称为缺血性脑卒中,引起非外伤性脑实质出血者称为出血性脑卒中。部分脑卒中患者需要外科治疗。

1.病因病理

(1)缺血性脑卒中:主要病因是动脉粥样硬化。某些使血流缓慢和血压下降的因素,如夜间睡眠时可诱发脑血管痉挛或血栓形成,导致脑供血动脉狭窄或闭塞。闭塞部位以颈内动脉和大脑中动脉为多见,基底动脉和椎动脉次之。脑动脉闭塞导致该动脉供血区的脑组织发生缺血性坏死,其范围和程度与血管闭塞的速度、部位及侧支循环代偿的程度有关。患者可出现意识障碍和相应的神经功能障碍,严重者死亡。其发病率占脑卒中的60%~70%,多见于40岁以上者。

(2)出血性脑卒中:常因剧烈活动或情绪激动使血压突然升高而诱发粟粒状微动脉瘤破裂导致出血。出血多位于基底核壳部,向内可扩展至内囊部。出血量大形成血肿时,压迫脑组织,造成颅压增高甚至脑疝;血肿可沿其周围神经纤维束扩散,导致神经功能障碍;脑干内出血或血液进入相邻脑室,则后果严重。出血性脑卒中是高血压病死亡的主要原因,50岁以上的高血压动脉硬化患者为高发人群,男性多于女性。

2.临床表现

(1)缺血性脑卒中:根据脑动脉狭窄和闭塞后,神经功能障碍的轻重和症状的持续时间,分为暂时缺血性发作、可逆缺血性神经功能缺陷、完全性脑卒中3种类型。

1)暂时缺血性发作:表现为突发的单侧肢体无力、感觉麻木、一过性黑蒙及失语等大脑半球供血不足表现;或者以眩晕、步态不稳、复视、耳鸣及猝倒为特征的椎基底动脉供血不足的表现;持续时间不超过24小时,可反复发作、自行缓解、不留后遗症。

2)可逆缺血性神经功能缺陷:发生神经功能障碍持续时间超过24小时到数天,而后完全恢复。

3)完全性脑卒中:伴有意识障碍,较上述2种类型严重的神经功能障碍表现,且神经功能障碍不能恢复。

(2)出血性脑卒中:患者突然出现意识障碍、偏瘫;严重者出现昏迷、完全性瘫痪、去皮质强直、生命体征紊乱等脑疝表现。

3.辅助检查

(1)颈动脉超声检查、经颅多普勒超声检查:有助于诊断颈内动脉起始段和颅内动脉狭窄、闭塞,可作为缺血性脑卒中的筛选手段。

(2)CT 或 MRI 检查:缺血性脑卒中者可显示缺血病灶,出血性脑卒中所致的急性脑出血首选 CT 检查。

(3)磁共振血管造影(MRA):显示不同部位脑动脉狭窄、闭塞或扭曲。

(4)数字减影血管造影(DSA)检查:可发现病变的部位、性质、范围及程度。

4.治疗原则

(1)非手术治疗

1)缺血性脑卒中:脑动脉部分闭塞者,卧床休息,行扩血管、抗凝、血液稀释疗法及扩容治疗。

2)出血性脑卒中:颅压增高较轻者,绝对卧床休息,行控制血压、止血、脱水降颅压等非手术治疗;对出血破入脑室及内侧型颅内血肿,出现深昏迷、双瞳孔散大者或年龄过大、伴重要脏器功能不全者,采取对症支持治疗,不宜手术。

(2)手术治疗

1)缺血性脑卒中:脑动脉完全闭塞者,应在 24 小时内行颈动脉内膜切除术、颅外-颅内动脉吻合术等手术治疗。

2)出血性脑卒中:颅压增高征象继续加重时应行开颅血肿清除术、经颅骨穿刺血肿抽吸与尿激酶溶解引流术等手术治疗。

二、护理诊断/问题

1.意识障碍　与脑出血、脑缺血有关。

2.脑组织灌注异常　与脑缺血、颅压增高、脑疝有关。

3.清理呼吸道无效　与意识障碍有关。

4.潜在并发症　脑梗死、颅内再出血、血栓、脑脊液漏、感染、癫痫、消化道出血、失用综合征等。

三、术前护理

1.卧床休息　抬高床头 15°~30°,保持病房安静、情绪稳定、睡眠充足,减少外界不良因素的刺激,预防再出血。

2.控制血压　避免引发血压骤升、骤降的因素,防止患者血压波动再次引起脑缺血(血栓形成)、脑出血。遵医嘱控制性降血压时,防止血压下降过快引起脑供血不足。避免剧烈运动、情绪激动、暴饮暴食、便秘、咳嗽、吸烟、酗酒、癫痫发作等使血压增高的因素。

3.用药护理　遵医嘱使用控制血压、减轻脑水肿、溶栓、抗凝、促进脑功能恢复的药物,并注意观察药物效果及不良反应。

四、术后护理

1.病情监测　患者术后返回病房,了解麻醉、手术中情况及手术后诊断,密切观察患者意识、瞳孔、生命体征、肢体活动、伤口敷料及引流情况,给予连续心电、脉搏血氧饱和度、颅压监护,并详细记录;妥善安放、固定各种管道并保持通畅。

2.给氧 持续给氧,保持呼吸道通畅,加强气道管理,防止呼吸道感染。

3.体位 抬高床头15°~30°,麻醉未清醒前、昏迷患者取头侧卧位,防止头颈过伸或过屈。

4.营养支持 意识清醒者,手术后第1天给予米汤等流质,以后再逐渐过渡到半流质、普通饮食;呕吐者,应暂时禁食;意识障碍、吞咽困难等不能经口进食者鼻饲流质。

5.基础护理 落实日常生活护理及安全护理,避免意外损伤及加重高颅压。

6.预防再出血 密切观察血压及颅压变化情况,遵医嘱控制血压和颅压,预防再出血,避免引起血压和颅压波动的诱因。

7.管道护理 参考其他章节相关内容。

8.心理护理 促进沟通,对语言障碍者,采取手语、图片等沟通方法,及时了解、满足其需求;向其讲解疾病治疗及转归知识、配合治疗与护理的方法,消除患者及其家属的疑虑和担忧,增强治疗的信心。

9.康复指导 指导患者主动接受康复知识和技能,病情稳定后及早进行肢体被动或主动锻炼,促进肢体功能恢复。

五、并发症的护理

1.脑梗死 因手术后脑供血不足或血栓形成所致。患者出现一侧肢体无力、偏瘫、失语甚至意识障碍等脑缺血表现;患者应绝对卧床,遵医嘱予以扩血管、扩容、溶栓治疗。

2.颅内再出血 为术后最危险并发症,多发生在术后24~48小时。主要原因为术后血压波动、呼吸道梗阻、二氧化碳潴留、躁动不安、用力挣扎等,以及高血压、颅压增高控制不理想而诱发出血。患者表现为进行性意识障碍,即清醒后又逐渐出现嗜睡、昏睡甚至昏迷,伴脑疝的其他表现,或脑室内出血引起的高热、抽搐、昏迷及生命体征紊乱表现。手术后应避免诱发颅压增高的因素,严密观察病情变化。一旦发现出血征象,应及时告知医师处理。

4.脑脊液漏、感染、癫痫、消化道出血、失用综合征等 参见脑损伤相关护理。

六、健康教育

1.避免再出血 高血压者应规律服药,保持情绪稳定,避免受凉感冒,将血压控制在适当水平。

2.康复指导 进食优质蛋白,富含纤维素、维生素的饮食;对存在失语、肢体功能障碍或生活不能自理者,遵循康复医师制订的针对性、个体化康复训练计划,病情稳定后尽早开始康复训练;教会患者自我护理方法,如翻身、起坐、穿衣、行走及上下轮椅等,尽早、最大限度恢复生活自理及工作能力,早日回归社会。

3.出院指导 ①合理休息;②加强营养,保持大便通畅;鼻饲者教会家属鼻饲饮食的方法和注意事项;③头部伤口:避免搔抓,待伤口痊愈后方可洗头;④癫痫者:不宜单独外出或从事游泳、攀高等有危险的活动,以防发生意外;⑤复诊指导:3~6个月门诊复查,如出现头痛,呕吐,手术部位发红、积液、渗液,原有症状加重等应及时就诊。

第二节 颅内动脉瘤

一、疾病概论

颅内动脉瘤是指颅内动脉壁的囊性膨出。在脑血管意外中,颅内动脉瘤的发病率仅次于高血压脑出血和脑血栓,临床上发病年龄多为40~60岁。

1. 病因病理

(1)病因:颅内动脉瘤的病因尚不十分清楚。

1)先天性因素:遗传因素可能与颅内动脉瘤形成相关。颅内动脉环(Willis动脉环)的分叉处动脉壁先天性平滑肌层缺乏所致动脉壁先天性缺陷,引起颅内动脉瘤。

2)后天性因素:①动脉粥样硬化和高血压破坏动脉内弹力板,动脉壁逐渐膨出形成囊性动脉瘤;②体内感染病灶脱落栓子侵蚀脑动脉壁可形成感染性动脉瘤;③头部外伤也可导致动脉瘤形成。

(2)病理:动脉瘤通常位于脑血管分叉处,90%发生于颈内动脉系统,10%发生于椎基底动脉系统。动脉瘤多为囊性,瘤壁极薄、紫红色、球形或浆果状,瘤顶部最薄,是出血的好发部位。巨大动脉瘤内常有血栓甚至钙化,血栓呈"洋葱"状分层。破裂的动脉瘤周围被血肿包裹,破口处与周围组织多有粘连,瘤壁内有炎症细胞浸润。临床上,依据动脉瘤的大小分为4种:小于0.5cm为小型,0.6~1.5cm为一般型,1.6~2.5cm为大型,大于2.5cm为巨大型,以一般型动脉瘤出血多见。

2. 临床表现

(1)局灶表现:与动脉瘤大小、部位、毗邻解剖结构有关。小型动脉瘤可无症状,较大的动脉瘤可压迫邻近结构出现相应的局灶症状。动脉瘤可压迫邻近结构出现动眼神经麻痹,表现为患侧眼睑下垂、瞳孔散大、眼球内收和上、下视不能,直接和间接对光反射消失;动脉瘤出血形成血肿时,出现偏瘫和(或)失语等血肿压迫征象;巨大型动脉瘤者,有视力、视野障碍等视通路压迫表现。

(2)动脉瘤破裂出血表现:患者可有劳累、情绪激动、用力排便等诱因,也可无明显诱因或在睡眠中突然发生动脉瘤破裂导致蛛网膜下隙出血,患者出现剧烈头痛、频繁呕吐、大汗淋漓、意识障碍、脑膜刺激征等症状,严重者引发脑疝,甚至导致呼吸心搏骤停。

(3)脑血管痉挛表现:多发生在出血后3~15天,常因蛛网膜下隙出血诱发。局部血管痉挛者症状不明显,广泛脑血管痉挛可致脑梗死,患者出现意识障碍、偏瘫、失语甚至死亡。

3. 辅助检查

(1)CT检查:主要用于确诊出血急性期的动脉瘤,以初步判断破裂动脉瘤位置,了解有无脑积水。

(2)MRA检查:提示动脉瘤部位,用于颅内动脉瘤的筛选。

(3)DSA检查:用于确诊颅内动脉瘤,可明确动脉瘤的位置、数目、形态、大小、有无血管痉挛等。

4. 治疗原则

（1）非手术治疗：绝对卧床休息、镇静、维持正常血压、防止出血或再出血、控制脑血管痉挛、对症支持治疗。

（2）手术治疗：根据动脉瘤的位置、数目、形态、大小，以及患者年龄、病情等，采取开颅动脉瘤蒂夹闭术或血管内介入（栓塞）治疗。

二、护理诊断/问题

1. 意识障碍　与脑出血、脑血管痉挛有关。

2. 脑组织灌注异常　与脑出血、脑血管痉挛、颅压增高有关。

3. 清理呼吸道无效　与意识障碍有关。

4. 疼痛　与颅压增高、手术切口有关。

5. 潜在并发症　脑血管痉挛、再出血、脑脊液漏、感染、中枢性高热、癫痫、颅压增高与脑疝等。

三、术前护理

1. 卧床休息　出血急性期绝对卧床休息，抬高床头 15°～30°卧位。保持病房安静，保持患者情绪稳定、睡眠充足，减少外界不良因素的刺激，预防再出血。

2. 控制血压　避免引发血压骤升骤降的因素，防止患者血压波动引起脑缺血、脑出血、"再通"现象（动脉瘤破裂或再破裂之前或之后可能发生的另一事件是血栓内形成小的管腔，即"再通"的现象）。控制性降血压时，应密切观察病情，无高血压病史者，收缩压降低 10%～20% 即可；有高血压病史者，收缩压应降低 20%～30%，并注意防止血压下降过多引起脑供血不足甚至脑梗死。

3. 控制颅压

（1）避免诱因：避免剧烈运动、情绪激动、暴饮暴食、便秘、咳嗽、吸烟、酗酒、癫痫发作等因素诱发颅压增高。

（2）维持正常颅压：避免颅压骤降而加大颅内血管壁内外压力差，诱发动脉瘤破裂出血。①除非有脑疝形成，在应用脱水治疗时，控制输注速度，避免加压输入；②脑室引流者，注意引流速度及引流袋位置。

4. 用药护理　遵医嘱使用镇痛、镇静、控制血压、减轻脑水肿、降低颅压、促进脑功能恢复的药物，注意观察药物效果及不良反应。

5. 术前准备　①常规术前准备，介入栓塞治疗者双侧腹股沟区备皮；②位于 Willis 环前部的动脉瘤者，进行术前颈动脉压迫试验及练习，以建立侧支循环。即用特制的颈动脉压迫装置或指压患侧颈总动脉，直到该侧颞浅动脉搏动消失；压迫时间从 5 分钟开始，以后逐渐延长，直至持续压迫 20～30 分钟患者不出现头昏、黑矇、对侧肢体无力和发麻等表现时，方可实施手术。

四、术后护理

1. 病情监测　了解麻醉、手术中情况及手术后诊断，密切观察患者意识、瞳孔、生命体征、肢体活动、伤口敷料及引流情况。给予连续心电、脉搏血氧饱和度、颅压监护,并详细记录;妥善安放、固定各种管路并保持通畅。DSA 检查及栓塞治疗术后密切观察足背动脉搏动、肢体温度、伤口敷料有无渗血等情况,如需肝素治疗者,则严密观察有无出血征象。

2. 给氧　持续给氧,保持呼吸道通畅,加强气道管理,防止呼吸道感染。

3. 体位　抬高床头 15°~30°,麻醉未清醒前、昏迷患者取头侧卧位,防止头颈过伸或过屈。DSA 检查及栓塞治疗术后绝对卧床 24 小时,术侧下肢制动 6 小时。

4. 营养支持　意识清醒者,手术后第 1 天给予米汤等流质,以后再逐渐过渡到半流质、普通饮食;呕吐者,应暂时禁食;意识障碍、吞咽困难等不能经口进食者鼻饲流质。

5. 基础护理　落实日常生活护理及安全护理。

6. 预防再出血　密切观察血压及颅压变化情况,遵医嘱控制血压和颅压,预防再出血。避免引起血压和颅压波动的诱因。

7. 管道护理　参见其他章节相关内容。

8. 心理护理　消除患者及其家属的疑虑和担忧,向其讲解疾病治疗及转归知识、配合治疗与护理的方法,指导主动接受康复知识和技能。①提供安静、安全、舒适的治疗环境,增强治疗的信心;②促进沟通:对语言障碍者,采取手语、图片等沟通方法,及时了解、满足其需求。

五、并发症的护理

1. 局部血肿

(1)原因:常因患者动脉硬化、凝血功能障碍,或术后穿刺侧肢体活动频繁、局部压迫力度不够所致。

(2)表现:DSA 检查及栓塞治疗术后 6 小时内,易发生穿刺处局部出血。

(3)处理:术后患者应严格卧床 24 小时、术侧下肢制动 6 小时、穿刺点加压包扎,并用沙袋压迫 8~10 小时。

2. 脑血管痉挛

(1)原因:常因手术后脑血管受刺激而诱发。

(2)表现:患者出现头痛、短暂的意识障碍、肢体麻木、瘫痪、失语症等一过性神经功能障碍表现。

(3)护理:密切观察病情,及早发现、及时处理,避免脑缺血缺氧造成不可逆的神经功能障碍。遵医嘱使用尼莫地平以改善微循环,给药期间注意严格控制输液速度,并密切观察有无胸闷、面色潮红、血压下降、心率减慢等不良反应。

3. 脑梗死

(1)原因:常因手术后脑供血不足或血栓形成所致。

(2)表现:出现一侧肢体无力、偏瘫、失语甚至意识障碍等脑缺血表现。

(3)护理:绝对卧床休息,遵医嘱予以扩血管、扩容、溶栓治疗;血液高凝状态者,遵医嘱使用肝素预防。

4.颅内出血/再出血　为手术后最危险的并发症,多发生在术后24~48小时。

(1)原因:手术后血压波动、呼吸道梗阻、二氧化碳潴留、躁动不安、用力挣扎等因素,以及高血压、颅压增高控制不理想均可诱发出血,术中止血不彻底、动脉瘤夹脱落等也可引起出血。

(2)表现:患者出现颅压增高或脑疝的征象,脑室内出血者出现高热、抽搐、昏迷及生命体征紊乱。

(3)护理:一旦发现出血征象,应及时告知医师做好手术止血准备。

5.脑脊液漏、感染、癫痫、消化道出血、失用综合征等　参见脑损伤相关护理。

六、健康教育

1.疾病预防　①指导患者注意休息,避免情绪激动和剧烈运动;②合理饮食,多食蔬菜、水果,保持大便通畅;③遵医嘱按时、按量服用降压药物、抗癫痫药物,不可随意减量或停药;④注意安全,不要单独外出或锁门洗澡,以免发生意外时影响抢救。

2.康复指导　对存在失语、肢体功能障碍或生活不能自理者,遵循康复训练计划,在患者病情稳定后尽早开始康复训练。学会坐起、穿衣、行走及上下轮椅等自我护理方法,尽早、最大限度恢复生活自理及工作能力。

3.疾病知识　动脉瘤栓塞术后,定期复查脑血管造影;出现动脉瘤破裂出血表现,如头痛、呕吐、意识障碍和偏瘫等,及时入院就诊。

4.出院指导　①合理休息,加强营养,保持大便通畅;②避免搔抓头部,待伤口痊愈后方可洗头;③复诊指导,3~6个月门诊复查,如出现动脉瘤破裂出血表现,手术部位发红、积液、渗液、原有症状加重等应及时就诊。

第三节　自发性蛛网膜下隙出血

一、疾病概论

临床上,蛛网膜下隙出血分为自发性和外伤性2类。自发性蛛网膜下隙出血是由各种病因引起颅内和椎管内血管突然破裂,血液流至蛛网膜下隙而出现的临床症状和体征。自发性蛛网膜下隙出血是蛛网膜下隙出血的常见类型,约占急性脑血管意外15%,预后差、病死率高。

1.病因病理　自发性蛛网膜下隙出血的最常见病因是颅内动脉瘤和脑(脊髓)血管畸形破裂(约占70%),其次为脑及血管其他因素所致的并发症,如动脉硬化、烟雾病、颅内肿瘤卒中、血液病、动脉炎、脑炎、脑膜炎及抗凝治疗等,吸烟、酗酒也是常见的危险因素。多数患者有剧烈运动、情绪激动、咳嗽、用力排便、性生活等诱因。蛛网膜下隙出血导致脑脊液循环障碍、脑膜刺激征及神经功能损害。动脉瘤破裂所致自发性蛛网膜下隙出血的部分患者,在首次出血1~2周后再出血,约1/3患者死于再出血。

2. 临床表现

（1）症状

1）出血：急骤起病，突发剧烈头痛、恶心呕吐、面色苍白、全身冷汗、眩晕、项背痛或下肢疼痛，脑膜刺激征阳性。

2）意识障碍：轻者一过性意识障碍，严重者导致昏迷，甚至死亡。

3）其他：部分患者出现癫痫、发热等。

（2）体征

1）神经功能损害：颈内动脉-后交通动脉或大脑后动脉瘤可造成同侧动眼神经麻痹；病变或出血累及运动区皮质及传导束出现偏瘫。

2）视力、视野障碍：蛛网膜下隙出血沿视神经鞘延伸，眼底检查可见玻璃体膜下片块状出血。出血量过多时血液浸入玻璃体内，引起视力障碍。巨大动脉瘤压迫视神经或视放射时，患者出现双颞偏盲或同向偏盲。

3. 辅助检查

（1）CT 检查：为首选检查方法，发病 1 周内清晰显示出血部位、出血量。

（2）DSA 检查：是确定蛛网膜下隙出血病因的必要手段，可确定病变性质、部位、大小、范围等。

4. 治疗原则

（1）非手术治疗：急性期绝对卧床休息，予以止血、镇痛、镇静、保持大便通畅等。颅压增高者予 20%甘露醇溶液脱水治疗。

（2）手术治疗：尽早行开颅动脉瘤夹闭、动静脉畸形或脑肿瘤切除手术等。

二、护理诊断/问题

1. 意识障碍　与脑出血有关。

2. 清理呼吸道无效　与意识障碍有关。

3. 疼痛　与颅压增高、血性脑脊液刺激、手术切口有关。

4. 潜在并发症　再出血、感染、中枢性高热、颅压增高及脑疝等。

三、护理措施

绝对卧床休息，保持环境安静；遵医嘱止血、镇痛、镇静、脱水、抗癫痫治疗；指导患者合理饮食、保持大便通畅，避免暴饮暴食、剧烈运动、吸烟、酗酒、情绪激动等诱因诱发再出血。

其他护理措施参见颅内动脉瘤相关护理措施。

第三章　颅内与椎管内肿瘤患者的护理

第一节　颅内肿瘤

一、疾病概论

颅内肿瘤是指颅内占位性的新生物。原发性颅内肿瘤是指起源于颅内各种组织的肿瘤,继发性颅内肿瘤则是指身体其他部位恶性肿瘤转移或侵入颅内所致的肿瘤。颅内肿瘤可发生于任何年龄,以 20~50 岁年龄组多见,40 岁左右为发病高峰期,老年患者以胶质细胞瘤及转移瘤为多见。

1. 病因病理　颅内肿瘤的病因尚无法确定,有资料报道电磁辐射是诱发胶质瘤和脑膜瘤的危险因素,颅脑损伤、摄入亚硝氨类食物、使用移动电话等可能增加颅内肿瘤的危险,潜在危险因素还包括遗传或特定基因多态性、神经系统致癌物、过敏性疾病和病毒感染。常见的高危因素:①年龄:髓母细胞瘤好发于 2~10 岁儿童,颅咽管瘤多见于儿童与少年,血管网状细胞瘤以 20~40 岁成人为多,脑膜瘤的高峰发病年龄为 30~50 岁等;②性别:患颅咽管瘤及血管网状细胞瘤者男性比女性多;③部位:肿瘤发病部位以大脑半球最多,其次为蝶鞍、鞍区周围、小脑脑桥角、小脑、脑室及脑干;④其他恶性肿瘤:患有肺癌或乳腺癌者,其癌细胞较易转移至脑部。临床上,常见的颅内肿瘤有以下几种:①来源于神经上皮组织肿瘤,如胶质瘤;②来源于脑膜的肿瘤,如脑膜瘤;③来源于垂体前叶的瘤,如垂体腺瘤;④来源于神经纤维的肿瘤,如听神经瘤;⑤先天性肿瘤,如颅咽管瘤;⑥转移性肿瘤。

颅内肿瘤引起的病理改变因其生物学特性、原发部位不同而异,肿瘤的占位效应、瘤周脑水肿及脑脊液循环受阻可导致脑水肿、颅压增高、神经功能受累的定位症状等。肿瘤可直接在颅内邻近脑组织浸润扩散,也可随脑脊液的循环通道转移,但一般不转移至颅外。

2. 临床表现

(1)症状

1)颅压增高:头痛、呕吐等颅压增高症状进行性加重,儿童患者易误诊为胃肠道疾病。肿瘤内出血(即瘤卒中)则出现急性颅压增高,甚至发生脑疝。

2)局灶症状:如癫痫发作、进行性运动或感觉障碍、精神障碍、视力或视野障碍、语言障碍及共济运动失调等,为肿瘤刺激、压迫或破坏脑组织或颅神经,使其功能受损所致。局灶症状因肿瘤部位不同而异,如中央前回肿瘤者,出现中枢性瘫痪和癫痫发作;额叶前部肿瘤者,出现心理障碍;颞叶肿瘤者,出现幻觉;枕叶肿瘤者,引起视力障碍;听神经鞘瘤者,产生听力和前庭功能障碍;鞍区肿瘤者,引起垂体功能减退或亢进等。

（2）体征

1）视盘水肿：视盘水肿通常呈慢性、进行性加重过程，未及时治疗，可导致患者视力减退，甚至失明。

2）定位体征：如位于额叶后部的肿瘤可有对侧颜面、上下肢的全瘫或轻瘫；顶叶肿瘤主要表现为感觉功能障碍；语言中枢肿瘤者，出现运动性或感觉性失语；松果体区肿瘤者，出现性早熟；脑干肿瘤者，出现交叉性瘫痪；小脑肿瘤则引起共济失调性运动障碍等。

（3）不同类型肿瘤的临床特点

1）胶质瘤：来源于神经上皮胶质细胞和神经元细胞，是颅内最常见的恶性肿瘤，占颅内肿瘤 40%～50%。常见的类型：①星形细胞肿瘤：为胶质瘤中最常见的类型，恶性程度较低，生长缓慢，位于大脑半球的星形细胞瘤常以癫痫为首发症状；②胶质母细胞瘤：恶性程度最高，病程进展快，颅压增高症状明显；③少枝胶质细胞瘤：生长较慢，与正常脑组织分界较清楚，多以癫痫为首发症状；④室管膜瘤：有通过脑脊液"种植"性转移倾向，患者多伴有颅压增高、眩晕及共济失调等表现；⑤髓母细胞瘤：为儿童常见的颅内恶性肿瘤，多在 10 岁前发病，因导致第四脑室及导水管阻塞而引发脑积水，以颅压增高和共济失调为主要表现。

2）脑膜瘤：来源于脑膜，多为良性，生长缓慢，呈膨胀性生长，患者有颅压增高及定位症状与体征。

3）垂体腺瘤：来源于垂体前叶的肿瘤，为良性肿瘤，生长缓慢，好发年龄为青壮年，严重损害患者生长发育、劳动能力、生育功能。根据腺瘤内分泌功能分为：①促肾上腺皮质激素腺瘤（ACTH 瘤）：临床表现为库欣病，可引起全身脂肪、蛋白质代谢和电解质紊乱；②生长激素腺瘤（GH 瘤）：在青春期前发病者表现为巨人症，成年后发病表现为肢端肥大症；③催乳素腺瘤（PRL 瘤）：常出现女性停经泌乳综合征，男性阳痿及无生育功能；④其他类型：如混合性激素分泌瘤、促甲状腺瘤（TSH 瘤）等。

4）听神经瘤：来源于神经纤维的肿瘤，良性，患者可出现患侧高频耳鸣、神经性聋、前庭功能障碍，同侧三叉神经及面神经受累及小脑功能受损症状。

5）颅咽管瘤：为胚胎期颅咽管的残余组织发生的良性先天性肿瘤，常为囊性，临床表现为肿瘤压迫视交叉、视神经引起的视力障碍；肿瘤影响垂体腺及下丘脑功能导致的性发育迟缓、性功能减退、尿崩症、侏儒症、肥胖及间脑综合征；肿瘤侵及其他脑组织引起相应的神经、精神症状。

6）转移性肿瘤：由肺、乳腺、甲状腺、消化道等全身其他脏器的恶性肿瘤转移至颅内，可单发或多发。

3.辅助检查

（1）CT 或 MRI：为颅内肿瘤的首选诊断方法，能明确肿瘤的位置、大小、性质及瘤周组织情况。

（2）PET-CT：早期发现肿瘤及判断脑肿瘤恶性程度。

（3）实验室检查：垂体腺瘤患者，行血清内分泌激素测定以明确诊断。

4.治疗原则

（1）非手术治疗

1）降低颅压：常用治疗方法有脱水、激素治疗、冬眠低温治疗、脑脊液外引流等，以缓解症状，为手术治疗争取时间。

2）放射治疗：包括常规放射治疗、立体定向放射治疗及放射性核素内放射治疗等，用于治疗对放射治疗较敏感的颅内肿瘤，以及恶性肿瘤部分切除手术后的辅助治疗。

3）化学药物治疗：是恶性肿瘤重要的综合治疗手段之一。

4）其他：如免疫、光疗及中药等治疗。

（2）手术治疗：手术切除肿瘤是最直接、有效的治疗方法。根据肿瘤的部位、大小、性质及患者全身情况等，采取肿瘤全切除、次全切除、部分切除、脑脊液分流等手术。

二、护理评估

1.术前评估

（1）健康史

1）一般情况：评估患者年龄、性别、职业、营养状态、生活习惯等，了解本次发病的经过和特点。

2）既往史：了解患者既往有无过敏、头部外伤、电磁辐射、接触神经系统致癌物和病毒感染等病史，评估有无其他系统肿瘤。

3）家族史：评估家族中有无颅内肿瘤、其他系统肿瘤病史。

（2）身体状况

1）症状与体征：询问起病方式，评估患者意识、瞳孔、生命体征、运动及感觉功能、肢体肌力及肌张力等，注意有无进行性颅压增高及脑疝表现，有无神经系统定位症状和体征，是否影响患者生活自理能力及发生意外伤害的风险程度。

2）辅助检查：了解 CT、MRI 检查结果，以及血清内分泌激素的检验结果。

（3）心理-社会状况：了解患者及其家属的心理反应，有无恐惧、焦虑心理，对治疗的期望值；评估家庭经济状况与对患者支持能力。

2.术后评估

（1）术中情况：了解手术、麻醉方式和效果，手术中出血、补液、输血情况和术后诊断。

（2）身体状况：观察意识、瞳孔、生命体征、肢体活动情况；观察头部敷料有无渗血、渗液，引流管引流液的颜色、性状与量，引流是否通畅，有无标识等；观察有无出血、尿崩症、消化道出血、中枢性高热、顽固性呃逆等并发症先兆。

（3）心理-社会状况：评估患者及其家属有无悲观、自卑等不良情绪，评估患者及其家属对疾病转归、治疗护理配合的认知程度，了解患者是否配合早期活动、康复训练，评估患者是否了解出院后继续治疗的相关知识、能否顺利回归社会。

三、护理诊断/问题

1.焦虑、预感性悲哀　与担心预后、肿瘤对生命的威胁性有关。

2.清理呼吸道无效　与意识障碍有关。

3. 营养失调——低于机体需要量　与呕吐、手术后组织修复有关。

4. 有受伤的危险　与意识障碍、神经功能障碍、早期下床活动有关。

5. 潜在并发症　继发出血/脑疝、感染、中枢性高热、癫痫、尿崩症、消化道出血、顽固性呃逆。

四、术前护理

1. 病情观察　严密观察患者意识、瞳孔、生命体征、肢体活动等情况,注意有无癫痫、颅压增高及神经功能障碍等表现,发现异常及时告知医师。

2. 营养支持　给予营养丰富、易消化食物,意识障碍、吞咽障碍等不能进食或进食呛咳者,应鼻饲流质,必要时经静脉补充营养。

3. 预防颅压增高　患者卧床休息时,抬高床头 15°~30°,以利于颅内静脉回流,降低颅压。避免剧烈咳嗽、用力排便、剧烈体力活动等诱发颅压增高的因素,便秘时使用缓泻剂通便或开塞露纳肛。

4. 安全护理　意识障碍、躁动、癫痫发作、肢体无力或偏瘫者,应采取使用床栏、搀扶、约束等保护措施,预防跌倒或坠床等意外损伤;存在语言、视觉、听觉障碍者,采取手语、书写、图示等不同的沟通方法,满足患者需求。

5. 完善术前准备　遵医嘱做好手术准备;经鼻蝶窦入路手术者,术前需剃胡须、剪鼻毛,术前 3 天应用抗菌眼药水滴鼻,每天 3 次;抗菌漱口液漱口。

五、术后护理

1. 病情监测　与麻醉师、手术护士交接患者病情,了解麻醉、手术中情况及手术后诊断,给予连续心电、脉搏血氧饱和度监测;密切观察患者意识、瞳孔、生命体征、肢体活动、伤口敷料及引流情况。妥善安放、固定各种管路并保持通畅。

2. 给氧　予以持续给氧,并注意保持呼吸道通畅,加强气道管理,防止呼吸道感染。

3. 体位　抬高床头 15°~30°,麻醉未清醒前、昏迷患者取头侧卧位,防止头颈过伸或过屈。幕上肿瘤手术后,取健侧卧位,以免伤口受压;幕下肿瘤手术后取去枕侧卧或侧俯卧位;体积较大的肿瘤切除术后,24~48 小时内保持手术区在高位,避免突然翻身时脑组织和脑干移位,引起颅内出血、脑干衰竭;后组颅神经受损、吞咽功能障碍者取头侧卧位,以免分泌物、呕吐物误入气道;翻身或转运患者时,专人扶持头部,防止头颈部过度扭曲或震动。

4. 营养支持　意识清醒者,手术后第 1 天给予米汤等流质,以后再逐渐过渡到半流质、普通饮食;呕吐者,应暂时禁食。意识障碍及颅底肿瘤(如听神经瘤)手术后导致后组颅神经(第Ⅸ~Ⅻ对颅神经)功能障碍而发生吞咽困难者,应采用鼻饲供给营养,待吞咽功能恢复后逐渐练习进食。建议对开颅手术,尤其是颅底肿瘤切除手术后可能导致吞咽障碍患者,进食前尤其是首次进食前进行吞咽功能评估,依据吞咽障碍的程度选择合适的进食方法。吞咽功能评估具体方法:检查口面基本功能(鼓腮、微笑、伸舌、示齿)。

(1)反复唾液吞咽试验

1)方法:使患者正坐位,让患者尽量快速反复吞咽唾液,计时并观察 30 秒内完成吞咽的次数和喉上抬的幅度。

2）评价：异常，30 秒内吞咽<3 次或喉结上下移动<2cm；正常，30 秒内吞咽≥3 次并喉结上下移动≥2cm。

3）此试验正常者方行洼田饮水试验。

（2）洼田饮水试验（表 3-1）。

表 3-1　洼田饮水试验

分级	吞咽功能
Ⅰ级	能顺利地 1 次将水咽下
Ⅱ级	分 2 次以上，能不呛地咽下
Ⅲ级	能 1 次咽下，但有呛咳
Ⅳ级	分 2 次以上咽下，但有呛咳
Ⅴ级	频繁呛咳，不能全部咽下

注：①应由经过培训的医护人员进行吞咽功能评估；②评估方法：患者端坐，喝下 30mL 温开水，观察所需时间和呛咳情况；③正常：Ⅰ级，5 秒之内咽下；可疑：Ⅰ级，5 秒以上咽下或Ⅱ级；异常：Ⅲ～Ⅴ级及 SpO_2 下降>2%；④洼田饮水试验≥Ⅲ级者可进行容积-黏度吞咽测试（V-VST）。

（3）容积-黏度吞咽测试（V-VST）

1）方法：使患者正坐位，准备 38℃温水 200mL，适量凝固粉，患者戴指脉氧检测仪。吞糊试验从中稠度装开始，观察患者吞糊情况，如患者无呛咳，则调微稠度，以此类推，如患者呛咳，则调至特稠度，以此类推。吞糊试验整个过程需要观察血氧变化，如血氧下降超过 2%，有吞咽困难的风险。

2）评价：患者是否能顺利进食某种形态糊状物。

5. 基础护理　经鼻蝶窦入路术后的患者需加强口腔护理，饭后漱口。余同脑损伤的基础护理。

6. 症状护理

（1）头痛、呕吐：①密切观察头痛的部位、性质、持续时间，是否伴有喷射性呕吐，以及时发现颅压增高征象；②遵医嘱给予脱水药物，并观察用药后的效果；③必要时遵医嘱予以镇痛药物；④注意防止误吸。

（2）运动功能障碍：①协助患者完成进食、洗漱、如厕等日常生活；②完善病区安全保护措施，如保持地面干燥，走道、卫生间扶手牢固，床头不放置热水瓶等危险物品；③卧床者，每 2 小时翻身叩背 1 次，并保持患肢功能位，防止压力性损伤及肺部感染的发生；④外出检查时需专人陪同，防止跌倒；⑤加强肢体主动运动、被动活动，以促进运动功能恢复。

（3）面瘫/吞咽功能障碍：①保持口腔清洁，每天口腔护理 2 次，饭后漱口；②进食呛咳，吞咽困难者，予以鼻饲流质，防止窒息等意外；③伴有眼睑闭合不全者，日间滴抗生素

27

眼药水,夜间涂抗生素膏剂并用纱布覆盖;④密切观察角膜或结膜是否出现红、肿、热、痛等症状,必要时告知医师行眼睑缝合术;⑤协助康复师制订康复计划,并指导进行面肌吞咽功能康复训练。

7. 管道护理

(1)脑室引流:参见其他章节相关内容。

(2)创腔引流:①术后早期(24~48小时),引流袋置于与头部创腔一致的位置(通常位于枕边);②手术48小时后,将引流袋略为放低,以引流出创腔内残留的液体、减少局部残腔形成;③保持引流通畅,防止管路受压、扭曲、成角、折叠或意外拔管;④密切观察并记录引流液的量、颜色和性质,一般每天引流量不宜超过500mL;⑤手术后3~4天拔除引流管。

(3)腰大池外引流:①置管后去枕平卧6小时,12小时内密切监测意识、瞳孔、生命体征及其他神经系统体征,24小时后根据病情定时监测;②妥善固定,保持引流管引流通畅,防止引流管折叠、受压、扭曲;③严密观察引流液颜色、性质及量,根据引流量调节引流袋的高度或开关,严格控制引流量,一般引流量为200~300mL/d,避免引流过度,防止继发枕骨大孔疝、颅内出血、低颅压等;④加强巡视,如烦躁者,可给予适当的约束或镇静,以免引流管被牵拉或发生非计划性拔管;⑤搬动患者或转运的途中应先关闭引流管,以免引起脑脊液逆流;⑥保持腰大池穿刺点敷料清洁、干燥,有渗血、渗液者,应及时报告医师处理;⑦加强营养:高蛋白、高纤维素、高热量的食物,补足所需的营养;⑧及时拔管:脑脊液颜色澄清、各项指标恢复,置管时间一般3~7天。拔管前应试行夹管24~48小时。

8. 心理护理　①提供安静、安全、舒适的治疗环境,增强治疗的信心;②在进行医疗、护理操作之前,耐心解释、宣教,逐步消除患者及其家属的心理适应性危机,以免因其认知不足或误解而延误治疗。

9. 早期康复训练　患者生命体征稳定,术后24小时内,可进行防止足下垂、关节挛缩的康复训练,以后逐步行吞咽功能训练、膀胱功能训练,减轻患者功能障碍程度,提高生活质量。

六、并发症的护理

1. 继发出血　继发出血是颅内肿瘤手术后最危险的并发症。出血多发生于手术后24~48小时。

(1)原因:与患者呼吸道梗阻、二氧化碳潴留、躁动不安等可能导致颅压增高的因素有关。

(2)表现:患者出现剧烈头痛、呕吐等颅压增高表现,进行性意识障碍,如麻醉清醒后又逐渐嗜睡、昏睡甚至昏迷,一侧瞳孔散大、对光反射迟钝或消失等。

(3)护理:密切监测患者病情变化;出现继发出血的征象,立即告知医师,并做好再次手术准备。

2. 感染　常见有切口感染、脑膜脑炎及肺部感染。

(1)切口感染:多发生在手术后3~5天,应保持伤口敷料干燥固定,患者出现切口疼痛、局部水肿、皮下积液及压痛等表现,应及时告知医师处理。

(2)肺部感染:多发生于手术后1周左右,患者出现发热及呼吸道症状,肺部感染可加重脑水肿。应注意及时降温,加强呼吸道管理,遵医嘱使用抗生素。

(3)颅内感染:①原因:切口感染、脑脊液外漏等均可导致颅内感染;②表现:患者出现发热,伴有头痛、呕吐、意识障碍,甚至抽搐,脑膜刺激征等;③护理:密切观察病情变化,遵医嘱使用抗生素,及时降温,加强基础护理。

3.尿崩症

(1)原因:常见于垂体腺瘤、颅咽管瘤等位于蝶鞍区肿瘤患者。

(2)表现:患者表现为多尿、多饮、口渴,尿量>4000mL,尿比重低于1.005。

(3)护理:准确记录24小时出水量及每小时尿量,根据尿量、尿密度和血液电解质监测结果,调节用药及进食的量与成分,避免过多饮水,避免进食高渗及含糖食物。

4.中枢性高热

(1)原因:下丘脑、脑干及上颈髓病变或损害可引起中枢性高热。

(2)表现:患者手术后48小时内出现高热,常伴有意识障碍、瞳孔缩小、脉速、呼吸急促等自主神经功能紊乱表现。

(3)护理:常需采用冷敷降温、温水擦浴、乙醇擦浴、头戴冰帽、冰盐水灌肠等方法。

5.消化道出血

(1)原因:主要见于下丘脑、第三脑室前部、第四脑室和累及脑干等部位的手术患者。

(2)表现:患者呕吐咖啡色胃内容物,伴有呃逆、腹胀及黑便等消化道症状,出血量多时可发生休克。

(3)护理:遵医嘱立即置胃管、胃肠减压、局部或静脉使用止血剂,必要时输血治疗。

6.癫痫　脑水肿高峰期发生率高。手术后常规预防性给药,睡眠充足,避免情绪激动可预防或减少癫痫发作。癫痫发作时,给予吸氧,遵医嘱给药,注意保护患者,防止发生舌咬伤、坠床等意外损伤。

7.顽固性呃逆　常见于第三脑室或第四脑室或脑干手术后患者。发作时,按压眶上神经、捏鼻、刺激咳嗽等以遏制呃逆,必要时遵医嘱用药,如有胃胀气或胃潴留者,应予以胃肠减压。

七、健康教育

1.自我护理　①指导患者卧床时抬高床头15°~30°,防止头颈过伸或过屈,昏迷患者取头侧卧位;②合理饮食,多予高蛋白饮食,以及蔬菜、水果,保持大便通畅;③遵医嘱按时、按量服用抗癫痫药物,不可随意减量或停药;④肢体活动障碍、视力视野障碍者,外出检查时需专人陪同,防止跌倒等意外。

2.康复训练　①手术后生命体征稳定者:尽早最大限度地自理日常生活,循序渐进地进行肢体主动与被动活动;②瘫痪、语言及吞咽障碍者:指导并协助制订康复训练计划,尽早进行康复训练,如肌力训练、运动训练、吞咽功能训练、膀胱功能训练等,促进功能恢复。

3.出院指导

(1)合理休息:尽可能自理日常生活,坚持锻炼(如散步、太极拳等)。但手术后3个月内,不宜参加剧烈的体育活动。

（2）合理饮食:少食动物脂肪、腌制品,限制烟酒、浓茶、咖啡、辛辣等刺激性食物。

（3）防止意外事件的发生:①癫痫者,不宜单独外出、登高、游泳、驾驶车辆及高空作业,随身带疾病卡;②听力障碍者,尽可能不单独外出,必要时随身携带纸笔、配备助听器;③视力障碍者,注意防止烫伤、摔伤等;④面瘫、声音嘶哑者,保持口腔卫生,避免食用易致误吸的食物,不用吸管进食或饮水,以免引起误吸或窒息;⑤运动功能障碍者,外出需有人陪同,以防摔伤;⑥眼睑闭合不全者,外出时需戴墨镜或眼罩保护,遵医嘱滴抗生素眼药水、涂眼膏,防止暴露性角膜炎。

（4）复诊指导:手术3个月后门诊复查,出现头痛、呕吐、伤口感染等异常,应及时到医院就诊。

第二节　椎管内肿瘤

一、疾病概论

椎管内肿瘤是指发生于脊髓、神经根、脊膜和椎管壁组织的原发和继发性肿瘤。肿瘤可发生于椎管的任何节段,以胸段者最多,颈、腰段次之。任何年龄均可发病,以20～50岁多见。

1.病因病理　椎管内肿瘤病因尚无法确定,可能与遗传因素、神经系统致癌物、过敏性疾病和病毒感染等有关。患者因脊神经后根或脊髓后角细胞、脊髓感觉传导束受刺激,硬脊膜受牵张或受压,脊髓受牵拉,以及神经根或脊髓受压等,导致疼痛和感觉、运动、自主神经功能障碍等。肿瘤的病程分为4期:根性疼痛期、脊髓半侧损害期、不全截瘫期和截瘫期。

根据肿瘤与脊髓、硬脊膜的关系分为3种类型:髓内肿瘤、髓外硬脊膜下肿瘤、硬脊膜外肿瘤,其中髓外硬脊膜下肿瘤最常见,约占椎管内肿瘤51%,且多为良性。

2.临床表现

（1）症状

1）根性痛:脊髓和神经根受到进行性压迫和损害导致的神经根痛,即为"根性痛"。疼痛部位与肿瘤所在平面的神经分布一致,咳嗽、打喷嚏和用力排便时加重,部分患者可出现夜间痛和平卧痛。

2）自主神经功能障碍:以膀胱和直肠功能障碍最常见。腰骶节段肿瘤者产生尿潴留、尿失禁,骶节以上脊髓受压时产生便秘,骶节以下脊髓受压时发生大便失禁。此外,有肿瘤平面以下躯体少汗或无汗的表现。

（2）体征

1）感觉障碍:感觉纤维、脊髓受压或破坏时表现为痛温觉与深感觉的减退、错乱,甚至丧失等。

2）反射异常及肢体运动障碍:患者出现肌张力降低,腱反射减弱或消失、肌萎缩、病理反射阴性等肿瘤压迫所致的支配区肌群下位运动神经元瘫痪表现,或者锥体束向下传导受阻所致肌张力增高、腱反射亢进、无肌萎缩、病理反射阳性等上位运动神经元瘫痪征象。

3)其他:高颈段($L_{1\sim4}$)肿瘤,可导致呼吸困难、颅压增高;髓外硬脊膜下肿瘤出血导致蛛网膜下隙出血的表现。

3. 辅助检查

(1)实验室检查:蛋白-细胞分离现象,即脑脊液检查示白细胞计数正常,但蛋白质含量>5g/L。蛋白-细胞分离现象是诊断椎管内肿瘤的重要依据。

(2)影像学检查:包括脊柱 X 线片、脊髓造影、CT 检查、MRI 检查、正电子发射计算机体层扫描(PET-CT)等。其中脊髓 MRI 是目前最有价值的辅助检查方法;PET-CT 对于肿瘤早期发现,恶性程度判断,了解原发、转移、复发及脑功能等方面有重要价值。

(3)活检:采用立体定向和神经导航技术行病变组织学检查,诊断肿瘤的性质。

4. 治疗原则

(1)非手术治疗:恶性椎管内肿瘤切除术后辅以放射治疗,以缓解病情。

(2)手术治疗:手术切除肿瘤是椎管内肿瘤的有效治疗方法。

二、护理诊断/问题

1. 恐惧　与担心疾病预后有关。

2. 脊髓功能障碍　与肿瘤压迫有关。

3. 疼痛　与脊髓肿瘤压迫脊髓、神经有关。

4. 潜在并发症　截瘫、感染。

5. 预感性悲哀　与面临截瘫有关。

三、术前护理

1. 病情观察　遵医嘱观察患者生命体征、肢体活动,高颈段肿瘤者,密切观察是否出现呼吸费力、呼吸节律不齐等膈肌麻痹的表现。肢体活动障碍者,注意观察双侧肢体的颜色、温度、周径有无异常。

2. 饮食　术前 1~2 天进流质或半流饮食。必要时,遵医嘱手术前晚及术日晨各清洁灌肠 1 次。

3. 活动与休息　保证充足的睡眠;肢体活动障碍者勿单独外出,以免跌倒;手术前 3 天开始训练床上大小便。

4. 心理护理　主动关心患者、耐心倾听其主观感受、协助日常生活。必要时遵医嘱使用镇痛药物,减轻疼痛。

四、术后护理

1. 病情观察　了解麻醉、手术中情况及手术后诊断;密切观察患者意识、瞳孔、生命体征、肢体感觉运动及括约肌功能、伤口敷料及引流情况;妥善安放、固定各种管路并保持通畅。高颈段肿瘤者,遵医嘱备气管切开包和呼吸机于床旁。

2. 给氧　持续给予吸氧,并注意保持呼吸道通畅,加强气道管理。

3. 体位　卧硬板床,高颈段肿瘤保持头部和脊柱在同一轴线上;翻身时应采取轴线位翻身法,并制动手术部位;禁用或慎用热水袋,防止烫伤。

4. 基础护理　落实基础护理及安全护理,肢体活动障碍、感觉异常者,应加强皮肤护理,每天评估受压部位皮肤情况,积极预防压力性损伤的发生;定期评估发生深静脉血栓形成的风险并采取预防措施。

5. 饮食　术后第 1 天进食流质饮食;腰骶段肿瘤者,肛门排气后方可进食少量流质饮食;以后逐步过渡到高蛋白、高能量、易消化、多纤维的食物,并注意补充维生素及水分。

6. 心理护理　保持环境安静、安全、舒适,增强治疗的信心,耐心解释、宣教疾病相关知识,逐步消除患者及其家属的心理适应性危机。

五、并发症的护理

1. 继发出血　继发出血是椎管内肿瘤手术后最常见的并发症之一。出血多发生于手术后 24~48 小时。应密切监测患者病情变化,当患者出现局部疼痛加重、肢体感觉运动障碍等出血征象,应立即告知医师,并做好再次手术准备。

2. 便秘　增加纤维素、水果摄入,补充足够水分;督促患者养成定时排便的习惯,指导并教会患者顺肠蠕动方向自右下腹→右上腹→左上腹→左下腹由轻而重,再由重而轻按摩腹部;必要时遵医嘱使用润滑剂、缓泻剂、灌肠等方法解除便秘。

3. 排尿障碍　给予日常生活的照顾,保持会阴部清洁干燥,预防尿路感染;尿失禁者,采用接尿器或尿垫接尿,随时更换尿湿的床单、衣裤;尿潴留者,留置尿管或间歇性导尿;留置导尿时选择直径较小的导尿管,每 2 小时夹管 1 次,以训练膀胱功能。

4. 瘫痪　满足其日常生活需求,保持肢体功能位置,配合康复师制订康复计划,进行早期康复训练,防止足下垂、关节挛缩、神经源性膀胱、压力性损伤、深静脉血栓形成等并发症。必要时行高压氧、针灸、理疗等辅助治疗。单侧肢体运动或感觉障碍者,不宜单独外出,以免发生跌倒等意外。

5. 感染　常与腰骶部肿瘤术后大小便失禁、伤口污染、留置导尿管和引流管等因素有关。腰骶部手术者,尽可能采取俯卧位或侧卧位,避免大小便污染伤口,敷料渗湿后应及时更换。不可将留置导尿管作为护理尿失禁患者的唯一措施,应保持会阴部清洁、训练膀胱功能等。

6. 深静脉血栓形成　患者卧床期间应进行间歇充气加压装置或动静脉足泵治疗,加强肢体主动运动和(或)被动活动;一旦发现一侧肢体水肿、疼痛、皮肤颜色改变、局部或全身发热等,应告知医师,做进一步检查,如彩超,以判断是否有深静脉血栓形成。一旦确诊,抬高并保持肢体制动,每天定时测量对比患者双下肢的周径并记录,遵医嘱行抗凝治疗,谨防血栓脱落导致肺栓塞的危险。

六、健康教育

1. 促进康复　遵循康复计划,循序渐进进行康复训练,以最大限度促进神经功能恢复。如一侧肢体瘫痪,指导患者训练坐位、站立、上下轮椅及练习使用拐杖或其他支具等。

2.出院指导

(1)合理进食:进食高蛋白、富含纤维素及丰富维生素饮食,限制烟酒、浓茶、咖啡、辛辣等刺激性食物,保持大便通畅。

(2)康复指导:①佩戴颈托、腰托者,遵医嘱持续佩戴 3~6 个月;②卧床者,定时呈卷席样翻身,保持被服整洁干燥,预防压力性损伤发生;③改变体位及运动时保持头、颈、躯干一致,以免脊柱扭曲引起损伤;④肢体感觉运动障碍者,持之以恒进行康复训练,不宜单独外出,以免发生跌倒;⑤截瘫者,学会使用轮椅,并积极参与家庭、社会活动。

(3)复诊指导:手术后 3~6 个月门诊复查。出现原有症状加重,手术部位发红、积液、渗液等,应及时就诊。

第四章 神经外科康复护理

第一节 脑血管病

脑血管疾病后早期的康复治疗和康复护理非常重要,对于改善和恢复机体功能、减少并发症、提高生活质量有重要的意义。当患者生命体征稳定,神经学症状不再发展后24~48小时,患者就可以进行康复治疗,康复护理在患者进入病房即可开始。

一、康复护理目标

1. 抢救生命。

2. 预防各种并发症、继发性残疾、失用综合征的发生。

3. 提供良好的康复护理环境和心理护理。

4. 协助和配合康复治疗师对患者进行功能训练,并将训练运用于日常生活活动当中,尽量恢复患侧的功能,保留健侧的功能。

5. 变"替代护理"为"协同护理"和"自我护理",以实现患者生活能力的自理,促进生活质量的提高。

6. 对患者进行健康教育,预防脑卒中的再度发生。对出院的患者进行继续康复训练的教育,以维持康复效果。

二、康复护理措施

1. 急性期康复护理 急性期是指病情尚未稳定的时期,一般在发病后1周内,患者因严重并发症不能耐受主动的康复训练。护理目标是抢救生命,早期介入康复护理,预防并发症,为功能恢复创造条件。

(1)抢救:抢救患者生命。

(2)体位护理:重症患者的体位护理从入病房开始。在急性期为防止压疮、关节挛缩、肩关节半脱位、抑制痉挛模式,做好良肢位摆放。

(3)定时变换体位,预防肺部感染:一般体位1~2小时变换一次。仰卧位可以强化伸肌优势,健侧卧位可以强化患侧屈肌优势,患侧卧位可以强化患侧伸肌优势。所以不断变换体位可使者伸肌和屈肌张力达到平衡,从而预防痉挛模式的出现。定时翻身叩背,进行排痰护理,保持呼吸道清洁畅通,以预防呼吸道感染。

(4)排泄管理:患者出现二便失禁、尿潴留或便秘时,必要时给予导尿,应用开塞露、缓泻剂等,急性期原则上禁止灌肠,以免强烈刺激加重病情或引起脑出血。

(5)饮食护理:有意识障碍和吞咽障碍的患者经口进食,易发生误吸导致吸入性肺炎,对于预计不能经口进食的患者或经口进食不能满足60%总能量和蛋白需求的患者,建议在24小时内给予导管喂养,同时给予补充性肠外营养液。

　　(6)皮肤护理:要保持皮肤的清洁、干燥,保持床铺平整、干洁。二便障碍的患者要加强皮肤护理,及时清洗。

　　(7)关节被动运动:康复护士协助康复治疗师对患者进行被动关节活动,可先从健侧开始,然后再做患侧。一般从肢体的近端到肢体的远端,重点进行肩关节外旋、外展、屈曲,肘关节伸展,腕关节伸展,手指伸展。髋关节外伸和外展,膝关节伸展,足背屈和外翻。活动时动作要轻柔缓慢,以免拉伤患者。急性期每天做 2 次,以后每天做 1 次,每个关节做 3~5 遍。要注意做两侧关节的练习,以维持健侧肢的功能。

　　(8)早期离床活动:当生命体征稳定之后,患者要尽早离床主动训练,以防止失用性肌萎缩等其他失用综合征。康复护士要积极协助康复治疗师对患者进行离床前康复训练的心理护理,做好早期训练的心理准备,在日常护理中尽量恢复患侧的功能,保持健侧的功能。

　　2.恢复期康复护理　恢复期是指病情已经稳定、功能开始恢复的时期。当患者意识清楚、生命体征稳定,且无进行性加重表现后的 1~2 天,患者就可开始主动康复训练,以康复第一,治疗第二。先从躯干、肩胛带和骨盆带开始,按坐位、站立和步行,由肢体近端到肢体远端的顺序进行训练。康复护理的目标是抑制痉挛,建立控制运动的能力;加强日常生活活动能力(ADL)训练,为回归家庭、社会和职业做好准备。患者康复训练虽然大多数情况是在康复治疗师的训练下在体疗室完成的,但患者康复训练效果的维持和巩固目的就是要运用于日常生活活动当中,康复护士要将患者康复训练的内容与日常生活活动结合起来,指导、监督、协助患者保证康复计划的完成。

　　(1)床上训练

　　1)翻身训练:患者在康复治疗师的训练下,学习翻身动作后,康复护士要将患者学到的翻身动作运用在患者日常生活活动中,指导、协助患者翻身。翻身的方法介绍如下:①向健侧翻身:通过躯干的旋转和肢体的摆动来完成躯干功能的训练。患者仰卧位,用健侧的手握住患侧的手,肘关节伸展,双膝关节屈曲,护士或治疗师站在患者的患侧,指导患者利用健肢的力量带动患肢进行左右躯干摆动,治疗师或护士可以给予口令或标志物加以引导,同时一手扶着患者的手,另一手扶着患者膝部,给予助力,翻向对侧取侧卧位。然后以相反动作翻身还原,如此反复练习。②向患侧翻身:患者仰卧位,护士或治疗师站在患者的健侧,患者用健侧的手握住患侧的手,肘关节充分伸展。治疗师或护士一手放在患侧臀部,一手固定患足,在患者双手摆动躯干向健侧翻转时,同时给予患者臀部和下肢同方向助力,以帮助翻转至对侧成侧卧位。然后以相反动作翻身还原,如此反复练。

　　2)床上腰背肌群训练:为了训练患者腰背肌群和伸髋,为站立做准备,康复护士可在病床上帮助患者进行桥式运动训练、床上四点跪位及跪立位练习。

　　桥式运动训练:患者仰卧,屈髋屈膝,双足平放在床面上,双上肢放于体侧,患者慢慢抬起臀部,伸髋,维持一段时间后慢慢放下,如患者早期完成此动作有困难,康复护士可以帮助固定患者下肢,并用手叩击患侧臀大肌刺激其收缩,协助患者完成此动作的训练。当患者能较容易地掌握此动作后可以增加难度,由双腿桥式动作变成单腿桥式运动,注意加强对患者的保护。

（2）床上抑制肌痉挛训练

1）抑制躯干肌痉挛：康复护士协助患者进行包括床上正常体位、翻身和桥式运动,牵拉患侧躯干,被动或主动旋转躯干,以缓解躯干和偏瘫肢体过高的肌张力。

2）抑制上肢屈肌痉挛：肩胛骨和肩关节被动或主动的前伸运动,康复护士站在患者患侧,一手握住患侧上臂,一手放在肩胛骨下面,向上、向前按摩和活动肩胛骨,并告知患者主动配合。上肢外旋位并充分上提,肩胛骨和肩部的痉挛程度下降后,护士可帮助患者将偏瘫上肢持续外旋,然后将上肢慢慢向前举起,注意保持肩、肘关节前伸。当完成上述动作后,康复护士可以帮助患者拉开拇指及手指,然后充分背伸腕关节和其他手指。

3）抑制下肢伸肌痉挛：患者仰卧,用双手交叉相握抱住屈曲的双膝,然后做屈伸躯干的动作。

（3）坐位训练：坐位是患者较容易完成的一项运动,同时也是预防直立性低血压,完成站立、行走等一些日常生活活动所必需的基本运动能力。坐位练习包括坐位平衡练习和坐位耐力练习。坐立训练先由床侧开始训练患者坐起。护士在帮助患者进行坐位练习时,对于老年人和长期卧床的患者,首次取坐位时不能马上取直立坐位,即 90°坐位。需用起立床或靠背架,依次取 30°、45°、60°、80°坐位,每一个角度的体位能维持 30 分钟,并且无明显直立性低血压表现,就可以过渡到下一角度体位的训练。患者坐位时双足要踏地或踏在支持台上,以预防足内翻。由于练习坐位时一定要在无支撑或无扶助的情况下才能收到较好的训练效果,因此,当患者在进行此项功能训练时,康复护士要注意观察患者心率、血压、脉搏等变化,观察有无直立性低血压的发生。注意患者在病房内尽量避免半坐位,以免强化下肢异常运动模式。在做坐位练习的同时要进行坐位和卧位的转换练习。床上坐位时护士要协助、指导患者将患侧上肢采取肩关节外展、外旋、肘、腕、手指伸展的抗痉挛模式。

（4）站立训练：患者进行坐位训练获得平衡能力后,即可进行站立位的训练,护士在协助患者进行站立训练时,要站在患者患侧,并用双膝关节夹住患者的患侧下肢膝关节,防止患者膝过伸而摔倒。患者的站立训练要和日常生活能力的训练结合起来,并加强保护。

（5）行走训练：当患者能够坐稳时,即可下床在平衡杠内学习站立,站立时间开始为 20~30 分钟,最终为 1~2 小时。当患者能达到站立平衡后,患者腿能支撑体重一半以上,并能迈腿了,这时患者就可以开始进行行走的练习了。让患者在平地、梯阶、斜坡等不同的地形接受步态训练,也可利用助行器、手杖等辅助器进行训练,必要时可以给患者装配矫形器。护士要帮助患者在步行训练前穿戴好假肢、矫形器等,训练后要及时观察患者的身体反应,做好皮肤的护理,并将患者的身体反应及时反馈给康复医师。

（6）日常生活活动的护理：鼓励患者使用健侧完成日常生活活动的动作,如进食、刷牙、洗脸等。为防止食物器具摔下,可以用毛巾或用吸盘固定食物容具,防止滑脱。协助患者穿脱衣服,必要时给予帮助,但不要替代。

（7）吞咽功能障碍的护理：吞咽功能障碍可造成患者对水分和营养物质的摄取不足,易出现咽下性肺炎,甚至窒息。轻度的吞咽障碍,对患者的饮食生活及发音交流等也有不利影响。为了保证患者的营养和水分的供给，有吞咽障碍的患者要配合康复治疗师进行吞咽训练，康复护士在确认没有咀嚼、吞咽功能障碍的噎呛现象的情况下，可对患者进行饮食训练。康复护士要结合吞咽功能障碍训练的内容，对患者给予进食的护理。

1）进食的体位：①90°角的坐姿：躯干垂直，头正中位，颈轻度向前屈曲，终身有吞咽障碍患者最佳的进食位置，可以达到最大限度的气管的保护。大多数的神经源性吞咽障碍的患者应采取这个坐姿。②45°角的坐姿：当吞咽障碍有改善，或患者有强烈口服愿望时可采取这个姿势。这姿势的优点是促进残留物从咽峡部排出，向下排到后咽部和进入梨状窝，因为可防止喉的浸透及吸入气管。这个位置对咽峡部、梨状窝有中度食物残留的，以及认知功能差，吞咽时有湿性声的患者是有益的。但此位置进食的食物容积必须维持小量，2~5mL。③下腭向下头位：这个头位置可减少气管的开放，牵引舌向前和扩大咽峡范围，因此可预防或减少食物过早地进入咽部和开放喉部。打开的喉前庭也是牵向前且在舌的基底下引成小的通道，因此可使由于舌的附加保护产生穿透损伤减少。下腭向下头位对存在吞咽开始延迟的患者特别适合，可有效保护气管，这个头位置并不是所有类型的吞咽障碍都适合，某些类型可促使吸入气管。例如，咽咽延迟，直到食物已达到梨状窝还没有开始吞咽，和喉上举和关闭也延迟的，喉上举时，下腭向下的姿势可促进在梨状窝的食物的前一部分慢慢地进入气管。又如，有唇、舌感觉障碍的患者，下腭向下的姿势也可产生食物在口中维持、控制、输送的障碍。如果下颚向下姿势不与食物容积控制相结合，大量的稀液食物可能落入咽峡部，过量的液体进入咽部和进喉入口处。④头旋转位：转向咽无力一侧位置，由于是对着食物向前的强有力的位置，可增加咽的清洁，头位置必须是80°~90°才有效；⑤头倾斜位：向咽有力的一侧倾斜可增加咽的清洁。

2）选择食物：患者在吞咽功能训练期间，宜选择在口腔内易于移动又不易出现误咽的食物，如蛋羹、面糊、果冻等食物进行训练，然后再过渡到正常饮食和水果。

3）一次进食量：在护理患者进食时，一口进食量以一小汤匙为宜，进食速度不能过快，每进一口食团后，要让患者反复吞咽数次，确认已经吞下，口腔无残留后才能进食下一口。进餐后不能立即卧下，应保持30分钟左右的坐位，防止食管反流导致误吸。

4）做好口腔护理：定时进行口腔护理，防止食物残渣存留口腔，保持口腔卫生。

（8）大小便失禁的护理：训练患者按时排便，预防便秘，在具有坐位平衡、衣服整理和身体移动能力后，要鼓励患者自理排泄。康复护士要注意观察患者排便反应，排便时切忌用力解便，以免血压增高，增加脑出血的危险性。

3. 后遗症的康复护理

（1）肩关节半脱位的护理：肩关节半脱位是指盂肱关节机械连续性的改变，导致肩峰与肱骨头之间出现可以触及的间隙，国外的发生率为50%~90%，国内的发生率为40.9%~70%。护理的关键是做好预防，在护理操作中切忌拖拉患肢，宜早期使用肩关节保护带，直立位时给予患侧上肢支持，如他人扶持，坐位时采用 Bobath 姿势，给予支撑物如桌子等。护理中避免牵拉肩关节，进行全关节范围无痛性被动活动。

（2）关节挛缩畸形的护理：关节挛缩的护理应以预防为主，一旦发生，治疗起来很困难。护理措施为坚持早期关节全范围的被动、主动运动。对已经形成的挛缩畸形，主要进行牵拉治疗,配合温热疗法,逐渐增加关节的活动范围。

(3)失用性肌萎缩的护理:早期加强肌肉活动,特别是早期进行负重训练,同时加强营养,可以预防失用性肌萎缩的发生,或减轻萎缩的程度。

(4)肩手综合征的护理:肩手综合征主要表现为肩部疼痛和手部肿痛,给患者带来极大的不适,发病率国外 1.5%~61%,国内 12%~74.1%。康复护理的主要措施:①早期注意加强全身营养;②保持良肢位的摆放;③冰疗肩手关节、被动运动和主动运动肩手关节,有助于促进症状的改善;④给患者做肩关节被动活动、翻身、转移和其他护理时切记不要粗暴。

4. 心理护理 脑血管病后的致残率很高,患者和家属会产生极大的恐惧心理,容易使患者产生严重的心理障碍,直接影响到患者康复的信心、对康复的态度和康复的效果。发病早期,患者会出现恐惧、否认、怨恨、不接受现实,而拒绝接受治疗;随着患者功能的逐渐恢复,心情会好起来,但患者又会出现急于求成的心理,希望一夜之间就能完全恢复成正常人;另外还有一些患者知道恢复是一个漫长的过程,虽然经过刻苦的康复训练,但仍然不能恢复到自己期望的状态时,又会出现悲观、失望和忧虑。

对于上述患者的心理问题,首先应该给予充分的理解,设身处地地为患者着想,及时给予心理支持和安慰,让患者和家属正确认识脑血管病的特点、预后及康复护理和康复治疗的特点,让其树立自信心,积极配合各类治疗;对患者和家属进行健康教育,同时选择一些康复成功的患者为大家介绍康复经验和体会,鼓励患者树立信心。在康复的过程中,对患者的一点点进步都要积极鼓励、表扬和肯定,让患者能够不断地看到自己的进步,树立自信,主动配合治疗。

5. 家庭康复护理

(1)家庭环境的改造:改造家庭环境设施的目的是方便患者日常生活活动、防止发生跌倒等安全问题,在患者家庭有能力的情况下,建议拆除门槛和台阶,采用斜坡;地面材料用防滑砖,尤其是洗手间的地面材料更应注意防滑。各类控制开关、插座位置应放低,洗手间、走廊和经常活动的区域要安装扶手,所有房间门宽度大于 85cm,方便轮椅进出,供患者用的床面高度需降低,以 40cm 左右为宜。

(2)对长期卧床者的护理:精心护理、保证营养、预防各种并发症,尽量使他们生活舒适,保持心情愉快,有条件的可以请专职的康复陪护师来家庭,定期、定时对患者进行康复训练和康复护理。

6. 康复护理中的注意事项

(1)注意安全,防止患者坠床。

(2)关节被动活动时注意生理活动范围,防止关节损伤。

(3)体位转换切忌粗暴、硬拖、拉扭肢体。

(4)注意观察患者训练后的身体反应,并及时反馈给康复医师和有关的康复治疗师,以便得到及时的解决。

三、康复健康教育

1. 对患者和家属进行有关脑血管疾病知识的健康教育,使他们充分了解本病的危险因素、常见的先兆现象、主要症状表现、积极的康复对预后的影响,以及如何预防等知识,让他们了解脑血管疾病康复的最新进展。预防脑血管病的发生和再复发,对主要危险因素进行干预,积极预防高血压、动脉硬化、高血脂、糖尿病及心脏病等。

2.向患者和家属传授如何调整脑血管疾病后的心理变化,家属和患者都要树立康复的信心,家属给予患者积极的心理支持。患者需养成良好的生活习惯,戒烟、戒酒、控制体重、合理膳食、保持合理的运动,控制自己的情绪。家属要注意患者的安全,防止患者滑倒。

3.加强对患者自我健康管理的教育,康复是一个长期的过程,患者回到社区后,需要在康复治疗师的指导下继续保持康复功能的训练,定期复诊,力争生活自理。

第二节　脊髓损伤

脊髓损伤的康复护理是整个康复流程中极为重要的一个环节,整个康复护理始终围绕全面康复目标:最大限度地保留和发挥患者残存功能以代偿已经致残的部分,尽全力帮助患者恢复身体的功能,对防止并发症和继发性残疾的发生起着重要作用。

一、康复护理目标

1.固定保护脊柱,避免脊髓和脊神经进一步损伤。

2.保持呼吸道通畅,抢救生命。

3.改善躯体活动能力和适应能力。

4.预防和处理各种并发症。

5.给患者和家属提供心理和情绪上的支持。

6.指导患者正确使用辅助装置,促使患者尽早独立地完成自我生活照料,提高生活质量,回归社会。

二、康复护理措施

脊髓损伤的康复护理是从"车轮子底下开始的",即从损伤后的即刻开始就应有康复的介入。从急救现场开始,一旦怀疑或确诊有脊髓损伤,要立即送往就近的并能处理脊髓损伤的医院及时救治,转运中要对患者先进行制动稳定,不要强行改变患者体位,搬运患者至少要有 3 人参与,避免移动过程中损伤脊髓或加重脊髓损伤程度,切忌一人抱腿一人抱肩或一人背送的方式转送患者。转送前特别注意要固定好头、颈、腰,并用毛巾填充平板与患者背部之间的空隙,以免搬送过程中的移动。甚至跳水运动损伤后应在水面颈部制动后再离开水面,这样可以大大减少继发性损伤的可能性,降低完全性截瘫的发生率。

当对患者进行了可靠的制动固定后,要尽快将患者转移到就近能处理脊髓损伤的医院就治,争取伤后 6 小时,最晚在伤后 24 小时之内对患者进行手术治疗,转送患者时使用平整的木板或担架。

1.入院后实施的康复护理

(1)体位护理:躯干和肢体的正确体位,有助于预防关节的挛缩和压疮,抑制痉挛的发生。患者可以采用仰卧位或侧卧位,要求身体与床接触的部位应全部均匀地与床接触,避免局部压力过重而发生压疮。

1)仰卧位:仰卧时髋关节伸展并轻度外展,可在患者两腿之间放置1~2个枕头以维持轻度外展。膝伸展、踝背屈,以防止踝关节屈曲痉挛。上肢肩关节处于外展位,肩下垫枕,确保两肩不致后缩,双上肢放在身体两侧的枕头上,腕关节背伸约45°,保持功能位。手指处于微屈位,颈髓损伤者可以抓握毛巾卷,防止"猿手"发生。

2)侧卧位:患者屈髋、屈膝呈屈曲位,双肩向前,一侧肩胛骨着床,肘关节屈曲,前臂旋后,上方的前臂放在胸前枕头上。腕关节自然伸展,手指微屈。躯干后放一枕头支撑。下方的髋、膝关节伸展,上方的髋、膝放置在枕头上。踝关节自然背屈,上方踝关节下垫一枕头。

体位的保持最好使用各种枕垫,应准备各种大小不同的枕垫。急性期为了防止骨突部位发生压疮,在骨突附近和周围应用枕垫,使骨突处不受压迫。为了防止足下垂,患者仰卧时可以采取在足侧放置一个床架子,被子盖在架子上,以防止被子的重量压迫瘫痪者的双足,现在一般不提倡使用足底板。

(2)定时变换体位:翻身可以改变血压,促进血液循环,预防压疮的发生、关节挛缩及静脉血栓的形成,也可以改善呼吸功能,有利于呼吸道分泌物的排出。在急性期,应每2小时按顺序更换体位一次;在恢复期3~4小时更换体位一次。翻身时必须稳妥地托住患者再移动。上下身沿身体轴线翻动,防止出现脊柱扭转。定期让患者处于俯卧位,使髋关节处于伸展位,以防止髋关节屈曲挛缩。

翻身时,动作要稳妥、轻柔,不要将患者在床上拖动,防止皮肤摩擦。在恢复期,如患者不能完全自理翻身动作,应协助翻身和变换体位,每次变换体位时要检查患者骨突处皮肤的状况,床单要平整、清洁。对脊椎不稳定者,在损伤后24小时内要使用动力床,防止脊柱再损伤;对脊椎稳定者,使用减压床、皮垫床或在普通床上加上气垫或水垫,防止压疮。任何高级的翻身床都不能代替人力翻身。

(3)预防呼吸道感染:维持呼吸道通畅,及时清除呼吸道分泌物。做好体位排痰,鼓励患者咳嗽、主动呼吸,有效地使用呼吸肌参与呼吸动作的完成,帮助患者捶背,痰不易排出时可用超声波雾化吸入方式,使呼吸道湿润,利于排痰。有呼吸感染者应积极治疗。

(4)预防压疮

1)保持局部皮肤的清洁、干燥:每天温水擦洗皮肤1次,每周温水浴1~2次,洗后擦干。经常更换床单,保持床单的平整、干净、柔软、干燥,以减轻对皮肤的摩擦。皮肤的摩擦和剪切应力是发生压疮的危险因素,在搬动患者时应避免拖拉患者。尤其要做好大、小便后的清洗处理。康复护士要教会患者自己检查和发现压疮的预兆技术:每天观察全身皮肤,特别是骨突部位的颜色,一旦发现皮肤有红斑或颜色发暗,则需采取措施,防止局部组织进一步受压,直到局部颜色消退。

2)减轻局部的压力:间歇性解除局部受压是预防压疮的首选措施。长时间坐位时可以通过患者主动运动进行局部减压,每小时做一些移动臀部的活动,以缓解局部的压力。护理人员协助患者完成减压练习的方法:①双手撑住床面或椅面,用力将肘部伸直,使臀部离开床面或椅面 10 秒左右,然后还原;②身体转向一侧,双手抓住同一侧的扶手,将一侧臀部抬高 10 秒左右,然后还原,双侧交替;③将一侧腿抬起放在另一侧的膝关节上,身体稍向前屈,使同侧臀部抬离椅面 10 秒左右,然后还原,双侧交替;④如果坐在轮椅上,一手抓住同侧轮椅的大轮,一手抓住对侧轮椅的扶手,抓住轮椅大轮的手用力将肘关节伸直,直至同侧臀部离开椅面。

3)加强全身营养:营养不良是发生压疮的危险因素,摄入丰富的蛋白质、维生素可以预防压疮。

(5)预防泌尿系统感染

1)患者处于脊髓休克期时,应实施留置导尿,严格护理管理程序,包括执行无菌操作,硅胶导尿管每月更换 1 次,每天消毒尿道口 2 次,及时清倒尿液,防止逆行性感染,保持尿道通畅,妥善固定,防止导尿管滑落。

2)对仍有膀胱反射的患者,应指导患者寻找刺激点,如牵拉阴毛、刺激大腿内侧皮肤、轻叩耻骨上方的膀胱区,要鼓励患者自行排尿;采用有利于尿液排出的体位,如半坐位、坐位排尿;鼓励患者多饮水,保持尿道外口和会阴部的清洁、干燥;指导患者进行功能训练。

3)对于需要长期间歇导尿的患者,教会患者和家属进行间歇清洁导尿。目前认为,清洁间歇导尿比保留导尿感染的机会低,比无菌导尿简单易行、成本低,清洗得当也可以有效地预防感染,防止采用加压排尿易引起的肾积水及肾功能不全。间歇性导尿通过控制患者的饮水量,每天自己进行间断性导尿。在间歇性清洁导尿期间,进水量可减少到每天 2000mL。饮水量的安排可以参考下列程序进行:8:00(400mL)、10:00(200mL)、12:00(400mL)、14:00(200mL)、16:00(400mL)、18:00(400mL)。

根据上述饮水量,患者每天的排尿量一般在 1400mL 左右,可以间断导尿 4 次,每次导尿 300~400mL。注意晚上 8:00 以后不要饮水,避免膀胱夜间过度膨胀而影响其功能。护士要教会患者利用镜子对镜插清洁导尿管导尿、取出导管、清洗导管、清洁存放。

(6)便秘的护理:指导患者摄入高纤维饮食,养成定时排便的习惯,在身体状况允许的条件下多饮水,并进行排便功能的训练,以减少便秘和大便失禁发生的次数,经正确的护理患者能够建立排便护理的技术,自行管理二便排泄。

(7)预防关节痉挛和畸形:早期进行瘫痪肢体的被动运动和肌肉牵伸训练,包括跟腱、小腿三头肌、腘绳肌和大腿内收肌等肌群的肌肉牵伸训练。

(8)骨质疏松症的预防:长期卧床的脊髓损伤患者,可以引发骨质疏松症,有效的预防办法是在有条件的情况下利用倾斜台及支架,让患者直立,使其肢体受力负重,可以有助于骨质疏松症的改善。

(9)预防直立性低血压:患者长期卧床,活动减少,容易引起直立性低血压。在病情许可下,应尽早地让患者从平卧位转向半卧位或坐位,直至站立训练。可以从站立床开始,倾斜度开始为 30°,每天 2 次,每次 15 分钟。以无头晕等低血压症状为度,循序渐进增加倾斜度和站立时间。站立床适合 $C_5 \sim T_{12}$ 损伤的患者。

(10)日常生活活动的训练和护理:ADL 具体训练主要由康复治疗师来完成,康复护理士主要是协助、督促和鼓励患者完成 ADL 的训练活动。

1)督促、看护患者在康复治疗师的指导下完成各类 ADL 训练的内容,包括移动训练、生活自理训练、卫生能力训练、交流能力训练、排泄能力和方法的训练等。

2)协助康复医师和康复治疗师安排好 ADL 训练的时间和内容。

3)做好治疗前后的准备工作。训练前帮助患者排空大小便,对有气管插管、导尿管、集尿器或固定夹板等附着物的患者,在训练前做好固定,防止在训练时脱落。在训练时注意患者的反应,给予必要的支持。

4)鼓励、督促患者自我训练,自我保持正确体位,独立完成翻身、坐起,在控制好身体平衡以后,提高自理能力,尤其是各种卫生的清洁能力。

要求患者学习长腿坐位,在此基础上学习穿脱衣裤、鞋袜;用双手支撑练习床上移动,练习从床到轮椅、轮椅到床、轮椅到马桶;独立使用轮椅,独立拿取食物和水,独立获得合理的饮食保障。

5)鼓励患者最大限度地参与日常护理活动,提高功能独立性。如自己取药、取水、自行服药,打针时自己脱裤子等。

(11)轮椅使用的护理:康复护士要协助康复治疗师对患者完成轮椅的使用、轮椅性能的掌握,在轮椅与床之间完成体位转移的训练。教会患者安全地使用轮椅。

2.心理护理　脊髓损伤致残率很高,对患者心理打击是巨大的,康复护士要细心地了解患者内心的痛苦,调查了解患者个人、事业、情感、生活、经济等方面的情况,给予体贴、关心、理解,并帮助他们重树生活的信心,严重的心理障碍患者需及时配合心理治疗师、康复医师对患者进行心理治疗。

三、康复健康教育

脊髓损伤可能造成患者的终生残疾。随着现代医学和康复医学的发展,脊髓损伤患者的生存质量和生活时间明显改善,因此脊髓损伤患者需要学习脊髓损伤的基本知识和自己解决问题的方法,减少再次入院的可能性和降低经济开支。由于护士在患者和家属中有极高的威信,因此他们非常乐意接受护士为他们传授脊髓损伤康复护理、家庭康复护理、康复训练方面的知识、技巧和经验。因此,康复护士是康复教育的重要载体,康复教育是脊髓损伤康复成功的关键。

1.教育患者由"替代护理"过渡到"自我护理"。避免出现各种并发症。康复护士将自我护理的技巧教给患者。

2.心理护理是整个康复过程中的重要内容。向患者和家属传授如何调整脊髓损伤后的心理变化,如何树立信心战胜病魔。护士应教育、培养患者良好的心理素质,患者能主动配合医师、康复治疗师进行持续的康复训练,以保持康复疗效,尽最大能力完成生活的自理。

3.向患者和家属传授最基本的康复训练、康复护理、生活照料的技能和方法。帮助患者制订长远的康复计划,预防并发症和二次残疾的发生。

4.与患者建立比较密切的联系,定期与患者通过电话、网络交换信息,传授最新的康复技术和方法。与康复技术人员一起,对患者及其家庭环境提出无障碍设计的建议,使护士成为今后生活过程中长期陪伴患者的"康复护士"。

第三节 脑性瘫痪

一、康复护理目标

1.加强对高危新生儿(如宫内缺氧、难产、窒息等)的监护,对有外伤史的患儿应加强监护,以便对脑性瘫痪患者的早期诊断。

2.预防关节挛缩畸形,防止意外损伤和其他并发症。

3.给患儿创造良好的生活和治疗环境,纠正异常姿势,抑制异常肌肉的痉挛发生,通过治疗性游戏活动帮助患者学会平衡控制和转移,并加强日常生活活动自理训练和指导。

4.加强康复健康教育,多鼓励,帮助患儿克服各种心理障碍,最大限度地减少残障,提高患者的日常生活自理能力。

二、康复护理措施

脑性瘫痪的临床表现多种多样,在康复护理时护理人员要根据患儿的具体情况,配合康复医师、康复治疗师对患儿进行功能训练,在日常生活护理中避免加重患儿的痉挛症状。

1.矫正姿势体位的护理

(1)卧姿:通常采取以下姿势。

1)仰卧位:将患儿仰卧于布吊床上,在头的上方悬垂玩具,这种体位可以抑制患儿躯干、髋、膝关节过度伸展,使躯干、髋、膝关节屈曲,踝关节背屈。

2)侧卧位:能有效地抑制全身伸肌痉挛及各种紧张性反射,有利于患儿双手放在胸前进行各种日常活动和游戏。

3)俯卧位:能帮助患儿抬头,有利于患儿双手活动,并能增强上肢支撑能力,训练时在胸下垫一个楔形垫,必要时护理人员可帮助患儿固定肘部或托起下颌,使患者抬头,便于游戏。

(2)抱姿:为使患儿头颈脊柱竖直,尽可能使两上肢及手保持正中位,双下肢屈曲分开,一般采用下列抱姿。

1)面对面抱法:对双上肢有一定肌力的患儿,令其双手搂抱住抱者的颈部,两腿分开置于抱者胯部,抱者双手托住患儿臀部;如患儿为低张型,则将患儿两腿分开置于抱者两胸部,一手托住患儿臀部,一手从患儿腋下穿出托住患儿颈部,并用前臂托住患儿背部。

2)面对背抱法:抱者位于患儿背后,一种方法是用双手及前臂从患儿腋下插向前方,抱住患儿两大腿内侧,左右分开;另一种方法是将双手从腋下插向前方,然后用双手搂抱在患儿的胸腹部。

(3)坐姿:护士在护理患儿时,要使患儿髋、膝关节保持屈曲位,患儿全脚掌着地,护士用双手将患儿腿分开,用前臂控制患儿双肩内收,上肢伸展。

(4)穿衣时的体位:在给患儿穿脱衣服的过程中,由于体位不正确,常会引起或加重患儿的痉挛。为此,在给患儿穿脱衣服时要特别注意患儿体位的放置。在俯卧位穿衣时,护士应使患儿趴在自己双腿上,并使患儿髋、膝关节屈曲,两腿分开;在仰卧位时要在患儿头下垫一头枕,使患儿髋、膝关节处于屈曲位;在坐位穿衣时,要保持患儿坐位平衡,髋、膝关节屈曲,躯干前倾。

2. 功能训练的护理

(1)头部功能训练的护理

1)俯卧位时:令患儿俯卧于楔形垫上,头置于正中位,保持躯干呈一条直线,双臂自然伸直,在楔形垫前摆放一些色彩鲜艳的玩具,以吸引患儿的注意力,使患儿学会用眼观察,用手触摸。

2)仰卧位时:护士用双前臂轻压患儿双肩,双手托住患儿头部两侧,先使小儿颈部拉伸,再用双手轻轻向上抬起头部。

(2)坐位训练的护理

1)弛缓型:护士用一只手扶住患儿胸部,另一只手扶住其腰部,帮助患儿坐稳。也可将患儿放置于自己的大腿上进行上述操作。这一体位有利于患儿将双腿分开,手放在中线位活动。

2)痉挛型:为缓解痉挛,使患儿背部充分伸展,护士可将自己的双手从患儿腋下穿过,用双臂顶住患儿双肩,防止肩胛内收,同时用双手将患儿大腿外旋分开,再用双手分别压患儿的双膝,使下肢伸直,保持长腿坐位。

3)手足徐动型:在无支撑坐位时,手足徐动患儿的上肢及下肢会有不自主运动,身体可能向后倒,无法用双手支撑自己或向前伸手抓握东西。护理人员可将患儿双腿并拢后屈曲,然后用双手握住患儿双肩,做肩关节内旋动作,带动肩胛骨向外使双手放到胸前,便于玩耍。

(3)站立行走训练的护理:首先在控制好患儿姿势的前提下,进行安静状态下的扶持站立,每次10~20分钟,逐步变成独立站立;单腿支撑站立;最后进行平衡杠内行走训练。

(4)患儿翻身训练的护理:该训练的目的是提高患儿的翻身坐起能力。患儿处于仰卧位,双下肢屈曲,训练者用自己双腿夹住患儿的双下肢以固定,并用自己的双上肢交叉握住患儿的双手。如果让患儿向右侧旋转,可让患儿的右侧上肢轻轻地内旋并保持住,用左手抓握患儿的左手或左臂向右侧诱导,同时头部也向右旋转。

(5)爬行训练的护理:指导患儿爬行,强化髋部控制,按扶跪、直跪、分腿跪训练。

（6）言语功能训练的护理：护士在护理过程中要多与患儿交流，不要无声护理，可以利用各种感觉器官的刺激来帮助患儿对语言的理解。

（7）日常生活活动的护理

1）穿衣训练：穿衣时，患者坐于椅上，右手抓住衣领，纽扣面对护理者，先将左手交叉穿进衣袖里，右手抓衣领转向身后并拉向右侧，右手往后伸进另一衣袖里，然后整理衣服，扣好纽扣。如果患儿有健侧、患侧之分时，则穿衣先穿患侧，脱衣先脱健侧。

2）进食训练：首先让患儿保持良好的姿势，控制患儿的下颌，帮助进食。

3）漱洗训练：首先让患儿了解身体各部位的名称、位置及方位；熟悉常用的漱洗用具并知道如何使用；然后训练患儿上肢的运动和控制能力，尤其是手的精细动作和控制能力。

4）如厕训练：一般先训练小便，再训练大便；先训练使用痰盂，后训练坐厕；再训练脱穿裤、清洁等技巧。

三、康复健康教育

脑性瘫痪的康复治疗时间长，所需费用高，给家庭、社会造成很大负担。因此，加强对脑性瘫痪的宣教，以预防为主，防止脑性瘫痪的发生，是提高人口素质，减轻家庭、社会负担的根本方法；同时也尽可能地做到早发现、早治疗、早康复；在对脑性瘫痪的康复治疗过程中，应对患儿家庭进行康复训练的教育，使患儿在日常生活中得到正确的训练和指导，从而提高康复的效果。

1. 康复预防　坚持优生优育，保证胎儿健康发育；积极开展产前检查，及早发现和治疗妊娠高血压、妊娠毒血症，避免难产；保证孕妇良好营养，预防早产；妊娠期避免不必要的服药，并做好风疹预防；提倡母乳喂养，增强婴儿的抵抗力。

2. 定期体检　婴儿出生后定期去医院检查，早期发现发育迟缓的症状，并给予及时指导和治疗；定期进行预防接种，预防脑膜炎及其他传染病发生；教育家长识别脑膜炎的早期症状及发热的正确处理，有病应及时送医院诊治。

3. 早发现早治疗　密切监测婴幼儿，从运动、语言和进食三方面早期发现可疑脑性瘫痪患儿。如有异常，应及时就诊，明确诊断，进行有针对性的治疗。

4. 家庭治疗　对于脑性瘫痪患儿，家庭治疗具有重要的意义。家庭要为患儿制造一个良好的康复环境，从心理上、生理上帮助患儿全面康复，促进人格的健全发展。父母要有耐心，也要有毅力，因为脑性瘫痪治疗是一个长期的过程，家长除了给予正确的指导和训练外，还要把训练融入日常生活中去，反复强化，才能收到较好的效果。

第五章 肾疾病患者的护理

第一节 肾损伤

肾位于腹膜后间隙内、脊柱两旁,包绕在肾周筋膜内,位置较深,其前、后、内、外侧均有脂肪囊和周围组织结构保护。正常情况下肾有 1~2cm 活动度,一般情况下受伤机会较少。在泌尿系损伤中,肾损伤发病率仅次于尿道损伤,位居第二位,多见于青壮年男性。多为闭合性损伤,1/3 常合并其他脏器损伤,当肾存在结石、积水、囊肿、肿瘤等病理改变时,损伤可能性更大。

一、病因

1. **开放性损伤(穿透伤)** 因弹片、子弹、刺伤和爆炸致伤,多见于战时,常合并腹、胸部脏器损伤,伤情重而复杂。

2. **闭合性损伤** 分直接暴力损伤和间接暴力损伤。

(1)直接暴力损伤:上腹部和腰部、肾区受到外力的打击或腹侧受到挤压,肋骨和横突骨折时骨折片可刺伤肾。

(2)间接暴力损伤:受伤者自高处跌下,足跟和臀部着地时发生的对冲力,引起肾或肾蒂损伤。

(3)自发破裂:肾原有病变,如肾积水、结石和肿瘤,在轻微压力之下,如肌肉突然收缩,身躯扭摆而发生破裂。

3. **医源性损伤** 指由于医护人员在治疗或检查过程中所造成的损伤,包括开放性手术时意外撕裂、穿破肾。腔道手术,如经皮肾镜术、经皮肾穿刺活检或造口术等,以及在行体外冲击波碎石术(ESWL)时肾受到意外损伤。

二、病理

根据肾损伤的部位与程度不同,分为以下几种类型。

1. **肾挫伤** 仅局限于部分肾实质,形成肾瘀斑和(或)包膜下血肿,肾包膜和肾盂黏膜完整。

2. **肾部分裂伤** 部分肾实质裂伤伴有包膜破裂,致肾周血肿。

3. **肾全层裂伤** 肾实质深度裂伤,外及包膜,内达肾盂肾盏黏膜,常引起广泛肾周血肿、血尿和尿外渗。

4. **肾蒂损伤** 肾蒂血管或肾段血管的部分和全部撕裂;也可因肾动脉突然牵拉,致内膜撕裂。

5. **病理性肾破裂** 轻度的暴力即可导致有病理改变的肾破裂,如肾肿瘤、肾囊肿、肾积水、移植肾的排斥期等。

三、诊断要点

1. 临床表现

（1）病史：有外伤史，尤其是腰部或肾区受伤史。

（2）休克：常发生在重度的肾损伤，如肾全层裂伤、肾破裂及肾蒂血管断裂，特别是开放性肾损伤及合并其他脏器的损伤，出血严重的患者极易出现休克。伤后数天内出现休克，表示有继发性出血或反复出血。在儿童的肾损伤，迟发性休克较常见。

（3）血尿：是肾损伤最常见且重要的症状，分为镜下血尿和肉眼血尿。血尿的严重程度与肾损伤的程度不一定成正比，约40%肾损伤患者可无血尿，如肾蒂、输尿管断裂或发生血块堵塞输尿管时，可能不出现血尿，而表现全身失血征，常出现失血性休克，危及生命。

（4）疼痛及肿块：肾破裂后出现出血或尿外渗，在肾周形成肿块。如后腹膜出现较大的血肿，可出现腹膜刺激征。腰部肿块表示尿外渗和腹膜后积血较多，这是伤情较重的症状之一。

（5）感染及发热：血肿及尿外渗有可能继发肾周感染，在伤后数天患者会出现发热、局部压痛和肌紧张等体征。

2. 辅助检查　①B超检查：了解患侧肾结构改变及肾内血肿的部位、对侧肾结构是否完整等；②CT检查：清晰显示肾皮质裂伤、尿外渗和血肿范围；③静脉肾盂造影：明确损伤程度、范围，指导治疗；了解对侧肾情况，是否缺陷、发育不全、异常等；了解有无其他肾疾病，如结石、积水等；④动脉造影：了解患肾血运及有无肾动脉损伤或栓塞；⑤腹部X线片：了解体内有无金属利器、断裂刀具及子弹或碎弹片的残留；⑥血常规及尿常规：血红蛋白与血细胞比容降低，尿中有红细胞。

四、治疗

1. 防治休克　对重度肾损伤患者，严密观察病情变化，失血严重者及早输血输液，补充血容量，维持血压，并采取镇痛保暖等措施。在休克得到纠正后，再尽快明确肾损伤的程度及有无其他脏器的损伤，再行进一步处理。

2. 非手术治疗

（1）休克的处理：严密观察病情变化，失血严重者及早输血输液，补充血容量，维持血压，并采取镇痛保暖等措施。

（2）观察治疗：密切观察生命体征，并予以镇痛止血药物。对持续血尿较重而无尿外渗的患者，可采取肾动脉插管做选择性栓塞或根据需要行肾动脉栓塞术。如患者的血红蛋白持续下降，腰腹部肿块继续增大，脉搏增快，血压持续下降，应积极考虑手术探查。

（3）感染的预防：应用抗生素预防感染。

（4）卧床休息：绝对卧床10~14天，避免过早活动而再度出血。

3. 手术治疗

（1）肾周引流术：适用于尿、血外渗，形成感染，或因贯通伤并有异物和感染。

（2）肾修补术和肾部分切除术：适用于肾裂伤。

(3)肾切除术:适用于严重的肾粉碎伤或严重的肾蒂损伤,肾切除前一定要了解对侧肾功能是否正常。

(4)肾损伤或粉碎的肾需要保留时,可用大网膜或羊肠线织袋包裹损伤的肾。

(5)闭合性腹内脏器损伤合并肾损伤行开腹探查时,要根据患肾情况决定是否同时切开后腹膜探查患肾。如血尿轻微,肾周血肿不明显,则不需要切开后腹膜探查患肾。

五、护理诊断/问题

1. 舒适的改变　与疼痛、卧床有关。

2. 组织灌注量不足　与出血有关。

3. 部分生活自理缺陷　与医疗限制,绝对卧床休息有关。

4. 皮肤完整性受损的危险　与外伤、绝对卧床休息、局部皮肤持续受压有关。

5. 焦虑/恐惧　与患者受外伤打击、担心预后有关。

6. 潜在并发症　感染、出血或再出血、高血压、尿漏、肾积水、下肢深静脉血栓形成等。

六、护理目标

1. 患者主诉不适感减轻或消失。

2. 患者生命体征稳定,四肢温暖。

3. 患者生活需要得到满足。

4. 患者皮肤完整或受损区域好转未扩大。

5. 患者焦虑/恐惧程度减轻,配合治疗及护理。

6. 未发生相关并发症或并发症发生后能得到及时治疗与处理。

七、术前及非手术治疗的护理措施

1. 心理护理

(1)讲解损伤后的注意事项,各种检查的必要性。

(2)及时向患者及家属反馈检查结果、伤势情况,嘱患者卧床休息。

(3)解释治疗的方式及治疗的必要性、注意事项。

(4)鼓励患者表达自身感受。

(5)教会患者自我放松的方法。

(6)针对个体情况进行针对性心理护理,安慰患者及家属,解释血尿是肾损伤后的临床表现。

(7)鼓励患者家属和朋友给予患者关心和支持。

2. 饮食

(1)对严重肾断裂伤,肾蒂伤及严重合并伤者,应禁饮禁食,静脉补充水、电解质、热量及其他营养。

(2)保守治疗者,指导患者进食高蛋白、高热量、高维生素、易消化、富含粗纤维的蔬菜、水果,适当多饮水。保持排便通畅,避免腹压增高导致继发性出血。

3.病情观察及护理

（1）肾损伤伴休克时迅速采取输液、交叉配血、镇静、镇痛、复苏等抢救措施。

（2）持续心电监护及吸氧,严密监测患者神志、生命体征。

（3）观察并记录患者腰腹部体征、局部肿块进展情况。

（4）注意观察患者尿液的性状、量及排出血尿的浓度变化。

（5）注意观察血红蛋白及血细胞比容的变化。

（6）维持电解质平衡及有效血容量,绝对卧床,加强基础护理,预防再次出血感染、压疮等并发症的发生。

（7）观察抗生素、镇痛、镇静、止血药物的效果及不良反应。

（8）合并骨盆骨折的患者,应卧硬板床,并做好相应的护理。

（9）保守治疗期间随时做好手术准备,非手术治疗适合于肾挫伤,轻型肾破裂伤未合并其他脏器损伤者。大量出血或再次大量出血者,及时手术治疗。

4.术前常规准备

（1）完善相关检查:B超检查、CT检查、X线检查、静脉肾盂造影检查、出凝血试验等。

（2）术前行抗生素皮试,遵医嘱带入术中用药。

（3）饮食:术前禁食 12 小时,禁饮 4 小时。

（4）灌肠:术前 1 天清洁灌肠一次。对于需急诊手术的患者,不需灌肠。

（5）术前备皮。

（6）更换清洁患者服。

（7）与手术室人员进行患者、药物及相关信息核对后,送入手术室。

八、术后护理措施

1.外科术后护理常规

（1）麻醉术后护理常规:①了解麻醉和手术方式、术中情况、切口和引流情况;②持续低流量吸氧;③持续心电监护,严密监测生命体征;④床栏保护防坠床。

（2）伤口观察及护理:观察伤口有无渗血渗液,若有,应及时通知医师并更换敷料;观察腰腹部体征,有无腰痛、腰胀等。

（3）各管道观察及护理:①创腔引流管接无菌引流瓶,妥善固定于床旁;②创腔引流管保持引流通畅,避免扭曲折叠、受压;③密切观察引流液的性质、颜色和量,并做好记录;④拔管:24 小时引流量<10mL 可拔除引流管;⑤输液管保持通畅,留置针妥善固定,注意观察穿刺部位皮肤;⑥尿管护理。

（4）疼痛护理:评估患者疼痛情况;对有患者自控镇痛泵（PCA）患者,注意检查管道是否通畅,评价镇痛效果是否满意;遵医嘱给予镇痛药物;提供安静舒适的环境。

（5）基础护理:做好患者清洁,定时翻身,预防压疮发生;做好口腔护理,雾化吸入等,满足患者生活需要,预防并发症发生。

2.尿管护理

（1）通畅:定时挤捏管道,使之保持通畅;引流管长度适宜,避免折叠、扭曲、压迫尿管;接管与引流管管腔粗细适宜;尿管引流不畅时,用0.9%无菌氯化钠溶液进行床旁冲洗,必要时更换尿管。

(2)固定:妥善固定。告知患者留置导管的重要性,避免过度牵拉,切勿自行拔出。

(3)预防逆行感染:引流管位置低于耻骨联合;及时倾倒尿液;保持会阴部清洁;每天行尿管护理2次;每周更换引流袋1~2次;指导患者多饮水,保持尿量>2000mL/d。

(4)拔管:肾切除患者术后1~3天可拔除保留尿管;肾部分切除患者14天拔除保留尿管;拔管后注意观察患者自行排尿情况。

3. 饮食护理　术后禁食;肛门排气后进流质饮食;逐渐过渡为半流质饮食、软食与普食。饮食要注意营养丰富;嘱患者多饮水,保持尿量24小时>2000mL;保持排便通畅。

4. 体位与活动

(1)肾切除患者术后卧床休息1~2天后,可逐步下床活动。

(2)肾部分切除患者,绝对卧床休息至少2周。

(3)卧床休息的患者给予下肢按摩,预防下肢血栓形成。

九、健康宣教

1. 用药　肾切除后尽量不使用对肾有害的药物,如氨基糖苷类药、抗结核药。

2. 活动　肾部分切除患者,绝对卧床休息至少2周;2~3个月内避免重体力劳动和剧烈的体育活动。注意保护腰部,避免挤压、碰撞。

3. 复查　术后1个月B超复查肾形态和功能;观察血压变化情况;如出现腰痛、血尿,及时就诊。

十、并发症的处理及护理

1. 感染

(1)临床表现:伤口局部皮肤红、肿、痛,有脓性渗出液;体温持续38.5℃以上;尿痛,尿液混浊;咳嗽,咳痰。

(2)处理:严格无菌技术操作;给予抗生素治疗;充分引流;保持伤口敷料干燥;药物或物理降温治疗;雾化吸入。

2. 出血

(1)临床表现:腹胀、腹部叩诊呈移动性浊音;血压进行性下降,心率快,出冷汗;眼睑苍白等贫血貌;血红蛋白进行性下降;引流管持续有新鲜血液流出,1小时内引出鲜红色血液>100mL或24小时>500mL。

(2)处理:静脉快速补液;输血;静脉滴注止血药物;保守治疗无效者应及时行手术治疗。

3. 高血压

(1)临床表现:血压进行性升高(>150/90mmHg);头痛、头昏等不适。

(2)处理:卧床休息;口服或静脉应用降压药;严密监测血压;经保守治疗无效者可行血管成形术、肾部分切除或肾切除。

4. 尿外渗(形成假性尿囊肿、肾周脓肿)

(1)临床表现:高热、寒战;腹部或腰部膨隆;腰部胀痛;腹膜刺激症状。

（2）处理：半卧位；给予抗生素治疗；充分引流；手术治疗。

5. 肾积水

（1）临床表现：腰部钝痛或无明显症状。

（2）处理：根据梗阻程度和对肾功能的影响程度决定治疗方案。

第二节　肾结石

所谓的泌尿系统结石（又称尿路石）是尿液中的矿物质结晶体在泌尿系统沉积，而泌尿系统包括肾、输尿管、膀胱与尿道，这几个地方都可以因为长期受到这些沉积物的影响而形成结石，因而产生各种临床症状。它们的体积小至沙粒般，大至高尔夫球，更甚者可以整个肾充满结石。较小的结石可以随尿液排出体外，但如果直径增加到数毫米，可能堵塞输尿管，造成梗阻，肾压力增加而引起剧烈腰痛，有时疼痛会延伸至下腹部或腹股沟。肾结石的成因和胆结石不同。

一、病因

结石的形成是由无机盐类堆积而成，多发生于 20~55 岁的人，男性多于女性，最先也最常发生在肾，其后随着尿流而流至泌尿系统其他位置。而结石的病因可分为原发性或继发性（常见于前列腺增生症而引致的膀胱结石）。一般形成结石因素的可包括：

1. 年龄　与性别一般而言，男性结石发生率是女性的 2~3 倍，而 30~50 岁的中年男性则为高危患者。

2. 种族　许多种族尿路结石发生率较低，如北美印第安人、黑种人、以色列人。相反的在中亚高加索地区则较高。

3. 地理环境　研究指出，结石的成分可能会因为地理位置的不同而不同。如英国、苏丹、我国的台湾地区以草酸钙及磷酸钙混合的成分居多。在以色列则以尿酸结石居多。此种因地理位置不同，多半与当地的温度、湿度及饮食习惯有关。

4. 季节因素　尿路结石在夏季较为常见（7~9 月），这是因为气温高时，排汗量增加，尿量相对减少，尿液的浓度提高，使得尿液容易形成结晶变成结石。

5. 职业与生活形态　调查发现，从事劳动工作、外勤工作、职业司机等职业的人较易患有结石。主要是因为工作环境的温度较高排汗量增加，缺少饮水所致。结石与饮水量有着密切关系，每天摄水充足的人尿中的饱和浓度下降，结晶形成机会减少，造成结石的概率也就跟着减少。一般人的观念总以为摄取过量的钙会加速肾结石产生。然而有充分的证据指出，对许多肾结石患者而言，低钙饮食和高结石率有关联，反之亦然。

6. 其他　如长期因工作憋尿或是因病（如脊椎损伤、卒中、前列腺增生症）排尿不勤的患者也容易形成尿路结石，多以膀胱结石为主。此外能分解尿素的细菌中，最常见的是变形杆菌，其他尚有克雷伯菌、沙雷菌、Providencia 等属的细菌。尿液中的氨会使小便发出氨水一般的臭味，而结石体积较大呈鹿角形。

二、病理

病理变化的特点和程度取决于肾结石的性质、部位、大小、多少、形状、活动度及尿液引流的影响,有无感染和增大速度对肾的病理变化关系也较密切。尿路梗阻、感染和异物是诱发肾结石的主要局部因素,而梗阻、感染和结石等因素可以相互促进,互为因果。各种解剖异常导致的尿路梗阻是肾结石形成的重要原因,临床上容易引起肾结石的梗阻性疾病包括机械性梗阻和非机械性梗阻两大类。梗阻可导致肾积水,积水易发生感染,感染又可加重梗阻。如此反复恶化可使肾实质遭到破坏,最后使肾功能完全丧失。但结石的大小与梗阻的程度不一定呈正比关系。

此外,肾结石,尤其多发性结石,在继发感染的基础上发生癌变,多为鳞状上皮癌。因此在多发性肾结石诊疗中要想到癌变的可能。

三、诊断要点

1. 临床表现

(1)疼痛:肾结石患者中 40%~50% 有腰痛症状,常常表现为腰部的钝痛和腰胀。当肾结石移动卡在肾盂-输尿管连接部或输尿管时,造成急性阻塞或痉挛而阻断了尿液的流动,肾内的尿液无法排出积聚于肾,导致肾积水,肾内压急剧上升,同时由于结石刺激输尿管管壁,会因而加剧输尿管的蠕动,在这双重影响下,就会使患者的下腹部或腰部突然剧痛,为尿路结石所致肾绞痛发作。结石的阻塞位置不同,也会引起不同部位之疼痛。

1)肾结石:会产生肾绞痛或钝痛(典型肾结石为钝痛),疼痛自肾向前向下辐射至膀胱,甚至会产生恶心、呕吐及血尿现象等肾肠反射现象,此种情况是因为肾与胃、胰脏、结肠的解剖位置相近。

2)输尿管结石:会出现急性且极痛苦的输尿管绞痛,且会辐射至大肠与生殖器。当阵发性疼痛出现时想排尿,且都是小量血尿。这是结石随尿液流动时,磨损泌尿道黏膜产生的。

3)膀胱结石:会使膀胱产生刺激性的症状,若结石阻塞膀胱颈,则会产生尿液滞留。

(2)阻塞:结石阻塞不矫正会降低血流使尿液逆流产生肾盂积水,引起肾的坏死,如阻塞在膀胱颈时会产生尿急、尿频及排尿疼痛。

(3)排尿形态改变:如结石位于下段输尿管或膀胱内,容易使得膀胱受到刺激,会引起尿急、尿频、排尿困难、血尿、尿潴留等症状。另外,若是尿道结石,如果是部分阻塞,会觉得排尿疼痛且尿柱变细、难解,如果完全塞住,则可能会排尿困难,形成急性膀胱尿滞留。

(4)感染:结石阻塞后降低血流也降低液体的流动,而增加感染危险。肾盂肾炎常会合并结石而发生;当有感染时,患者会有发热、寒战、全身不适、脓尿现象产生。

(5)血尿:当结石随着尿液往输尿管下降时划伤管壁,输尿管绞痛之后即引起出血,有时出现肉眼的血尿,但大都是镜下血尿。

2. 辅助检查

(1)泌尿系(kidney,ureter & bladder,KUB)X 线片:不能显示出透光结石部分,如尿酸结石和黄嘌呤结石,在 KUB X 线片上不显影称为透 X 线结石或阴性结石。理论上约

90%的结石可在 X 线检查中看见,但由于腹部肠内有空气和粪便,加上每个人的泌尿系统位置都有差异,所以实际能见的为 70%~80%,甚至只有 60%~70%。

(2)超声:超声是指利用超声波生成人体组织结构的影像,又称为超声检查。

(3)静脉尿路造影(intravenous urogram,IVU):是一个动态的摄影检查过程。必须先照一张肾、输尿管、膀胱的 X 线片,再静脉注射显影剂(含碘),注射后 5 分钟、10 分钟、30 分钟分别照 X 线片,并可能依每位患者不同的病情需要加照不同体位或延长时间。全程 30~40 分钟。

(4)计算机体层扫描(computerized tomography,CT):一种影像诊断学的检查。

(5)肾功能检查:包括血中尿素氮、血清肌酐,以确定肾损坏的情形。

(6)尿液分析及细菌培养:用来协助确定泌尿道是否有感染。

(7)收集 24 小时的尿液标本:分析沉渣里的结晶成分,确定结石的种类。

四、治疗

治疗原则包括清除结石,解除病因,预防复发。

1.体外冲击波碎石术(extracorporeal shock wave lithotripsy,ESWL)　是目前最被广泛使用于尿路结石的治疗方式。但是仍有少数特例需要排除体外冲击波的治疗。例如,凝血功能异常或服用抗凝血药物而未停药 3 天以上者、严重尿路感染或高热者、结石颗粒太大者、肾结石超过 2.0cm 或怀孕妇女。此外,X 线片上结石不明显者、严重肥胖患者,因为定位的困难度增加,都有必要审慎评估体外冲击波的适用性。

虽然体外冲击波碎石术对结石的治疗效果良好,不良反应低。但仍有些手术的注意事项需事先告知患者。

(1)术后可能会造成皮下微血管破裂,引起皮肤瘀血,部分肌肉肿胀充血会引起酸痛。通常不需特别处理,皮肤瘀血约 1 周内恢复,酸痛也会在 1~2 周消失,必要时可服用适量镇痛剂。

(2)实行体外冲击波碎石术有可能会导致肾或输尿管轻微挫伤引起血尿,因此排尿会变红,不需紧张,血尿会在 24~72 小时消失。

(3)小碎石在排出过程中,可能会刺激输尿管,引起肾绞痛,可用适当镇痛剂及大量饮水来控制。

2.输尿管肾镜碎石手术(ureterorenoscopic lithotripsy,URSL)　尿路结石往往会引起肾积水、尿路感染或泌尿道梗阻等现象,这些病变也都可透过输尿管镜检查获得正确的诊断,并接受良好的治疗。例如,肾积水的患者可以在体内放置双 J 管迅速引流;尿路长息肉或怀疑有癌症者,可在手术当中同时做切片检查或息肉切除;肾盏、肾盂或输尿管狭窄者,可同时将狭窄处切开以利结石排出、消除肾积水及治疗尿路感染。将直径只有 0.2~0.3cm 的半硬式细长输尿管镜,从尿道伸入膀胱、输尿管和肾,输尿管镜的前端内置具放大功能的镜头,可以将泌尿系统一览无遗,再配合钬激光碎石机或其他篮子,可以将结石击碎,或是直接取出结石分析其成分。

逆行性输尿管镜手术的好处是能有效击碎结石、排除结石,并能彻底检查整个泌尿系统,同时予以矫治;完全没有伤口,对身体的损伤极少,患者恢复迅速。目前,更有最新的软式输尿管肾纤维镜。软式输尿管肾纤维镜的前端可以经手控弯曲,通过扭曲或困难探察输尿管,轻巧灵活地到达泌尿系统难以探视的角落。可以用以诊断不明原因血尿、尿路上皮细胞癌或其他肿瘤;治疗输尿管狭窄、肾憩室结石、困难的肾盏结石、体外冲击波治疗无效结石及上泌尿道肿瘤烧灼或切片等。

3. 经皮肾镜取石术(percutaneousnephrolithotomy, PCNL) 于 1976 年由 Fermstrom 与 Johannson 完成首例,到 1980 年早期已是一趋近成熟的手术。根据美国泌尿科医学会专家意见,在处理感染性鹿角状的结石或结石直径≥2.0cm 者,首先应采取 PCNL 治疗,术后如有残余结石,可视残余结石大小,再使用体外冲击波碎石术当作辅助治疗方式。

微创经皮肾镜取石技术(MPNL)是由传统方法改良而成的新技术,透过缩小肾穿刺造口通道直径,用输尿管镜或小号肾镜取石,传统的经皮肾镜常扩张至 F26～F30,故创伤大,出血多。而采用微创经皮输尿管镜技术(MPNL)以 F8 输尿管镜代替肾镜仅扩张至 F16～F18。减少了创伤和造口引起的出血。与 ESWL 和开放手术相比,PCNL 的优点:能直视下发现结石并碎石取石;可一次将结石击碎、实时全部取出;操作可以随时停止、分期进行;可与 ESWL 配合治疗结石;损伤比开放手术小,也比反复多次 ESWL 小,术后痛苦小、复原快,并发症也减少。治疗可作为直接溶石治疗,也可作为预防性治疗。泌尿专科医师会根据诊断及检查结果提供最有效的治疗方案。

4. 开放手术或腹腔镜手术取石 近年来,开放性手术取石显著减少,主要用于经 ESWL、PCNL 和 MPNL 治疗失败者;结石远端存在尿路狭窄,需在取石同时行尿路成形手术者;结石导致肾功能丧失而行肾切除者。手术方法包括肾盂切开取石术、肾盂肾实质联合切开取石术、肾实质切开取石术、肾部分切除术、肾切除术、肾盂-输尿管连接部成形术等。

5. 药物治疗 对于肾绞痛的镇痛治疗,有尿路感染的抗感染治疗,尿酸结石、胱氨酸结石等药物治疗。

五、护理诊断/问题

1. 疼痛 与疾病、排石过程有关。

2. 焦虑 与患者因疼痛而产生恐惧、担心病情的严重性及治疗细节有关。

3. 排尿形态障碍 与结石引起阻塞及手术后留置尿管、肾造口管有关。

4. 潜在并发症 与结石导致阻塞、肾积水、感染有关。

5. 潜在并发症 出血、肾实质损伤、狭窄,周围脏器损伤与手术本身有关。

6. 知识缺乏 与缺乏预防结石及治疗的相关知识有关。

7. 部分生活自理缺陷 与疾病、手术后管道限制等有关。

六、护理目标

1. 患者诉疼痛缓解或减轻,舒适度增加。

2. 患者焦虑缓解。

3. 患者自诉排尿形态改善。

4. 患者无并发症出现或并发症发生后能得到及时有效的处理。

5. 患者了解疾病相关知识并有一定的疾病防治知识,能遵从新的饮食计划。

6. 患者生活需求得到满足。

七、非手术治疗护理措施

1. **肾绞痛的护理**　发作期患者应卧床休息,遵医嘱使用解痉、镇痛药物,必要时静脉补液使用抗生素等。

2. **促进排石**　鼓励督促患者多饮水,使每天尿量保持在 2000mL 以上,病情允许的情况下下床活动,适当做些跳跃、改变体位的活动促进结石的排出。

3. **病情观察**　监测血尿常规、体温变化及排尿性状,如有尿路感染遵医嘱及时治疗。密切观察有无结石排出。

4. **体外冲击波碎石**

(1)平日有服用高血压药物者,请当天以少量开水服用。

(2)要实行体外冲击波碎石术当天最好空腹禁食。如有禁食,糖尿病患者应暂停当天服用降血糖药。

(3)术后可能有头晕、呕吐、倦怠的现象,此乃麻醉镇痛剂的关系,大约 2 小时后可消退。如果欲进食,建议先喝点温开水,无不适反应即可恢复正常饮食。

(4)术后需要多喝水,若无特殊疾病限制,建议每天尿量在 2000mL 以上。

(5)尿路结石因为位置的关系,有时需要姿势引流,如下肾盏的结石可抬高屁股、头低脚高(膝胸卧式)合并背部叩击的方式或身体倒立来辅助排出。适当的运动,如跳绳(原地跳跃)、慢跑等有助于碎石后结石颗粒早日排出。

(6)碎石后务必遵照医师指示返回门诊追踪检查,切勿以为不痛、有解出小碎石就没事了,有时石头能残存体内,阻塞尿路造成肾水肿,长期下来影响肾功能,导致肾萎缩。

(7)患者接受体外冲击波碎石后,若有发生腰部剧烈疼痛、畏寒高热、无尿、严重血尿不止等异常现象,请立即返回医院门诊或急诊室就医。

八、术前护理措施

1. **心理护理**

(1)解释手术必要性、手术方式及注意事项。

(2)针对个体情况进行个性化心理护理。

(3)鼓励患者的家属和朋友给予患者关心和支持。

2. **病情观察及护理**　观察患者的腰部症状、排尿及体温情况,必要时遵医嘱使用抗生素控制感染,鼓励患者多饮水,达到冲洗目的。

3. **术前常规准备**

(1)协助完善相关术前检查:B 超、心电图、肝肾功检查、出凝血试验等。

(2)术前 1 天行抗生素皮试,根据皮试结果及医嘱带入术中用药。

(3)术前晚过度紧张或疼痛的患者,可遵医嘱给予适当的镇静治疗。

(4)术前 12 小时禁食,4 小时禁饮;术前备皮、更换清洁患者服。

（5）术晨与手术室人员进行患者、药物及相关信息核对后，送入手术室。

九、术后护理措施

1. 外科术后护理常规

（1）麻醉术后护理常规：了解麻醉及手术方式、术中情况、手术切口和引流情况；持续心电监护及吸氧；床栏保护预防坠床；严密监测生命体征。

（2）常规护理：持续心电监护及吸氧；床栏保护预防坠床；严密监测生命体征。

（3）伤口观察及护理：观察伤口渗血渗液情况，如有异常及时通知医师。观察腰部体征，有无腰痛、腰胀等。

（4）各管道观察及护理：输液管保持通畅，留置针妥善固定，注意观察穿刺部位皮肤。尿管按照尿管护理常规进行，观察排石情况。创腔引流管参照引流管护理相关要求。肾造口管遵医嘱夹闭数小时后开放，妥善固定，保持通畅，密切观察引流液的性状及量，术后 1 天可复查 KUB X 线片，如无残余结石，可于术后 1~2 天拔除。

（5）疼痛护理：①动态评估患者疼痛的时间、部位、程度、性质等；②疼痛时，鼓励患者卧床休息，安排适当卧位，并教导深呼吸以缓解疼痛；③教导患者缓解疼痛的技巧，如分散注意力、肌肉放松、音乐疗法等；④告知患者疼痛无法缓解时，需告知医护人员，强调镇痛剂其作用是舒缓疼痛，而因此导致成瘾的机会并不高；⑤如果符合需要即可遵医嘱给予镇痛药，并做观察及记录用药后之效果及不良反应，提供安静舒适的环境；⑥有镇痛泵患者，评价镇痛效果是否满意。

（6）基础护理：做好晨晚间护理、尿管护理、患者皮肤清洁、定时翻身等工作。

2. 创腔引流管护理

（1）通畅：定时挤捏管道，使之保持通畅，勿折叠、扭曲、压迫管道。

（2）固定：告知患者引流管放置的重要性。若引流管不慎脱出，应立即通知主管医师，由医师或在医师指导下重置引流管。

（3）观察并记录：观察引流液性状颜色、量及患侧肾功能情况；如果突然出现引流液由暗红变为鲜红或者量由少变多、血压下降、心率增快等情况时提示有出血的现象，应引起重视立即通知医师。

（4）无菌：无异常情况下不需更换引流袋，遇特殊情况必须更换引流袋时，应注意无菌原则，倾倒引流液时也需注意无菌观念，并做引流标识。

3. 饮食护理

（1）术后当天至肛门排气或术后 2~3 天禁食。

（2）肛门排气后或术后 2~3 天，清淡易消化饮食，少食多餐。注意根据结石成分调节饮食结构。术后第 2~3 天，如肛门仍未排气，则可以尝试让患者进少量水。无不适后，逐渐开始饮食，以刺激胃肠功能的恢复，但需注意循序渐进的原则。

4. 体位与活动　全麻清醒前，平卧位，头偏向一侧。全麻清醒后手术当天低半卧位或侧卧位，以利于引流。术后第 1 天半卧位为主，床上肢体运动。术后第 2 天半卧位为主，增加床上活动。术后第 3 天起协助室内活动，适当增加活动度。

活动应当根据患者手术情况、个体化情况及伤口引流液情况而定,循序渐进。对于年老或体弱及伤口引流量较多者,应当相应推后活动进度。PCNL 术后出血多的患者应限制活动减少出血,肾实质切开取石的患者,应绝对卧床 2 周。

十、健康宣教

1. 饮食 清淡易消化饮食,多饮水,根据结石成分调整饮食种类。

2. 活动 根据手术情况和个体情况适当活动,劳逸结合,生活规律。

3. 并发症 观察观察排尿情况,如有排尿异常、腰痛、尿路刺激症状、发热、血压高等异常表现时应及时就诊。

4. 复查 术后 1 个月门诊随访。以后 3~6 个月复查排泄性尿路造影,以了解肾功能的恢复情况。行排尿检查、B 超检查,观察有无结石复发,残余结石情况,肾积水恢复情况等。

十一、并发症的护理

1. 出血

(1)临床表现:引流管突然有新鲜血液流出,伤口敷料持续有新鲜血液渗出,引流量由少变多,患者脉搏增快,血压下降,排尿量减少等休克症状。

(2)处理:保守治疗,用止血药;用升压药物,加快输液速度;保守治疗无效者应及时行再次手术。

2. 感染

(1)临床表现:体温升高,血常规升高,伤口红肿热痛,甚至有脓性分泌物,进展到感染性休克时,可有血压下降、心率加快、意识障碍等表现。

(2)处理:严格无菌操作原则,对症治疗,合理运用抗生素,加强伤口管理。

3. 结石复发

(1)临床表现:再次出现结石的症状。

(2)处理:以饮食饮水预防为主,复发后按结石再次寻求治疗。

第三节　肾结核

泌尿生殖系统结核病是一种继发于全身其他器官的结核,尤其是肺结核以后的结核病变。泌尿生殖系统结核是继发的,其原发病灶几乎都在肺部。原发病灶的结核杆菌经血液可达全身各个器官。主要包括肾结核、输尿管结核、膀胱结核、尿道结核等。肾结核是成人的疾病,多发生在 20~40 岁的青壮年,男性多于女性。

一、病因

肾结核是由结核分枝杆菌引起的慢性、进行性、破坏性病变。原发病灶多在肺部,其次在骨、关节、淋巴及肠道。结核分枝杆菌经血行或淋巴途径进入肾后,常引起双侧肾皮质的病变。如果机体抵抗力较强,大都能自行痊愈,临床上不出现症状,称为病理型肾结核。但当机体抵抗力降低时,结核结节增大,病变逐渐发展蔓延,形成一侧或双侧临床型肾结核,出现临床一系列症状。据临床资料统计,肾结核约90%为单侧性病变,10%为双侧性病变。发病年龄多在20~40岁,男性较女性多见,约为2:1。

二、病理

主要病理变化为肾皮质的阻塞性缺血性挛缩,肾髓质的干酪样坏死、空洞形成及尿路的纤维化、梗阻。

三、诊断要点

1. 临床表现

(1)病史:有泌尿系或其他部位结核病史。

(2)尿频、尿急、尿痛症状进行性加重,伴血尿、脓尿。

(3)肾结核的局部症状并不常见,只有10%患者肾区可触及肿大的肾与压痛。

(4)全身症状:如低热、盗汗、血沉加快、消瘦、贫血等。晚期可出现肾积水,甚至肾功不全、膀胱挛缩等。

2. 辅助检查

(1)尿液检查:尿结核杆菌检查是诊断肾结核的关键,连续留3天24小时尿,24小时尿液浓缩做直接涂片抗酸染色后做抗酸杆菌检查。

(2)B超检查:中晚期可发现结核空洞,肾实质钙化,病变广泛成为脓肾、肾缩小等。

(3)X线检查:泌尿系统(KUB)X线片、静脉尿路造影(IVU)。

(4)放射性核素肾图检查:对两肾功能及排尿状态做初步了解。

(5)CT、MRI:肾结核晚期肾内存在广泛的干酪坏死空洞、腔内积脓等。

四、治疗

1. 一般治疗　加强营养,注意休息,避免劳累。

2. 药物治疗　疗程一般2年,临床常用抗结核药包括利福平、异烟肼、吡嗪酰胺等。

3. 手术治疗　肾结核破坏严重或抗结核药物治疗6~9个月无效者,应在抗结核药物治疗的配合下行手术治疗。手术前抗结核治疗2周以上。包括全肾切除、肾部分切除、肾病灶清除术和肾结核晚期并发症的手术治疗。

五、护理诊断/问题

1. 焦虑　与患者对肾结核的认识及担心预后有关。

2. 知识缺乏　与患者缺乏肾结核相关疾病知识有关。

3. 排尿形态改变　与结核性膀胱炎、膀胱挛缩有关。

4. 营养失调——摄入低于机体需要量　与结核病变消耗、结核病灶浸润及食欲缺乏有关。

5. 舒适改变　与肾积脓、膀胱结核排尿疼痛及术后切口疼痛、管道牵拉不适等有关。

6. 潜在并发症　继发感染、出血、肾功能不良。

7.部分生活自理缺陷 与患者术后卧床及留置治疗性管道有关。

六、护理目标

1.患者焦虑程度减轻,配合治疗及护理。

2.患者了解肾结核检查和治疗等相关疾病知识。

3.排尿形态改变得到改善。

4.患者营养状况得到改善和维持。

5.患者主诉不适感减轻或消失。

6.无并发症发生或发生后能及时治疗及处理。

7.患者生活需求得到满足。

七、术前护理措施

1.一般护理

(1)多饮水,减轻结核性脓尿对膀胱的刺激症状。

(2)加强营养,多食营养丰富、易消化、清淡饮食,改善营养状况。

(3)保证休息及睡眠,适当户外活动。

2.心理护理

(1)主动关心患者,鼓励表达内心感受,耐心倾听诉求。

(2)耐心与患者交谈,掌握思想动态,针对心理情况给予疏导。

(3)向患者说明肾结核手术治疗的安全性、有效性,术后生活质量等。

(4)教会患者自我放松的方法,如深呼吸、外出散步、听音乐、看书等。

(5)和患者家属进行沟通,说明肾结核不属于传染性疾病,鼓励家属给予患者心理支持。

(6)做好健康宣教,使患者对本病治疗的长期性有充足心理准备。

3.胃肠道准备 术前1天口服泻药,清洁肠道。术前禁食12小时,禁饮4小时。

4.术前常规准备

(1)抗生素皮试。

(2)协助完善相关术前检查:心电图、B超、出凝血试验等。

(3)备皮范围:术侧上至乳头,下至大腿上1/3,前至腹正中线,后至背部正中线。

(4)沐浴。

(5)术晨更换清洁患者服。

(6)与手术室人员进行患者、术中药品及物品的清点和交接。

八、术后护理措施

1.术后护理常规

(1)麻醉术后护理常规:了解麻醉和手术方式、术中情况、切口和引流情况,持续低流量吸氧,持续心电监护,床栏保护防坠床,严密观察生命体征。

(2)伤口观察及护理:观察伤口有无渗血渗液,若有,应及时通知医师并更换敷料;观察腹部体征,有无腹痛腹胀等。

（3）观察健侧肾功能：保持尿管引流通畅，观察尿液量及性状并做好记录，每天检测肾功能。

（4）各管道观察及护理：输液管保持通畅，留置针妥善固定，注意观察穿刺部位皮肤；引流管护理。

（5）基础护理：做好口腔护理、尿管护理、定时翻身、生活护理等工作。

2. 引流管护理

（1）通畅：保持尿管及创腔引流管的通畅，防止引流管的打折及受压，避免引流不畅。

（2）固定：妥善固定，引流袋/瓶低于引流平面。

（3）观察并记录：观察尿管及创腔引流管引流液的量、色、性质，并记录。尿管或创腔引流管引流出大量血性液体，及时通知医师。

（4）预防感染：保持会阴清洁、干燥；每8小时尿道口清洁消毒2次；每周更换创腔引流瓶和尿袋1~2次，注意无菌操作。

3. 饮食护理　术后当天至肛门排气前禁食禁饮。肛门排气后第1天流食，每次100~150mL，每天4~5次。肛门排气后第2~3天半流食，每次100~200g，每天4~5次。肛门排气后第4天普食，少量多餐。术后患者肛门排气前常会出现口渴、口唇干裂的症状，可以协助患者漱口，唇部涂液状石蜡或润唇膏，防止患者口唇干裂。患者肛门排气后，根据患者情况从流食逐渐过渡到半流食、普食，但要遵循少吃多餐、易消化饮食原则，有助于患者肠道功能的逐步恢复。

4. 体位与活动

（1）全麻清醒前，术后去枕平卧，头偏向一侧。

（2）全麻清醒后手术当天，半卧位、侧卧位，协助患者双下肢做屈伸、脚腕旋转及脚尖屈伸运动，促进双下肢的静脉回流，降低下肢静脉血栓形成的发生率。询问有无因体位变化所引起头晕、伤口疼痛等不适。

（3）术后第1天协助床上半坐卧位休息。

（4）术后第2天根据患者身体状况下床活动，一天2~3次。

（5）术后第3天起多鼓励患者下床活动，促进肠蠕动的恢复及伤口的愈合。观察患者身体有无不适症状。

活动应根据患者手术情况及个体化情况而定，循序渐进。对于年老体弱的患者，应当相应推后活动进度。肾部分切除、肾病灶清除术患者应绝对卧床2周。

九、健康宣教

1. 饮食　营养丰富，易消化饮食，忌烟酒。

2. 活动　避免劳累，注意休息，根据体力，适当活动和锻炼、增强体质。有肾造口者做好自我护理，防止堵管、脱出、移位、感染等。

3. 复查　定期复查血色素、尿抗酸杆菌及肝肾功能测定。

4. 用药宣教　肾结核患者术后应口服抗结核药6个月以上，用药应坚持联合、规律、全程不间断，不随意减量、减药等，这些药物有不同程度的不良反应，要为患者做好药物宣教,并及时观察有无不良反应发生。对肾有损害的药物应慎用。

第四节　肾皮质及肾周脓肿

一、肾皮质脓肿

肾皮质脓肿是指致病菌经血运进入肾皮质而引起严重感染,病灶坏死、液化形成脓肿称为肾皮质脓肿。小脓肿融合扩大而成大块化脓组织称为肾痈。本病男多于女,好发于 30~40 岁。

1.病因　肾皮质脓肿的致病菌最常见的是金黄色葡萄球菌,细菌可由体内其他部位化脓性病灶,经血液循环进入肾。例如疖、痈脓肿感染的伤口、上呼吸道感染或者肾邻近组织感染。近来有报道艾滋病患者发生肾脓肿常为真菌感染,而产气杆菌感染的肾脓肿常发生于糖尿病患者。

2.病理　初期病变局限于肾皮质,表现为肾间质充血、水肿。肾实质病灶可以坏死、液化形成脓肿。一部分病例未及时治疗,小脓肿融化成大脓肿,成为肾痈;少数病例发展到晚期,可穿破肾包膜,侵入肾周围脂肪,形成肾周围脓肿。病变愈合后局部可形成瘢痕。

3.诊断要点

(1)临床表现

1)症状:本病一般为突然发作,伴有寒战、高热、腰部疼痛、食欲缺乏,多无明显尿路刺激症状。

2)体征:患侧腰部可触及增大的肾,肌肉紧张,有明显压痛和叩痛。

(2)辅助检查:①实验室检查:血常规、血液细菌培养、尿常规及尿细菌培养;②B 超检查;③X 线检查;④CT 检查;⑤放射性核素肾扫描。

4.治疗

(1)非手术治疗

1)一般治疗:卧床休息,多饮水,维持水、电解质、能量代谢平衡,必要时可用解热镇痛药。

2)抗感染治疗:肾皮质化脓性感染一旦确诊为金黄色葡萄球菌引起,应立即应用耐青霉素酶的抗生素或者喹诺酮类药物治疗。也可根据血液、尿液细菌培养结果,选用敏感抗生素。

3)原发感染灶处理:对于引起本病的原发感染灶要积极处理,对糖尿病患者要积极治疗。

(2)手术治疗。

(3)若药物治疗无效,肾痈形成或并发肾周围脓肿,需施行切开引流术。

(4)如脓肿引流不畅,肾破坏严重,必要时可行肾切除术。

二、肾周围脓肿

肾周围脓肿是指炎症位于肾包膜与肾筋膜之间的脂肪组织中,如感染未能及时控制,则可发展成脓肿,则称为肾周围脓肿。以单侧多见,双侧少见,右侧多于左侧,男性较多,发病年龄常见于 20~50 岁。

1.病因　肾周围脓肿可由多种致病菌引起,致病菌以金黄色葡糖球菌、大肠埃希菌及变形杆菌为主。肾周脓肿约 25% 为混合性感染。约 25% 既往有糖尿病史。感染途径:①肾内感染蔓延至肾周间隙。多数肾周脓肿由此途径感染,包括肾皮质脓肿、慢性或复发性肾盂肾炎、肾积脓等;②血源性感染,常见有皮肤感染,上呼吸道感染等;③经腹膜后淋巴系统侵入;④来自肾邻近组织的感染。

2.病理　脓肿如在肾上部周围,离膈肌较近,可引起病侧胸膜腔积液肺基底部炎症,或穿透横膈、胸膜和支气管形成支气管胸膜瘘。肾旁间隙脓肿,可向上形成膈下脓肿,如脓肿位于肾下后方,刺激腰肌,脓液沿腰大肌向下蔓延,可破入髂腰间隙、腹腔或肠道。

3.诊断要点

(1)临床表现

1)症状:畏寒、发热患侧腰部和上腹部疼痛,伴有患侧腰部及以下肢活动受限。

2)体征:患侧腰部肿胀,压痛、叩痛明显,肌紧张和皮肤水肿,有时可触及肿块。当患侧下肢屈伸及躯干向健侧弯曲时,均可引起剧痛。

(2)辅助检查:①实验室检查:血常规、血培养及尿常规;②X 线检查;③B 超检查;④CT 检查;⑤胸部 X 线检查;⑥MRI 检查。

4.治疗

(1)非手术治疗

1)一般治疗:卧床休息,解热镇痛,加强全身支持疗法。

2)抗感染治疗:应用有效的抗生素,疗程宜长。

(2)手术治疗

1)脓肿形成,可在 B 超或 CT 指引下行置管引流术或行手术切开引流。

2)如患侧肾功能严重损害伴有肾多处脓肿时,可行患肾切除,彻底清创及充分引流。

三、护理诊断/问题

1.焦虑　与患者将要进行的检查、手术及担心疾病预后有关。

2.营养失调——低于机体需要量　与长期发热所致的消耗增加有关。

3.知识缺乏　与缺乏疾病的相关知识有关。

4.部分自理缺陷　与患者术后卧床及留置治疗用管道有关。

5.体温过高　与肾脓肿疾病有关。

四、护理目标

1.患者焦虑程度减轻,配合治疗及护理。

2.患者营养状况得到改善或维持。

3. 患者了解疾病的相关知识。

4. 患者生活需求得到满足。

5. 患者发热能够得到及时处理。

五、术前护理措施

1. **心理护理**　患者起病急,心理压力大,会表现出焦虑、烦躁,担心此病能否治愈等,应多与患者及家属交谈,消除顾虑,增强战胜疾病的信心,介绍该病的治疗与预后,解除心理障碍,取得患者与家属的配合。

(1)主动陪伴关心患者,鼓励患者表达内心感受,耐心倾听患者诉求。

(2)耐心与患者交谈,掌握患者思想动态,针对患者心理情况给予疏导。

(3)向患者讲解肾脓肿的相关疾病知识,如发病特点、B超、引导下肾脓肿穿刺的方法及穿刺前给予局部麻醉、预后情况等,取得患者配合。

(4)教会患者自我放松的方法,如深呼吸、外出散步、听音乐、看书等。

(5)和患者家属进行沟通,鼓励家属多陪伴患者,给予患者心理支持。

2. **营养支持**　本病一般起病较急,多有寒战高热、食欲缺乏等症状,要注意患者营养、水分摄入,维持水、电解质、能量代谢平衡。多饮水,根据情况给予高蛋白、高热量、高维生素、易消化饮食。必要时,遵医嘱静脉补充能量及其他营养。

3. **胃肠道准备**

(1)术前1天口服泻药,清洁肠道。

(2)术前禁食12小时,禁饮4小时。

4. **手术体位**　准备B超或CT引导下肾脓肿穿刺时为了保证手术顺利进行,需要患者进行术前体位训练。

(1)指导患者采取俯卧位,腹下垫一软枕。

(2)指导患者屏气练习,因进针时需要患者屏气,防止穿刺过程中因患者呼吸造成方向偏离。

(3)指导患者练习床上排尿、排便。

5. **高热的护理**　肾脓肿患者发病时由于细菌间断入血,造成菌血症,使患者出现寒战、高热等一系列中毒反应,需给予抗感染、退热药物及物理降温对症治疗。

(1)密切观察患者的生命体征及神志变化。

(2)采取冰袋物理降温或乙醇擦浴,必要时药物降温。

(3)鼓励患者多饮水,每天3000～4000mL。

(4)降温后要加强皮肤护理,及时更换被单、患者服,保持床单元整洁、干爽。

(5)加强口腔护理,保持口腔清洁湿润。

(6)及时记录体温及降温效果。

6. **术前常规准备**

(1)协助完善相关术前检查:如胸部X线片、心电图、B超、出凝血试验、肝肾功能检查等。

（2）抗生素皮试。

（3）备皮范围：术侧上至乳头，下至大腿上 1/3；前至腹正中线，后至背部正中线。

（4）协助患者清洁，更换患者服。

（5）与手术室人员进行患者、术中药品及物品的清点和交接。

六、术后护理常规

1.B 超定位经皮穿刺抽吸并置管引流治疗

（1）术后常规护理

1）局麻术后护理常规：了解麻醉和手术方式、术中情况、穿刺处伤口和引流情况，持续心电监护，严密观察生命体征。

2）伤口观察及护理：观察穿刺处伤口有无渗血及疼痛，保持伤口敷料清洁干燥，如污染及时更换敷料。

3）各种管道观察及护理：输液管保持通畅，留置针妥善固定，注意观察穿刺部位皮肤引流管护理。

4）高热护理：监测体温变化并详细记录，体温≥38.5℃时给予物理降温或遵医嘱给予降温药物，并鼓励患者多饮水。

5）基础护理：做好患者口腔护理、皮肤护理、定时翻身、患者清洁等工作。

（2）引流管护理

1）通畅：保持引流管的通畅，防止引流管的打折及受压，以免引流不畅。

2）固定：将患者的引流管分别固定于患者床边，患者于床上活动时，为患者调整引流管的固定位置，以免牵拉引流管，导致引流管的移位或脱出，影响患者恢复。患者卧床时将引流袋固定于床边，下床活动时要将引流袋固定于造口以下水平，防止流出液反流，引起逆行感染。

3）观察并记录：定时观察引流管内流出物的量、色、性质，并记录其变化。定时为患者更换引流袋，注意无菌操作，防止逆行感染。

（3）饮食护理：术后当天普食，少量多餐。手术后第 1 天起普食，正常进食量。肾脓肿患者由于长期发热，体质消耗严重，营养差，因此要给予高蛋白、高热量、高维生素、易消化饮食，以提高身体抵抗力，促进康复。

（4）体位与活动：手术当天平卧位、半卧位；术后第 1 天半卧位为主，增加床上活动，可在搀扶下适当下床活动；术后第 2 天半卧位为主，适当增加活动量；术后第 3 天有人陪伴下增加活动度。活动能力应当根据患者个体化情况，循序渐进，对于年老或体弱者，应当相应推迟活动进度。

（5）健康宣教

1）饮食：加强营养，多食高蛋白、高纤维素、易消化饮食。

2）活动：注意休息，不要做剧烈活动，要劳逸结合，如散步、太极拳等。

3）病情观察：注意体温变化，如出现不明原因体温升高，应到医院检查。

4）复查：定期复查，复查时带好各种检查结果。

2. 肾切除术后护理常规

（1）术后护理常规

1）麻醉术后护理常规：了解麻醉和手术方式、术中情况、切口和引流情况，持续低流量吸氧，持续心电监护，床栏保护防坠床，严密观察生命体征。

2）伤口观察及护理：观察伤口有无渗血渗液，若有，应及时通知医师并更换敷料；观察腹部体征，有无腹痛腹胀等。

3）观察健侧肾功能：一侧肾切除后，观察对侧肾功能是术后护理中的重点内容。术后应观察尿管是否通畅，尿的颜色、尿量和 24 小时出入量。特别是尿量的多少，可反映术后肾功能情况。如出现尿量过少，24 小时出入量差距太大，应及时报告医师进行处理。

4）各管道观察及护理：输液管保持通畅，留置针妥善固定，注意观察穿刺部位皮肤，引流管护理。

5）疼痛护理：评估患者疼痛情况；有镇痛泵的患者，注意检查管道是否通畅，评价镇痛效果是否满意；遵医嘱给予镇痛药物；提供安静舒适的环境。

6）基础护理：做好晨晚间护理、尿管护理、定时翻身、皮肤护理、患者清洁等工作。

（2）引流管护理

1）通畅：保持尿管及创腔引流管的通畅，防止引流管的打折及受压，以免引流不畅。

2）固定：将患者的尿管和创腔引流管分别固定于床边。床上活动时，为患者调整引流管的固定位置，以免牵拉引流管，导致引流管的移位或脱出，影响患者恢复。患者卧床时将引流袋固定于床边，下地活动时要将引流袋固定于尿道口及伤口以下水平，防止流出液反流，引起逆行感染。

3）观察并记录：定时观察尿管及伤口引流管内液体的量、色、性质，并记录。如尿管内及伤口引流出大量血性液体，要及时通知医师，协助处理，并安抚患者与家属。

4）常规操作：每天用含碘消毒液为患者清洁尿道口 2 次，去除尿道口周围的血迹及分泌物，保持尿管周围清洁，防止感染发生。

（3）饮食护理：术后当天至肛门排气前，禁食水；肛门排气后第 1～2 天流食，每次100～150mL，每天 4～5 次；肛门排气后第 3～4 天半流食，每次 100～200g，每天 4～5 次；肛门排气后第 5 天普食，少量多餐。术后患者肛门排气前要禁食水。患者会出现口渴主诉和口唇干裂的症状等，可以协助患者漱口，注意使患者头偏向一侧，防止呛咳，为患者唇部涂液状石蜡或润唇膏，防止患者口唇干裂而产生不适。患者肛门排气后，可进少量流食，询问患者有无腹胀等不适。根据患者情况从流食逐渐过渡到半流食、普食，但要遵循少量多餐、易消化饮食原则，有助于患者肠道功能的逐步恢复。

（4）体位和活动

1）全麻清醒前，术后去枕平卧，头偏向一侧。

2）全麻清醒后手术当天，平卧位，侧卧位卧向患侧。半卧位，协助患者双下肢做屈伸、脚腕旋转及脚尖屈伸运动，促进双下肢的静脉回流，降低下肢静脉血栓形成的发生率。注意倾听患者主诉，询问有无因体位变化所引起头晕、伤口疼痛等不适。

3）术后第 1 天，患者病情平稳后可协助床上坐位休息，然后床边坐、站，再到病房内行走。密切观察患者病情变化，询问患者有无不适主诉，若患者体力不支，不可强行使患者下地活动。

4）术后第 2 天,根据患者身体状况为患者制订下床活动时间,下地活动 2~3 次,活动范围为病房内和病房楼道,时间根据患者体力情况而定。

5）术后第 3 天起,多鼓励患者下地活动,促进肠蠕动的恢复及伤口的愈合。患者活动时要有家属或护士在旁协助,观察患者身体有无不适症状。

活动能力应根据患者个体情况,循序渐进。

（5）健康宣教

1）饮食:营养丰富,易消化饮食,忌烟酒。

2）活动:患者应避免劳累,注意休息,根据体力,适当活动。

3）复查:遵医嘱定期门诊复查肾功能、血常规等。

第六章 消化系统疾病患者的护理

第一节 胃炎

胃炎是指各种致病因子引起的胃黏膜炎性病变,常伴有上皮损伤和细胞再生。按临床发病急缓及病程长短分为急性胃炎和慢性胃炎两大类。

急性胃炎是指由多种病因引起的急性胃黏膜炎症。临床上急性发病,常表现为上腹部症状。急性胃炎主要包括:幽门螺杆菌(Hp)感染引起的急性胃炎;Hp之外的病原体及毒素对胃黏膜损害引起的急性胃炎;急性糜烂出血性胃炎,主要病损是糜烂和出血,因这类炎症多由药物、急性应激造成,故也称急性胃黏膜损害。

慢性胃炎是指各种原因所引起的胃黏膜慢性炎症性病变。慢性胃炎是最常见的胃部疾患之一。男性稍多于女性。任何年龄均可发病,但随年龄增长发病率逐渐增高。

一、护理评估

(一)急性胃炎

1.病因　病因多样,包括药物、急性应激、乙醇、缺血、感染、十二指肠液反流等。

(1)理化因素:药物,以非甾体抗炎药(NSAID)最常见,其他如肾上腺糖皮质激素、某些抗生素及抗癌药物;乙醇破坏黏膜屏障,引起上皮细胞损害、黏膜内出血和水肿;胆汁反流、胆盐、磷脂酶A、胰酶破坏胃黏膜,产生多发性糜烂;物理因素,如辛辣及粗糙食物对胃黏膜造成机械性损伤。

(2)急性应激:可由严重的脏器疾病、大手术、大面积烧伤、休克、颅脑外伤、颅内疾病、精神因素等引起。

(3)急性感染及病原体毒素:细菌常见有葡萄球菌、α-链球菌、大肠埃希菌、嗜盐杆菌等,近年来Hp感染引起人们重视;病毒,如流感病毒和肠道病毒等;细菌毒素以金黄色葡萄球菌毒素常见。

(4)血管闭塞所致,常见于老年的动脉硬化患者及腹腔动脉栓塞治疗后等。

2.临床表现

(1)健康史:询问患者有无进食不洁食物史,有无服用NSAID刺激胃黏膜药物、饮酒、应激病史,起病前有无精神刺激及服毒史,有无严重脏器疾病如大手术、大面积烧伤、休克等病史。

(2)症状:多数急性起病,症状轻重不一。轻者多无明显症状,少数患者表现为上腹部不适、疼痛、厌食、恶心呕吐等,伴有肠炎者可有腹泻,呈水样便。病程自限,数天内症状消失。如为急性胃黏膜病变,可表现为上消化道出血,出血常为间歇性,但也可发生大量出血,表现为咯血和(或)黑便。

（3）体征：可有上腹部或脐周压痛，肠鸣音亢进。

（4）并发症：病情严重，可合并脱水、酸中毒、休克及消化道出血，必须积极处理。

3. 辅助检查

（1）大便检查：大便隐血试验阳性或阴性。

（2）胃镜检查：强调在出血后 24～48 小时进行，镜下见多发性糜烂、出血灶和黏膜水肿为特征的急性胃黏膜损害。

4. 心理-社会状况　急性胃炎是一种常见的急症，患者及家属易产生紧张与恐惧心理。

（二）慢性胃炎

1. 病因　慢性胃炎的病因尚未完全阐明，主要病因有以下几方面：①Hp 感染：目前认为 Hp 感染是慢性胃炎最主要的病因；②自身免疫：壁细胞损伤后能作为自身抗原，刺激机体的免疫系统而产生相应的壁细胞抗体和内因子抗体；③物理及化学因素：长期饮浓茶、酒、咖啡，食用过热、过冷、过于粗糙的食物，服用 NSAID，各种原因引起的十二指肠液反流等均可损伤胃黏膜；④其他因素：有人认为慢性萎缩性胃炎可能与胃黏膜退行性变有关。此外，某些疾病如心力衰竭、肝硬化门静脉高压、尿毒症及营养不良等也使胃黏膜易于受损。在慢性胃炎的发展过程中，胃腺细胞可发生肠上皮组织转化，或假性幽门腺组织转化和增生，增生的上皮和化生的上皮可发生发育异常，形成不典型增生，中度以上的不典型增生被认为是癌前病变。

2. 临床表现

（1）健康史：询问患者是否长期饮浓茶、酒、咖啡，食用过热过冷、过于粗糙的食物，服用 NSAID；有无心力衰竭、肝硬化门静脉高压、尿毒症等病史；家庭成员中有无慢性胃炎或消化性溃疡病史。

（2）症状：慢性胃炎患者病程迁延，大多无症状。部分患者症状很轻，表现为消化不良的症状，如上腹部不适、无规律性腹痛、反酸嗳气、恶心呕吐等非特异性表现。少数病例出现较重的症状：疼痛、厌食、消瘦，酷似胃癌的表现。自身免疫性胃炎可有明显厌食、消瘦，伴有贫血、舌炎等。

（3）体征：慢性胃炎体征不多，有时可有上腹部压痛。

3. 辅助检查

（1）胃镜及活组织检查：胃镜检查是最可靠的确诊方法。活组织检查可进行病理诊断，同时可检测 Hp。

（2）Hp 检测：可通过培养、涂片、尿素酶测定等方法检测出 Hp。

（3）血清学检查：血清促胃液素水平可降低或正常，可存在抗壁细胞抗体，但滴度低。自身免疫性胃炎血清促胃液素水平常明显升高，血中可测得抗壁细胞抗体和抗内因子抗体。

（4）胃液分析：自身免疫性胃炎有胃酸缺乏。

4. 心理-社会状况　慢性胃炎患者常常是因病致郁，因郁致病。病情反复而产生紧张、焦虑心理,而精神障碍因素或应激状况可引起和诱发慢性胃炎的症状。也有研究表明,慢性胃炎患者的人格存在一定的矛盾性,一方面表现为顺从、依赖、随和的心理倾向,另一方面又易情绪激动,在行为上有苟且敷衍、保守的人格倾向。

二、护理诊断和合作性问题

1. 疼痛——上腹部痛　与胃黏膜的炎性病变有关。

2. 营养失调——低于机体需要量　与胃黏膜的炎性病变所致的食物摄入、吸收障碍有关。

3. 焦虑　与咯血、黑便及与病程迁延不愈有关。

4. 知识缺乏　缺乏急、慢性胃炎的病因及病情进展知识,缺乏急、慢性胃炎的自我护理知识。

三、护理措施

1. 一般护理

(1)休息与活动:急性胃炎及慢性胃炎的急性发作期,应卧床休息;慢性胃炎恢复期,患者生活要有规律,避免过度劳累,注意劳逸结合。

(2)饮食护理:急性发作期可暂时禁食1~2餐或予以清淡流质食物,多饮水。制订饮食计划,向患者说明摄取足够营养的重要性,指导患者及家属改进烹饪技巧,变换食物的色、香、味,刺激患者食欲。胃酸低者食物应完全煮熟后食用,以利于消化吸收,并给刺激胃酸分泌的食物,如肉汤、鸡汤等;高胃酸者应避免进酸性、多脂肪食物。鼓励患者少量多餐,饮食宜少渣、温热、高热量、高蛋白、高维生素、易消化的饮食,避免过冷、过热、辛辣等刺激性食物及浓茶咖啡等饮料;嗜酒者应戒酒,防止乙醇损伤胃黏膜。少量出血者可给米汤等流食中和胃酸。剧烈呕吐急性大出血者禁食。

(3)心理护理:患者因出现咯血、黑便或症状反复发作而产生紧张、焦虑、恐惧心理。护理人员应向其耐心说明原因,给予解释和安慰。应告知患者,通过有效的自我护理和保健,可减少本病的复发次数。

(4)做好基础护理:鼓励患者晨起、睡前、进食前后刷牙或漱口,保持口腔清洁舒适,促进食欲。

2. 病情观察　观察疼痛的部位、程度;评估营养状况;观察并记录患者每天进餐次数、量、品种,以了解其摄入营养能否满足机体需要;定期测量体重,监测有关营养指标的变化,如血红蛋白浓度、血清蛋白等,并及时将营养状况的改善转告患者,以增强患者的信心。

3. 治疗配合

(1)急性胃炎:本病为自限性的病理过程,一般预后良好。治疗应注意去除病因,对处于急性应激状态的上述严重原发病患者应预防性使用抑酸药。腹痛剧烈给予局部热敷或解痉药。频繁呕吐等引起脱水和电解质紊乱者,应予静脉补液,纠正水、电解质紊乱。伴肠炎者可加用抗生素。

护理要点:指导患者正确服用药物,注意观察药物的疗效及不良反应。疼痛时遵医嘱给予物理或药物镇痛,如针灸和热敷,以减轻腹痛。若有出血,按上消化道出血护理。严重呕吐者记录出入量,并及时纠正水、电解质平衡紊乱。

(2)慢性胃炎

1)根除 Hp 感染:对 Hp 感染引起的慢性胃炎,尤其有活动性者应给予灭菌治疗。迄今为止,尚无单一药物能有效根除 Hp 感染,需联合用药。常用的有铋剂加两种抗生素或质子泵抑制剂(PPI)加两种抗生素组成的三联疗法,如枸橼酸铋钾(每次 240mg,每天 2 次)或奥美拉唑(20mg,每天 2 次),与阿莫西林(每次 500～1000mg,每天 2 次)及甲硝唑(每次 200mg,每天 4 次)三药联用,1～2 周为 1 个疗程。抗菌药物还有克拉霉素(甲红霉素)、呋喃唑酮等。近年来 Hp 耐药率升高,将传统的三联疗法改为四联疗法,即铋剂、质子泵抑制剂加两种抗生素。

护理要点:遵医嘱给予患者根除 Hp 感染治疗,注意观察药物的疗效及不良反应。①胶体铋剂:枸橼酸铋钾为常用制剂,因其在酸性环境中方起作用,故宜在餐前 1/2 小时服用。服枸橼酸铋钾过程中可使齿、舌变黑,可用吸管直接吸入。部分患者服药后出现便秘和大便呈黑色,停药后自行消失。少数患者有恶心、一过性的血清转氨酶升高等,极少出现急性肾衰竭;②质子泵抑制剂:质子泵抑制剂的不良反应较小,如奥美拉唑,仅约有 1%患者出现头痛、腹泻、便秘、腹痛、恶心、呕吐和胃肠胀气反应,极少发生红斑、丘疹、瘙痒、眩晕、肢端麻木、嗜睡、失眠和疲倦反应;③抗菌药物:阿莫西林服用前应询问患者有无青霉素过敏史,应用过程中注意有无迟发性变态反应,如皮疹。甲硝唑可引起恶心、呕吐等胃肠道反应,嘱饭后 1～2 小时服用,必要时可遵医嘱用甲氧氯普胺、维生素 B_{12} 等拮抗。

2)根据病因给予相应治疗:有胆汁反流者,可用氢氧化铝凝胶来吸附,或予以硫糖铝。因非甾体抗炎药引起的,应立即停服,并用米索前列醇、PPI 减轻胃黏膜损害。

护理要点:指导患者正确服用药物,硫糖铝在餐前 1 小时与睡前服用效果最好,氢氧化铝凝胶应在饭后 1 小时和睡前服用。其他用药方法和注意事项见"消化性溃疡。

3)对症治疗:有胃动力学改变者,可服用多潘立酮、莫沙必利、伊托必利等促进胃动力剂;A 型胃炎无特殊治疗;恶性贫血者,可注射维生素 B_{12} 加以纠正;对于胃黏膜肠化和不典型增生者,给予 β 胡萝卜素、维生素 C、维生素 E 和叶酸等抗氧化维生素,以及锌、硒等微量元素或有助于其逆转。有烟酒嗜好者,应嘱戒除。

护理要点:疼痛时遵医嘱给予物理或药物镇痛,如针灸和热敷,以减轻腹痛。促进胃动力药物应在饭前服用,不宜与阿托品等解痉药合用;若有出血,按上消化道出血护理。严重呕吐者记录出入量,并及时纠正水、电解质平衡紊乱。

四、健康教育

1.知识宣教　向患者及家属讲解有关病因,并指导患者避免诱发因素。如生活要有规律,劳逸结合;加强饮食卫生和营养,养成有规律的饮食习惯;避免使用对胃黏膜有刺激的药物;戒除烟酒等。

2.生活指导　指导患者按时服用抗菌药物及胃黏膜保护剂等,并向患者介绍药物的不良反应,如有异常及时复诊,定期门诊复查。

第二节 消化性溃疡

消化性溃疡(peptic ulcer,PU)主要指发生于胃和十二指肠黏膜的慢性溃疡,即胃溃疡(gastric ulcer,GU)和十二指肠溃疡(duodenal ulcer,DU),因溃疡的形成与胃酸和胃蛋白酶的消化作用有关而得名,溃疡的黏膜缺损超过黏膜肌层。临床上 DU 较 GU 多见,两者之比约为 3:1。DU 好发于青壮年,GU 的发病年龄一般较 DU 约迟 10 年。秋冬和冬春之交是消化性溃疡的好发季节。

一、护理评估

1. 病因　尚未完全阐明。

(1)幽门螺杆菌(Hp)感染:是消化性溃疡的主要病因。

(2)药物:非甾体抗炎药物,如阿司匹林、布洛芬、吲哚美辛等,除具有直接损伤胃黏膜的作用外,还能抑制前列腺素和依前列醇的合成,从而损伤黏膜的保护作用。此外,肾上腺皮质激素也与溃疡形成和再活动有关。

(3)胃酸和胃蛋白酶:胃酸和胃蛋白酶的自身消化作用是溃疡形成的基本因素。尤其胃酸的存在是溃疡发生的决定因素。DU 患者壁细胞总数明显增多,胃酸分泌过多在 DU 的发病机制中起主要作用。而 GU 患者的胃酸排泌量则多属正常甚至低于正常。

(4)胃排空延缓和胆汁反流:GU 患者多有胃排空延缓和十二指肠胃反流。幽门括约肌功能障碍时,可引起十二指肠-胃反流,反流液中的胆汁、胰液和卵磷脂等可损伤胃黏膜。

(5)遗传因素:消化性溃疡与遗传因素有关,孪生儿观察表明,单卵双胎同胞发生溃疡的一致性高于双卵双胎。GU 患者的家族中,GU 的发病率较正常人高 3 倍。O 型血者 DU 的发病率较其他血型高 1.4 倍。

(6)应激与心理因素:紧张、忧伤、焦虑、强烈的精神刺激,可影响胃酸分泌、胃肠运动、黏膜血流调控而引起溃疡。

(7)其他因素:吸烟者及高盐饮食者消化性溃疡的发生率高。

消化性溃疡大多是单发,呈圆形或椭圆形。DU 多发生在球部前壁,GU 多在胃角和胃窦小弯。溃疡浅者累及黏膜肌层,深者则可贯穿肌层,甚至浆膜层,穿破浆膜层时可致穿孔,血管破溃可引起出血。

2. 临床表现

(1)健康史:询问患者有无不良生活习惯,是否饮食无规律,暴饮暴食,长期食用过热、过冷、过于粗糙的食物及烟酒嗜好等;是否长期用非甾体抗炎药物,如阿司匹林、布洛芬、吲哚美辛等;有无长期精神紧张;家属中有无类似疾病史等。

(2)症状:消化性溃疡症状轻重程度不一,少数患者可无症状,或以出血、穿孔等并发症作为首发症状,但多数患者表现为腹痛。临床特点:①慢性过程。病程多为 6~7 年,长者可达 30 年以上;②周期性发作:发作多在初秋至次年早春,精神紧张、过度疲劳、饮食不调或服用与消化性溃疡发病有关的药物常可诱发,发作一般为数天至数周,也可长达数月;③节律性疼痛:腹痛可为钝痛、灼痛、胀痛甚至剧痛,或呈不适感。胃溃疡疼痛多位于上腹部,剑突下正中或偏左;十二指肠溃疡疼痛则位于上腹部正中或偏右。多数患者疼痛有典型的节律,与进食有关:GU 的疼痛多在餐后 0.5~1.0 小时出现,至下次餐前自行消失,即 GU 的疼痛为进餐-疼痛-缓解;DU 的疼痛常在餐后 3~4 小时开始出现,如不服药,则持续至下次进餐后才缓解,即 DU 的疼痛为疼痛-进餐-缓解,故又称饥饿痛,约半数患者于午夜出现疼痛,称夜间痛。部分患者无上述典型疼痛,而仅表现为无规律性的上腹部隐痛不适,也可因并发症的出现而发生疼痛性质及节律的改变。腹痛可经服抑酸剂、休息、用手按压腹部或呕吐而减轻。消化性溃疡除上腹部疼痛外,尚可有反酸、嗳气、恶心、呕吐、食欲减退等消化不良症状,也可有失眠、多汗、脉缓等自主神经功能失调表现及全身性症状如消瘦、贫血等。

(3)体征:溃疡活动期可有上腹部稳定而局限的压痛点,缓解期则无明显体征。

(4)特殊类型的消化性溃疡:①无症状性溃疡,多因其他疾病做胃镜或 X 线钡餐检查时偶然发现;或当发生出血、穿孔等并发症时被发现;②老年人消化性溃疡:胃巨大溃疡多见,临床表现多不典型;③复合性溃疡:指胃与十二指肠同时存在溃疡;④幽门管溃疡:较为少见,易出现幽门梗阻、穿孔、出血等并发;⑤球后溃疡:指发生于十二指肠球部以下的溃疡。球后溃疡的夜间痛和背部放射性疼痛更为多见,并发大量出血者也多见,药物治疗效果差。

3.并发症

(1)出血:是消化性溃疡最常见的并发症。DU 比 GU 容易发生。常因服用非甾体抗炎药而诱发。部分患者以大出血为首发症状。出血引起的临床表现取决于出血的速度和量。轻者表现为黑便、咯血,重者出现周围循环衰竭,甚至低血容量性休克,应积极抢救。

(2)穿孔:既往有溃疡病史,穿孔前数天溃疡病症状加剧。情绪波动、过度疲劳、刺激性饮食或服用皮质激素药物等常为诱发因素。穿孔多在夜间空腹或饱食后突然发生,表现为骤起上腹部刀割样剧痛,迅速波及全腹,患者疼痛难忍,可有面色苍白、出冷汗、脉搏细速、血压下降等表现。常伴恶心、呕吐。体格检查患者表情痛苦,仰卧屈膝位,腹式呼吸减弱或消失;全腹压痛、反跳痛,腹肌紧张呈"板样"强直,尤以右上腹最明显。叩诊肝浊音界缩小或消失,可有移动性浊音;听诊肠鸣音消失或明显减弱。站立位 X 线检查可见膈下新月状游离气体影。腹腔穿刺可抽出黄色浑浊液体。

(3)幽门梗阻:大多由 DU 或幽门管溃疡引起。急性梗阻多因炎症水肿和幽门部痉挛所致,梗阻为暂时性,随炎症好转而缓解;慢性梗阻主要由于溃疡愈合后瘢痕收缩而呈持久性。患者可感上腹部饱胀不适,疼痛于餐后加重,且有反复大量呕吐,呕吐物呈酸腐味的宿食,大量呕吐后疼痛可暂时缓解。严重频繁呕吐可致脱水和低氯低钾性碱中毒,常继发营养不良。上腹部饱胀和逆蠕动的胃型,以及空腹时检查胃内有震水音,是幽门梗阻的特征性表现。

(4)癌变:少数 GU 可发生癌变,癌变率在 1%以下。对长期 GU 病史,年龄在 45 岁以上,经严格内科治疗 4~6 周症状无好转,大便隐血试验持续阳性者,应怀疑是否癌变,需进一步检查和定期随访。

4.辅助检查

(1)胃镜检查和黏膜活检:纤维胃镜和电子胃镜已广泛应用于临床,已成为诊断消化性溃疡的首选检查。可直接观察溃疡部位、病变大小、性质,并可在直视下取活组织做病理学检查和 Hp 检测。其诊断的准确性高于 X 线钡餐检查。

(2)X 线检查:溃疡的 X 线钡餐检查直接征象是龛影,对溃疡诊断有确诊价值,但上消化道出血 1 周内不做此检查。立位腹部 X 线片见膈下游离气体对穿孔具有诊断意义。

(3)幽门螺杆菌检测:Hp 感染的检测方法主要包括快速尿素酶试验、组织学检查、^{13}C-或^{14}C-尿素呼气试验和血清学实验等。其中^{13}C-或^{14}C-尿素呼气试验检测 Hp 感染的灵敏度和特异度均较高,常作为根除治疗后复查的首选方法。

(4)胃液分析:GU 患者的胃酸分泌正常或低于正常,DU 患者则胃酸增多,故胃液分析对消化性溃疡的诊断仅作参考。

(5)大便隐血试验:隐血试验阳性提示溃疡有出血,如 GU 患者持续阳性,应怀疑癌变的可能。

5.心理-社会状况　消化性溃疡患者多具有不同程度的神经质方面的特征,他们往往表现为孤僻、好静、悲观,遇事过分思虑,情绪易波动、易怒而又压抑。溃疡病患者缺乏社会有关方面的同情。在种种环境中,溃疡病患者具有明显的孤独感、陌生感、社会同情来源少、自信心不足、自我强化等弱点。

二、护理诊断和合作性问题

1.疼痛——腹痛　与胃酸刺激溃疡面,引起化学性炎症反应有关。

2.焦虑　与疾病反复发作、病程迁延有关。

3.营养失调——低于机体需要量　与疼痛致摄入量减少及消化吸收障碍有关。

4.知识缺乏　缺乏有关消化性溃疡病因及预防治疗知识。

5.潜在并发症　上消化道出血、穿孔、幽门梗阻、癌变。

三、护理措施

1.一般护理

(1)休息与活动:生活规律,工作劳逸结合,避免过劳。

(2)饮食护理:指导患者建立合理的饮食习惯和结构,可有效避免疼痛的发作。①进餐方式:患者应定时进食,以维持正常消化活动的节律。在溃疡活动期,宜少食多餐,每天进餐 4~5 次,避免餐间零食和睡前进食,使胃酸分泌有规律。饮食不宜过饱。进餐时注意细嚼慢咽,咀嚼可增加唾液分泌,具有稀释和中和胃酸的作用;②食物选择:选择营养丰富、易于消化的食物。症状较重的患者应以面食为主。不习惯于面食者则以软米饭或米粥代替。避免食用刺激性强的食物如生、冷、硬、粗纤维多的蔬菜、水果等及浓肉汤、咖啡、浓茶和辣椒、酸醋等调味品。

（3）心理护理：消除患者不安情绪，在语言和态度上对患者表示关心和安慰。

2.病情观察　了解患者的疼痛的规律和特点；有无出血、穿孔、幽门梗阻、癌变等并发症。

3.治疗配合　治疗目的在于消除病因，控制症状，愈合溃疡，防止复发和避免并发症。

（1）根除 Hp 治疗：对于 Hp 阳性的消化性溃疡患者，应首先给予根除 Hp 治疗。

（2）降低胃酸的药物治疗：包括抗酸药和抑制胃酸分泌药两类。前者如碱性抗酸药氢氧化铝、氢氧化镁及其复方制剂等。但长期大量应用时，不良反应较大，很少单一应用抗酸药来治疗溃疡。目前临床上常用的抑制胃酸分泌药有 H_2 受体阻滞剂（H_2RA）和质子泵抑制剂（PPI）两大类。

1）H_2RA：主要通过阻止组胺与 H_2 受体结合，使壁细胞分泌胃酸减少。常用药物有西咪替丁 800mg/d，雷尼替丁 300mg/d，法莫替丁 40mg/d，三者一日量可分 2 次口服或睡前顿服，服药后基础胃酸分泌特别是夜间胃酸分泌明显减少；②PPI：使壁细胞分泌胃酸的关键酶即 H^+-K^+-ATP 酶失去活性，其抑制胃酸分泌作用较 H_2RA 更强，作用更持久。常用奥美拉唑 20mg、兰索拉唑 30mg 和泮托拉唑 40mg，每天 1~2 次口服。

护理要点：遵医嘱给患者进行药物治疗，并注意观察药效及不良反应。①抗酸药：如氢氧化铝凝胶，应在饭后 1 小时和睡前服用。服用片剂时应嚼服，乳剂给药前应充分摇匀。抗酸药应避免与奶制品同时服用。酸性食物及饮料不宜与抗酸药同服。服用镁制剂则易引起腹泻。

2）H_2 受体阻滞剂：应在餐中或餐后立刻服用，也可把一日剂量在睡前服用。如需同时服用抗酸药，则两药应间隔 1 小时以上。如静脉给药时应注意控制速度。少数患者还可出现一过性肝功能损害和粒细胞缺乏，可出现头痛、头晕、疲倦、腹泻及皮疹等反应，如出现上述反应，应及时协助医师进行处理。药物可从母乳排出，哺乳期应停止用药。

3）PPI：如奥美拉唑，可引起头晕，应嘱患者用药期间避免开车或做其他必须高度集中注意力的工作。

（3）保护胃黏膜治疗：常用的胃黏膜保护剂包括硫糖铝和枸橼酸铋钾（CBS）。硫糖铝和 CBS 能黏附在溃疡面上形成一层保护膜，从而阻止胃酸和胃蛋白酶侵袭溃疡面。硫糖铝常用剂量是 1.0g，每天 3 次；CBS 480mg/d，疗程为 4 周。枸橼酸铋钾合剂，每次 5mL，3 倍量温开水稀释后服用，每天 3 次，6 周为 1 个疗程；颗粒剂，每次 1 包，每天 3~4 次，化水冲服，饭前 0.5 小时和睡前服用；片剂，2 片，每天 2 次或 1 片，每天 4 次。此外，前列腺素类药物如米索前列醇也具有增加胃黏膜防御能力的作用。

护理要点：遵医嘱给患者进行药物治疗，并注意观察药效及不良反应。硫糖铝片宜在进餐前 1 小时服用，可有便秘、口干、皮疹、眩晕、嗜睡等不良反应，因其含糖量较高，糖尿病患者应慎用，不能与多酶片同服，以免降低两者的效价。枸橼酸铋钾服药期口中可能带有氨味，并可使舌、粪染成黑色；也有报道出现恶心等消化道症状，但停药后即消失；牛奶和抗酸剂可干扰其作用，不宜同时进服；严重肾病者禁用；服药期间不得服用其他含铋制剂；服药前后 0.5 小时须禁食。

（4）外科手术治疗：对于大量出血经内科紧急处理无效、急性穿孔、瘢痕性幽门梗阻、内科治疗无效的顽固性溃疡及胃溃疡疑有癌变者，可行手术治疗。

4.疼痛的护理　①帮助患者认识和去除病因。向患者解释疼痛的原因，指导和帮助患者减少或去除加重和诱发疼痛的因素：对服用非甾体抗炎药者，应停药，避免暴饮暴食和食用刺激性饮食，以免加重对胃肠黏膜的损伤；对嗜烟酒者，劝其戒除；②仔细观察、了解患者疼痛的规律和特点，并按其特点指导缓解疼痛的方法。如 DU 表现为空腹痛或夜间痛，患者可准备抗酸性食物（苏打饼干等）在疼痛前进食，或服用抗酸剂以防疼痛。也可采用局部热敷或针灸镇痛等。在症状较重时，嘱患者卧床休息，可使疼痛等症状缓解。病情许可的患者则可鼓励适当活动，以分散注意力。

四、健康教育

1.向患者及家属讲解引起和加重溃疡病的相关因素。指导患者建立合理的饮食习惯和结构，戒除烟酒，避免摄入刺激性食物。

2.指导患者保持乐观情绪，规律的生活，避免过度紧张与劳累。

3.指导患者遵医嘱正确服药，学会观察药效及不良反应，不随便停药，以减少复发。嘱患者慎用或勿用致溃疡药物，如阿司匹林、咖啡因、泼尼松等。

4.嘱患者定期复诊，若上腹部疼痛节律发生变化并加剧，或者出现咯血、黑便时，应立即就医。

第三节　胃癌

胃癌是我国最常见的恶性肿瘤之一，居消化道肿瘤死亡原因的首位。其发病率在不同年龄间，各国家地区和种族间有较大差异。一般而言，有色人种比白种人易患本病。日本、智利、俄罗斯和冰岛为高发区，而北美、西欧、澳大利亚和新西兰发病率较低。我国的发病率也较高，尤以西北地区发病率最高，中南和西南地区则较低。本病男性居多，男女之比为（2~3）∶1，高发年龄为 40~60 岁。

一、护理评估

1.病因　胃癌的病因迄今尚未完全阐明，一般认为其产生与以下因素有关。①饮食与环境因素：不同国家和地区发病率的明显差异，说明本病与环境因素有关。流行病学研究结果表明，长期食用霉变粮食、咸菜、烟熏和腌制鱼肉及高盐食物，可增加胃癌发生的危险性；②幽门螺杆菌感染：大量流行病学资料提示 Hp 是胃癌发病的危险因素，已在实验室中成功地用 Hp 直接诱发鼠发生胃癌；③遗传因素：胃癌发病具有家族聚集倾向；④癌前变化：分为癌前疾病（即癌前状态）和癌前病变。前者是指与胃癌相关的胃良性疾病，有发生胃癌的危险性；后者是指较易转变为癌组织的病理学变化，主要指异型增生。如肠上皮组织转化、慢性萎缩性胃炎及异型增生、腺瘤型胃息肉，特别是直径>2cm 者、残胃炎、恶性贫血胃体黏膜有显著萎缩者、少数胃溃疡患者。胃癌的好发部位依次为胃窦（58%）、贲门（20%）、胃体（15%）、全胃或大部分胃（7%）。

2. 临床表现

（1）健康史：询问患者有无长期食用霉变粮食、咸菜、烟熏和腌制鱼肉及高盐食物等。

（2）症状：①早期胃癌，早期多无症状，部分患者可出现非特异性消化不良症状；②进展期胃癌：上腹痛为最早出现的症状，同时有食欲下降、体重进行性下降。胃壁受累时可有易饱感；贲门癌累及食管下端时可出现吞咽困难；胃窦癌引起幽门梗阻时出现严重恶心，呕吐；黑便或咯血常见于溃疡型胃癌。转移至身体其他脏器可出现相应的症状，如转移至骨骼时，可有全身骨骼剧痛；胰腺转移则会出现持续性上腹痛，并放射至背部等。

（3）体征：早期胃癌多无明显体征。进展期胃癌主要体征为腹部肿块，多位于上腹部偏右，呈坚实可移动结节状，有压痛。肝转移可出现肝大，并扪及坚硬结节，常伴黄疸。腹膜转移时可发生腹腔积液。远处淋巴结转移时可在左锁骨上触到质硬而固定的淋巴结，称为 Virchow 淋巴结。某些胃癌患者可出现伴癌综合征，包括反复发作性血栓性静脉炎、黑棘皮病（皮肤皱褶处有色素沉着）和皮肌炎等。

3. 并发症　可并发胃出血、贲门或幽门梗阻、穿孔等。进展期胃癌如不治疗，存活时间约 1 年。在根治术后 5 年的存活率，如仅侵及黏膜层，可达 95% 以上；累及黏膜下层存活率约 80%；如肿瘤已侵及肌层或深达浆膜层，预后不佳。

4. 辅助检查

（1）血常规检查：患者有缺铁性贫血。

（2）大便隐血试验：持续阳性，是胃癌普查时的筛选实验。

（3）胃液分析：胃液分析意义不大，虽进展期胃癌呈无酸或低胃酸分泌，但低胃酸分泌与正常人重叠，故已不列为常规检查。

（4）X 线钡餐检查：可表现为局限性充盈缺损或呈不规则的龛影。浸润型胃癌表现为胃壁僵直，蠕动消失，胃腔狭窄。

（5）胃镜检查：内镜直视下可观察病变部位、性质，并取黏膜做活组织检查，是目前最可靠的诊断手段。

5. 心理-社会状况　胃癌是一种严重危害人类身体健康的疾病，已被确诊为癌症的患者易产生心理反应，最常见的表现是恐惧感，这种危机心理持续下去可发展为焦虑和抑郁，患者时常感到生存无望，前景一片暗淡，不愿意和医护人员、家属、病友交流，甚至发生自杀的念头，严重影响了患者的病情转归和生活质量。

二、护理诊断和合作性问题

1. 疼痛　与癌细胞浸润有关。

2. 营养失调——低于机体需要量　与胃癌造成吞咽困难、消化吸收障碍、使用化疗药物有关。

3. 有感染的危险　与化疗致白细胞减少，免疫功能降低有关。

4. 预感性悲哀　与患者预感疾病的预后有关。

5. 活动无耐力　与疼痛及患者机体消耗有关。

6. 自我形象紊乱　与化疗致脱发有关。

7.有体液不足的危险　与幽门梗阻致严重恶心、呕吐有关。

8.知识缺乏　缺乏有关胃癌的防治知识。

三、护理措施

1.一般护理

(1)休息与活动:保持环境清洁安静。

(2)饮食护理:让患者了解充足的营养支持对机体恢复有重要作用,对能进食者鼓励其尽可能进食易消化、营养丰富的流质或半流质饮食。提供清洁的进食环境,并注意变换食物的色、香、味,增进患者的食欲。

(3)心理护理:给予心理支持,消除患者悲观情绪。

(4)疼痛的护理

1)药物镇痛:遵医嘱给予相应的镇痛药,目前治疗癌性疼痛的主要药物:①非麻醉性镇痛药(阿司匹林、吲哚美辛、对乙酰氨基酚等);②弱麻醉性镇痛药(可待因、布桂嗪等);③强麻醉性镇痛药(吗啡、哌替啶等);④辅助性镇痛药(地西泮、异丙嗪、氯丙嗪等)。给药时应遵循世界卫生组织(WHO)推荐的三阶梯疗法,即选用镇痛药必须从弱到强。

2)患者自控镇痛(PCA):该方法是用计算机化的注射泵,经由静脉、皮下或椎管内注射药物,以输注镇痛药,患者可自行间歇性给药。

2.病情观察　观察疼痛特点,注意评估疼痛的性质、部位,是否伴有严重的恶心和呕吐、吞咽困难、咯血及黑便等症状。如出现剧烈腹痛和腹膜刺激征,应考虑发生穿孔的可能性,及时协助医师进行有关检查或手术治疗。营养监测,定期测量体重,监测血清白蛋白和血红蛋白等营养指标。

3.治疗配合

(1)手术治疗:是目前唯一有可能根治胃癌的方法。治疗效果取决于胃癌的病期、癌肿侵袭深度和扩散范围。对早期胃癌,一般首选胃部分切除术,如已有局部淋巴结转移,则应同时予以清扫。对进展期患者,如无远处转移,应尽可能手术切除。

(2)化学治疗:应用抗肿瘤药物辅助手术治疗,在术前、术中及术后使用,以抑制癌细胞的扩散和杀伤残存的癌细胞,从而提高手术效果。联合化疗也可用于晚期胃癌不能施行手术者。常用药物有氟尿嘧啶(5-FU)、丝裂霉素(MMC)、替加氟(FT-207)、阿霉素(ADM)等。

护理要点:遵医嘱进行化学治疗,以抑制和杀伤癌细胞。并向患者说明不良反应,使其有一定的思想准备。严密观察血常规变化。化疗药物对血管、组织损伤较大,在化疗过程中注意保护好静脉和局部组织。

(3)内镜下治疗:对早期胃癌可在电镜下用电灼、激光或微波做局部灼除,或做黏膜剥离术(ESD)治疗;中、晚期胃癌不能手术者,也可在内镜下局部注射抗肿瘤药、无水乙醇或免疫增强剂等治疗。

(4)支持治疗:应用高能量静脉营养疗法以增强患者的体质,使其能耐受手术和化疗;使用免疫增强剂如卡介苗、左旋咪唑等,提高患者的免疫力;配合应用中药扶正治疗等。

4.护理要点　静脉营养支持,对贲门癌有吞咽困难者和中、晚期患者,应遵医嘱静脉输注高营养物质,以维持机体代谢需要。幽门梗阻时,可行胃肠减压,同时遵医嘱静脉补充液体。

四、健康教育

1.开展卫生宣教,提倡多食富含维生素 C 的新鲜水果、蔬菜,多食肉类、鱼类、豆制品和乳制品。避免高盐饮食,少进咸菜、烟熏和腌制食物。粮食储存要科学,不食霉变食物。

2.有癌前变化者,应定期检查,以便早期诊断及治疗。

3.指导患者保持乐观态度,情绪稳定,以积极的心态面对疾病,运用适当的心理防卫机制。

4.坚持体育锻炼,增强机体抵抗力。注意个人卫生,特别是体质衰弱者,应做好口腔、皮肤黏膜的护理,防止继发性感染。

5.定期复诊,以监测病情变化和及时调整治疗方案。

第四节　溃疡性结肠炎

溃疡性结肠炎(ulcerative colitis,UC)也称非特异性溃疡性结肠炎,是多病因引起的、异常免疫介导的肠道慢性及复发性炎症,有终生复发倾向。本病可发生在任何年龄,好发年龄为 20~40 岁,也可见于儿童或老人,男女发病率无明显差别。我国 UC 近年患病率明显增加,虽然患者病情多较欧美国家的轻,但重症也较常见。

一、护理评估

1.病因　由环境、遗传、感染和免疫多因素相互作用所致。①环境:饮食、吸烟、卫生条件、生活方式或暴露于某些不明因素,都是可能的环境因素。近几十年来,全球 UC 的发病率持续增高,这一现象首先出现在社会经济高度发达的北美、北欧。以往该病在我国少见,现已成为常见疾病,这一疾病谱的变化,提示环境因素所发挥的重要作用;②遗传:UC 发病具有遗传倾向。患者一级亲属发病率显著高于普通人群,而患者配偶的发病率不增加;③感染:多种微生物参与了 UC 的发生与发展。基于新近研究结果的观点认为,UC 是针对自身正常肠道菌群的异常免疫反应性疾病;④免疫:肠黏膜免疫屏障在 UC 发生、发展、转归过程中始终发挥重要作用,针对肠黏膜炎症反应而开发的生物制剂有显著治疗效果。UC 的发病机制可概括为:环境因素作用于遗传易感者,在肠道菌群的参与下,启动了难以停止的、发作与缓解交替的肠道天然免疫及获得性免疫反应,导致肠黏膜屏障损伤、溃疡经久不愈、炎性增生等病理改变。病变主要位于直肠和乙状结肠,也可位于降结肠,甚至整个结肠。病灶呈连续性分布,一般仅限于黏膜和黏膜下层。

2.临床表现　反复发作的腹泻、黏液脓血便及腹痛是 UC 的主要临床症状。起病多为亚急性,少数急性起病。病程呈慢性经过,发作与缓解交替,少数症状持续并逐渐加重。病情轻重与病变范围、临床分型及病期等有关。

(1)健康史:询问患者有无感染、精神刺激、劳累、饮食失调等引起本病急性发作的诱因。

(2)症状

1)消化系统表现:①腹泻,为最主要的症状,典型者呈黏液或黏液脓血便,为炎症渗出和黏膜糜烂及溃疡所致。大便次数和便血程度反映病情严重程度,轻者每天排便 2~3 次,粪便呈糊状,可混有黏液、脓血;重者腹泻每天可达 10 余次,大量脓血,甚至呈血水样粪便。大多伴有里急后重感,为直肠炎症刺激所致。病变限于直肠和乙状结肠的患者,偶有腹泻与便秘交替的现象;②腹痛:轻者或缓解期患者多无腹痛或仅有腹部不适,活动期有轻或中度腹痛,为左下腹或下腹部阵痛,若并发中毒性巨结肠或炎症波及腹膜,可有持续性剧烈腹痛。有疼痛-便意-便后缓解的规律;③其他症状:可有腹胀、食欲缺乏、恶心、呕吐等。

2)全身表现:中、重型患者活动期有低热或中等度发热,高热多提示有并发症或见于急性暴发型。重症患者可出现贫血、消瘦、水与电解质平衡紊乱、低蛋白血症及营养不良等表现。

3)肠外表现:部分患者还可伴有一系列肠外表现,包括口腔黏膜溃疡、结节性红斑、关节炎、虹膜睫状体炎等。

(3)体征:患者呈慢性病容,精神差,重者呈消瘦贫血貌。轻型患者有左下腹轻压痛,有时可触及痉挛的降结肠和乙状结肠。重症者常有明显腹部压痛和鼓肠。若有反跳痛、腹肌紧张、肠鸣音减弱等,应注意中毒性巨结肠和肠穿孔等并发症。

(4)临床分型:按其病程、程度、范围及病期进行综合分型。

1)临床类型:①初发型,指无既往史的首次发作;②慢性复发型:临床上最多见,发作期与缓解期交替;③慢性持续型:症状持续,间以症状加重的急性发作;④急性型:急性起病,病情严重,全身毒血症症状明显,可伴中毒性巨结肠、肠穿孔、败血症等并发症。上述各型可相互转化。

2)临床严重程度:①轻度:腹泻每天少于 4 次,便血轻或无,无发热,贫血无或轻,红细胞沉降率正常;②重度:腹泻每天多于 6 次,有明显黏液脓血便,体温>37.5℃、脉搏>90 次/分,血红蛋白<100g/L,红细胞沉降率>30mm/h;③中度:介于轻度与重度之间。

3)病变范围:可分为直肠炎、左半结肠炎(结肠脾曲以远)、全结肠炎(病变扩展至结肠脾曲以近或全结肠)。

4)病情分期:分为活动期和缓解期,很多患者在缓解期可因饮食失调、劳累、精神刺激、感染等加重症状,使疾病转为活动期。

3.并发症

(1)中毒性巨结肠:约 5%的重症 UC 患者可出现中毒性巨结肠,此时结肠病变广泛而严重,肠壁张力减退,结肠蠕动消失,肠内容物与气体大量积聚,致急性结肠扩张,一般以横结肠为最严重。临床表现为病情急剧恶化,毒血症明显,有脱水与电解质平衡紊乱,出现肠型、腹部压痛、肠鸣音消失。血白细胞计数显著升高。腹部X线片可见结肠扩大，结肠袋形消失。本并发症易引起急性肠穿孔，预后差。

（2）直肠结肠癌变：多见于广泛性结肠炎、幼年起病而病程漫长者。

（3）其他并发症：结肠大出血发生率约为3%；肠穿孔多与中毒性巨结肠有关；肠梗阻少见。

4. 辅助检查

（1）血液检查：血红蛋白降低反映贫血；白细胞计数增加、红细胞沉降率加快及C-反应蛋白增高均提示UC进入活动期。

（2）大便检查：肉眼观常有黏液脓血，显微镜检见红细胞和脓细胞，急性发作期可见巨噬细胞。大便病原学检查的目的是排除感染性肠炎，是本病诊断的一个重要步骤。

（3）自身抗体检查：外周血中性粒细胞胞质抗体为UC的相对特异性抗体，如能检出，有助于UC的诊断。

（4）结肠镜检查：是本病诊断的最重要手段之一。检查时，应尽可能观察全结肠及末段回肠，确定病变范围，必要时取病变组织做活检。UC病变呈连续性、弥漫性分布，从直肠开始逆行向近端扩展。内镜下所见黏膜改变：①黏膜血管纹理模糊、紊乱或消失，黏膜充血、水肿、易脆、出血及脓性分泌物附着；②病变明显处见弥漫性糜烂和多发性浅溃疡；③慢性病变常见黏膜粗糙，炎性息肉，结肠变形缩短，结肠袋变浅、变钝或消失。

（5）X线钡剂灌肠检查：主要X线征有①黏膜粗乱和（或）颗粒样改变；②多发性浅溃疡，表现为管壁边缘毛糙呈毛刺状或锯齿状及见小龛影，也可有炎症性息肉而表现为多个小的圆或卵圆形充盈缺损；③肠管缩短，结肠袋消失，肠壁变硬，可呈铅管状。重型或暴发型病例不宜做钡剂灌肠检查，以免加重病情或诱发中毒性巨结肠。

5. 心理-社会状况　溃疡性结肠炎反复发作，迁延终生，并且有癌变的危险性，损害的对象主要为年轻患者，长期患病会影响青少年的成长，可以使年轻患者生长迟缓和性发育障碍；该病治疗的费用较高，并且患者往往由于疾病失去教育机会，难以就业和获得保险。因此，患者常有严重的心理负担，出现抑郁、抱怨的情绪，严重影响其生活质量，少数患者对医疗服务、社会服务等产生偏激的行为，给社会增加不安定的因素。

二、护理诊断和合作性问题

1. 腹泻　与炎症导致肠蠕动增加，肠内水、钠吸收障碍有关。
2. 疼痛——腹痛　与肠道黏膜的炎性浸润、溃疡有关。
3. 有体液不足的危险　与频繁腹泻有关。
4. 体温过高　与肠道炎症有关。
5. 营养失调——低于机体需要量　与长期腹泻及吸收障碍有关。
6. 焦虑　与频繁腹泻、疾病迁延不愈有关。
7. 有皮肤完整性受损的危险　与频繁腹泻刺激肛周皮肤有关。
8. 潜在并发症　中毒性巨结肠、直肠结肠癌变、下消化道出血。

三、护理措施

1. 一般护理

(1)休息与活动:给患者提供安静、舒适的休息环境,注意劳逸结合,生活要有规律,保持心情舒畅,以减少患者的胃肠蠕动及体力消耗。急性发作期应卧床休息。

(2)饮食护理:应给予高热量、富营养而少纤维、易消化、软食物,禁食生、冷食物及含纤维素多的蔬菜水果,忌食牛乳和乳制品。急性发作期患者应进食无渣流质或半流质饮食,病情严重者应禁食,并给予胃肠外营养,使肠道得以休息,利于减轻炎症,控制其症状。

(3)心理护理:由于本病的病程特点,患者易出现抑郁或焦虑。为此应耐心向患者做好卫生宣教工作,使其积极配合治疗。同时帮助患者认识到不良的心理状态不利于本病的恢复,要保持心情平静,建立起战胜疾病的信心和勇气。

2. 病情观察 严密观察病情,注意监测患者的体温、脉搏、心率、血压的变化,同时观察患者的皮肤弹性,有无脱水表现。还应注意观察腹泻、腹部压痛及肠鸣音情况,如出现鼓肠、肠鸣音消失、腹痛加剧等情况,要考虑中毒性巨结肠的发生,及时报告医师,积极采取抢救措施。

3. 治疗配合 治疗目的在于控制急性发作,黏膜愈合,维持缓解,减少复发,防治并发症。

(1)控制炎症反应:①5-氨基水杨酸(5-ASA)制剂:柳氮磺吡啶(SASP)一般作为首选药物,是治疗轻、中度或经糖皮质激素治疗已有缓解的重度 UC 常用药物。其他药物如奥沙拉嗪疗效与 SASP 相仿,但降低了不良反应率,适宜于对 SASP 不能耐受者。5-ASA 的灌肠剂适用于病变局限在直肠及乙状结肠者,栓剂适用于病变局限在直肠者;②糖皮质激素:对急性发作期有较好疗效。可用于对 5-ASA 疗效不佳的轻、中度患者,特别适用于重度的患者。减量期间加用 5-ASA 逐渐接替激素治疗;③免疫抑制剂:硫唑嘌呤或巯嘌呤可试用于对激素治疗效果不佳或对激素依赖的慢性持续型病例,加用这类药物后可逐渐减少激素用量甚至停用。

护理要点:应向患者做好有关药物的用法、作用、不良反应等的解释工作,并注意观察药效及不良反应。柳氮磺吡啶不良反应分为两类,一类是剂量相关的不良反应如恶心、呕吐、食欲减退、头痛、可逆性男性不育等,餐后服药可减轻消化道反应;另一类不良反应属于过敏,有皮疹、粒细胞减少、自身免疫性溶血、再生障碍性贫血等。因此,服药期间应定期复查血常规,一旦出现此类不良反应,应改用其他药物。对于采用灌肠疗法的患者,应指导患者尽量抬高臀部,达到延长药物在肠道内的停留时间的目的。

(2)对症治疗:及时纠正水、电解质平衡紊乱;贫血者可输血;低蛋白血症者应补充白蛋白。对腹痛、腹泻的对症治疗,要权衡利弊,使用抗胆碱能药物或止泻药如地芬诺酯或洛哌丁胺宜慎重,在重症患者应禁用,因有诱发中毒性巨结肠的危险。对重症有继发感染者,应积极抗菌治疗,给予广谱抗生素,静脉给药,合用甲硝唑对厌氧菌感染有效。

(3)手术治疗:并发大出血、肠穿孔、中毒性巨结肠、结肠癌或经积极内科治疗无效者,可选择手术治疗。

4. 腹泻护理 由于患者腹泻次数较多,里急后重症状严重,应将患者安排至离卫生间较近的房间,或室内留置便器。协助患者做好肛门及周围皮肤的护理,如手纸要柔软,擦拭动作宜轻柔,便后用温水清洗肛门及周围皮肤,清洗后轻轻拭干,必要时给予护肤软膏涂擦,以防皮肤破损。同时注意观察粪便的量、性状、排便次数。

四、健康教育

1. 指导患者合理休息与活动。在急性发作期或病情严重时均应卧床休息,缓解期也应适当休息,注意劳逸结合。

2. 指导患者合理饮食,摄入足够的营养,忌食冷、硬及刺激性食物。

3. 教育患者及家属正确对待疾病,让患者保持情绪稳定,树立战胜疾病的信心。

4. 教会患者和家属识别有关的诱发因素,如饮食失调、精神紧张、过度劳累等,并尽量避免。

5. 嘱患者坚持治疗,定期门诊复诊,遵医嘱用药,不随意更换药物或停药。教会患者识别药物的不良反应,以便出现时及时就诊。

第七章　手术室护理配合

第一节　普通外科手术

一、手术常用切口

(一)腹正中切口

1. 消毒皮肤　递海绵钳夹持聚维酮碘纱球消毒皮肤 2 遍。
2. 术野贴手术薄膜　递手术薄膜,递干纱垫 1 块协助贴膜。
3. 沿腹正中线切开皮肤及皮下组织　递 22 号刀切开,干纱布拭血,蚊式钳止血,1 号丝线结扎出血点或电凝止血,递甲状腺拉钩牵开显露术野。
4. 切开腹白线及腹膜　更换手术刀片,递电刀切开白线,盐水纱垫或 4 号刀柄将腹膜外脂肪推开,递中弯钳 2 把提起腹膜,递 22 号刀或电刀切一小口,组织剪或电刀扩大打开腹膜。
5. 探查腹腔　递 0.9%氯化钠溶液湿手探查,更换深部手术器械及带显影的盐水纱垫,递腹腔自动牵开器牵开显露术野,递温盐水或无菌蒸馏水冲洗腹腔,清点器械、敷料等数目,更换干净的手术器。
6. 关腹前　递温盐水或无菌蒸馏水冲洗腹腔,清点器械、敷料等数目,更换干净手术器械、手套。
7. 缝合腹膜及腹白线　递中弯钳提腹膜,1/2 弧 12×28 圆针、7 号线间断缝合或 0 号可吸收线连续缝合。
8. 冲洗切口　递 0.9%氯化钠溶液冲洗,吸引器头吸引,更换干净纱布。
9. 缝合皮下组织　递乙醇纱球消毒皮肤,递无齿镊,9×28 圆针、1 号线间断缝合;再次清点物品数目。
10. 缝合皮肤　递有齿镊,9×28 角针、1 号丝线间断缝合或皮肤缝合器缝合。
11. 覆盖切口　递海绵钳夹持乙醇纱球消毒皮肤,纱布、棉垫或敷贴覆盖切口。

(二)旁正中切口

1. 消毒皮肤　递海绵钳夹持聚维酮碘纱球消毒皮肤 2 遍。
2. 术野贴手术薄膜　递手术薄膜,干纱垫 1 块协助贴膜。
3. 于腹直肌内侧距中线 1~2cm 切开皮肤和皮下组织;递 22 号刀切开,干纱布拭血,弯蚊式钳止血,1 号丝线结扎出血点或电凝止血,递甲状腺拉钩牵开显露术野。
4. 切开腹直肌前鞘　更换手术刀片,电刀切开,0.9%氯化钠溶液纱垫拭血。
5. 分离腹直肌,结扎血管　递 4 号刀柄分离,中弯钳钳夹,4 号丝线结扎或电凝止血。

6. 切开后鞘及腹膜 递中弯钳 2 把提起腹膜,22 号刀或电刀切一小口,组织剪或电刀扩大。

7. 探查腹腔 递 0.9%氯化钠溶液湿手探查,更换深部手术器械及带显影的盐水纱垫,递腹腔自动牵开器牵开显露术野。

8. 关腹前 递温盐水或无菌蒸馏水冲洗腹腔,清点器械、敷料等数目,更换干净手术器械、手套。

9. 缝合后鞘及腹膜 递中弯钳数把提起腹膜,9×28 圆针 7 号或 4 号丝线间断缝合或0 号可吸收丝线连续缝合;递无齿镊,1/2 弧 12×28 圆针、7 号丝线间断缝合或 0 号可吸收丝线连续缝合。

10. 缝合腹直肌前鞘 吸收线连续缝合。

11. 冲洗切口 递 0.9%氯化钠溶液冲洗,吸引器吸引,更换干净纱布。

12. 缝合皮下组织 递乙醇纱球消毒皮肤,递无齿镊,9×28 圆针、1 号丝线间断缝合;再次清点物品数目。

13. 缝合皮肤,覆盖切口 递有齿镊,8×24 角针、1 号丝线间断缝合或用皮肤缝合器缝合,递海绵钳夹持乙醇纱球消毒皮肤,纱布、棉垫或敷贴覆盖。

(三)肋缘下斜切口

1. 消毒皮肤 递海绵钳,夹持聚维酮碘纱球依次消毒皮肤 2 遍。

2. 术野贴手术薄膜 递手术薄膜,干纱垫 1 块协助贴膜。

3. 自剑突与肋缘平行向下、向外斜行切开皮肤及皮下组织 递 22 号刀切开,干纱布拭血,弯蚊式钳钳夹、1 号丝线结扎出血点或电凝止血,递甲状腺拉钩牵开显露术野。

4. 切开腹直肌前鞘及腹外斜肌腱膜 更换手术刀片,递 22 号刀切一小口,组织剪或电刀扩大,盐水纱布拭血。

5. 分离腹直肌,切开腹内斜肌肌膜 递 4 号刀柄分离,中弯钳钳夹,4 号丝线结扎或电凝止血。

6. 切开腹直肌后鞘及腹膜 递中弯钳 2 把提起腹膜,递 22 号刀或电刀切一小口、组织剪或电刀扩大打开腹膜。

7. 探查腹腔 递 0.9%氯化钠溶液湿手探查,更换深部手术器械及带显影的盐水纱垫,腹腔自动牵开器牵开显露术野;递温盐水或无菌蒸馏水冲洗腹腔,清点器械、敷料等数目。

8. 关腹前 更换干净手术器械、手套。

9. 缝合腹直肌后鞘及腹膜 递中弯钳数把提起腹膜,1/2 弧 9×28 圆针、7 号丝线间断缝合或 0 号可吸收线连续缝合。

10. 缝合腹直肌前鞘及腹内斜肌肌膜,腹外斜肌腱膜 递有齿镊、12×28 圆针、7 号丝线,间断缝合或 0 号可吸收线连续缝合。

11. 冲洗切口 递 0.9%氯化钠溶液冲洗,吸引器吸引,更换干净纱布。

12. 缝合皮下组织 递乙醇纱球消毒皮肤,递无齿镊、9×28 圆针、1 号丝线间断缝合;

再次清点物品数目。

13. 缝合皮肤,覆盖切口　递 8×24 角针、1 号丝线间断缝合或用皮肤缝合器缝合,海绵钳夹持乙醇纱球消毒皮肤,纱布、棉垫或敷贴覆盖切口。

(四)腹直肌切口

1. 消毒皮肤　递海绵钳夹持聚维酮碘纱球消毒皮肤 2 遍。

2. 术野贴手术薄膜　递手术薄膜,干纱垫 1 块协助贴膜。

3. 距中线 3~4cm、腹直肌内外缘之间切开皮肤及皮下组织　递 22 号刀切开,干纱布拭血,弯蚊式钳止血,1 号丝线结扎出血点或电凝止血,递甲状腺拉钩牵开显露术野。

4. 切开腹直肌前鞘　更换手术刀片,22 号刀切一小口,组织剪或电刀扩大,纱垫拭血。

5. 分离腹直肌,结扎血管　递 4 号刀柄分离,中弯钳止血,4 号丝线结扎或电凝止血。

6. 切开腹直肌后鞘及腹膜　递 22 号刀切开后鞘一小口,组织剪扩大,递中弯钳 2 把提起腹膜,电刀或组织剪剪开腹膜。

7. 探查腹腔　递 0.9%氯化钠溶液湿手探查,更换深部手术器械及带显影的盐水纱垫,递腹腔自动牵开器牵开显露术野。

8. 关腹前　递温盐水或灭菌注射用水冲洗腹腔,清点器械、敷料等数目,更换干净手术器械、手套。

9. 缝合腹直肌后鞘及腹膜　递中弯钳数把提起腹膜,1/2 弧 9×28 圆针、7 号丝线间断缝合或 0 号可吸收线连续缝合。

10. 缝合腹直肌前鞘　递 9×28 圆针、7 号丝线间断缝合或 0 号可吸收线连续缝合。

11. 冲洗切口　递 0.9%氯化钠溶液冲洗,吸引器头吸引,更换干净纱布。

12. 缝合皮下组织　递乙醇纱球消毒皮肤,递无齿镊,9×28 圆针、1 号丝线间断缝合;再次清点物品数目。

13. 缝合皮肤,覆盖切口　递有齿镊,8×24 角针、1 号丝线间断缝合或用皮肤缝合器缝合,递海绵钳夹持乙醇纱球消毒皮肤,纱布、棉垫或敷贴覆盖切口。

二、颈部手术

(一)甲状腺次全切除术

1. 适应证　甲状腺肿瘤、甲状腺功能亢进。

2. 麻醉方式　局部麻醉+神经阻滞麻醉或颈丛阻滞麻醉。

3. 手术体位　垂头仰卧位。

4. 手术切口　在胸骨切迹上二横指沿颈部皮肤横纹做正中弧形切口。

5. 特殊用物　"Y"形引流管或半边胶管、皮肤标记笔、5-0 号可吸收线或 5-0 号血管缝线、超声刀。

6. 手术步骤与手术配合

(1)常规消毒皮肤:递海绵钳夹持聚维酮碘纱球依次消毒皮肤 2 遍。

（2）在胸骨切迹上的 2 横指沿颈部皮肤横纹处做切口标志：递给主刀 1 根浸湿的 4 号丝线做切口标志；递 22 号刀切开皮肤、皮下组织、颈阔肌，干纱布拭血，电凝止血，更换刀片。

（3）分离皮瓣：上至甲状软骨，下至胸骨颈静脉切迹，两侧递组织钳提起皮缘，电刀分离颈阔肌，弯蚊式钳止血，1 号达胸锁乳突肌缘，丝线结扎或电凝止血。

（4）牵引颈阔肌：递干纱垫 2 块，6×17 角针、4 号丝线将纱垫分别缝合在上、下颈阔肌边缘，递组织钳 4 把上、下牵开颈阔肌，递纱垫 2 块，放置切口两侧。

（5）缝扎颈前静脉，切开颈白线：递无齿镊、6×17 圆针、4 号丝线缝扎，中弯钳 2 把提起正中线两侧筋膜，电刀切开颈白线。

（6）切断颈前肌（视甲状腺大小决定牵开或横行切断甲状腺前肌群）：递直有齿血管钳 2 把提夹甲状腺前肌，递 15 号刀切开，4 号丝线结扎或缝扎。

（7）由上极至下极游离甲状腺组织

1）缝扎甲状腺做牵引：递甲状腺拉钩拉开甲状腺前肌；递无齿镊、7×20 圆针、4 号丝线缝扎，线不剪断或用布巾钳夹住腺体，做牵引。

2）分离甲状腺组织：递甲状腺剪、中弯钳逐步分离甲状腺组织。

3）分离甲状腺上、下动静脉及甲状腺中静脉，结扎后切断：递小直角钳、KD 钳钳夹 KD 粒分离，中弯钳带 4 号线或 7 号线引过而结扎，远端用中弯钳 2 把夹住后将血管切断，4 号丝线结扎；近端用 6×17 圆针、4 号丝线缝扎。

（8）切断甲状腺峡部：递电刀或超声刀贴气管壁前分离甲状腺峡部。

（9）切除甲状腺：递弯蚊式钳数把钳夹甲状腺四周，递 22 号刀或梅氏剪沿钳上面切除甲状腺体，保留甲状腺后包膜；递蚊式钳在切面上止血，1 号丝线结扎，然后递无齿镊，6×17 圆针、1 号或 4 号丝线间断缝合腺体残端止血。

（10）同法切除另一侧甲状腺。

（11）冲洗切口：递 0.9%氯化钠溶液冲洗，吸引器头吸引，更换干净纱布。清点器械、敷料等数目，除去肩部垫枕。

（12）缝合甲状腺前肌群：递无齿镊，6×17 圆针、4 号丝线间断缝合。

（13）在两侧甲状腺前肌层下放置引流：递胶片或半边胶管或"Y"形引流管，中弯钳协助置管。

（14）缝合颈阔肌：递无齿镊，6×17 圆针、1 号丝线缝合。

（15）缝合皮下组织：递乙醇纱球擦拭切口周围皮肤；递无齿镊，6×17 圆针、1 号丝线间断缝合；再次清点物品数目。

（16）缝合皮肤或皮内缝合：递有齿镊，6×17 角针、1 号丝线缝合皮肤，或 5-0 号可吸收线，或 5-0 号血管缝线行皮内缝合。

（17）覆盖切口：递海绵钳夹持乙醇纱球消毒皮肤，有齿镊 2 把对合皮肤，纱布、棉垫或敷贴覆盖切口。

（二）甲状腺囊肿摘除术

1. 适应证　甲状腺囊肿较大或出现压迫症状；非手术疗法未能治愈。

2. 麻醉方式 局部麻醉+神经阻滞麻醉或颈丛麻醉。

3. 手术体位 垂头仰卧位。

4. 手术切口 胸骨颈静脉切迹上两横指相应的皮肤皱纹处做横行切口。

5. 手术步骤与手术配合

(1)常规消毒皮肤:递海绵钳夹持聚维酮碘纱球消毒皮肤2遍。

(2)胸骨切迹上二横指沿颈部皮肤横纹做弧形切口切开皮肤、皮下组织、颈阔肌:递给主刀1根浸湿的4号丝线做切口标志,递22号刀切开,干纱布拭血,电凝止血,更换刀片。

(3)分离皮瓣:递组织钳提起皮缘,递22号刀或电刀分离颈阔肌,中弯钳止血,1号丝线结扎或电凝止血。

(4)牵引颈阔肌:递干纱垫2块,6×17角针、4号丝线将纱垫分别间断缝合;在上下颈阔肌边缘,4把组织钳牵开,递纱布2块,放置切口两侧。

(5)纵行切开颈白线:递组织钳2把提夹,电刀纵行切开。

(6)钝性分离颈前肌与甲状腺包膜间隙,直至基底部,并切断:递甲状腺拉钩牵开一侧肌肉,显露囊肿,递KD钳钳夹KD粒将囊肿壁与正常甲状腺组织之间做钝性分离。递中弯钳夹住基底部,递22号刀或组织(剪)切断,1号丝线结扎或6×17圆针缝扎。

(7)缝合甲状腺及其包膜:递无齿镊,递6×17圆针、1号丝线缝合。

(8)冲洗切口:递0.9%氯化钠溶液冲洗,吸引器头吸引,更换干净纱布,清点器械、敷料等数目,除去肩部长枕。

(9)放置引流胶片或引流管引流:递引流胶片或胶管、中弯钳协助置管,递6×17角针、4号线,将引流管固定在皮肤上。

(10)缝合颈阔肌:递有齿镊,6×17圆针、1号丝线缝合。

(11)缝合皮下组织:递乙醇纱球擦拭切口周围皮肤;递无齿镊,6×17圆针、1号丝线间断缝合;再次清点物品数目。

(12)缝合皮肤或皮内缝合:递6×17角针、1号丝线缝合皮肤,或5-0号可吸收线行皮内缝合。

(13)覆盖切口:递海绵钳夹持乙醇纱球消毒皮肤,纱布、棉垫或敷贴覆盖切口。

(三)甲状腺癌根治术

1. 适应证 甲状腺癌。

2. 麻醉方式 静脉复合麻醉+气管插管。

3. 手术体位 垂头仰卧位。

4. 手术切口 "X"形或"L"形切口。

5. 特殊用物 "Y"形引流管、超声刀。

6. 手术步骤与手术配合

(1)常规消毒皮肤:递海绵钳夹持聚维酮碘纱球消毒皮肤2遍。

(2)切开皮肤、皮下组织、颈阔肌:递22号刀切开,干纱布拭血,蚊式钳止血,1号丝线结扎或电凝止血。

(3)分离皮瓣:上至下颌骨下缘,下至锁骨,内至颈中线,外至斜方肌前缘。递组织钳提起皮缘,递22号刀或电刀上下分离皮瓣,中弯钳止血。1号丝线结扎或电凝止血,干纱布拭血。

(4)结扎颈外静脉:递小弯钳、小直角钳、梅氏剪分离出颈外静脉,递15号刀切断,4号丝线及1号丝线双重结扎。

(5)切断胸锁乳突肌、肩胛舌骨肌、气管前及颈前肌群:递中弯钳,小直角钳分离、有齿直钳钳夹,电刀一一切断,递8×24圆针4号丝线贯穿缝扎。

(6)标本内翻,解剖颈外侧区:递15号刀切断颈丛神经根,弯蚊式钳钳夹出血点,0号丝线结扎。

(7)切开颈动脉鞘,确认颈内静脉、迷走神经和颈总动脉:递15号刀或梅氏剪切开,递KD钳夹KD粒分离。若癌肿浸润颈内静脉,则递小弯钳钳夹静脉,15号刀切断,4号线结扎,5×14圆针1号丝线缝扎。

(8)解剖颌下区,分离颌下腺周围包膜连同附近淋巴结脂肪:递甲状腺拉钩牵开下颌舌骨肌,递中弯钳、梅氏剪分离组织。

(9)解剖颏下三角区:递梅氏剪、中弯钳,KD钳钳夹KD粒钝性剥离,暴露颏下三角区,小弯钳钳夹出血点,1号丝线结扎或电凝止血。

(10)清除迷走神经和颈动脉周围的脂肪淋巴组织:递中弯钳、直角钳分离、钳夹、梅氏剪逐个清除。

(11)切断带状肌,结扎甲状腺上、下动脉:递中弯钳分离、钳夹,15号刀切断带状肌,4号丝线结扎血管。

(12)切除癌肿及周围组织:递电刀沿气管前壁切下标本。

(13)冲洗切口:递0.9%氯化钠溶液冲洗,吸引器头吸引,更换干净纱布,清点器械、敷料等数目,去除肩长枕。

(14)于颏下锁骨内、上侧置引流管:递引流管2根,递6×17角针4号线将引流管固定于皮肤。

(15)缝合颈阔肌:递无齿镊,6×17圆针1号丝线缝合。

(16)缝合皮肤:递有齿镊,6×17角针1号丝线缝合,再次清点物品数目。

(17)覆盖切口:递海绵钳夹持乙醇纱球消毒皮肤,纱布、棉垫或敷贴覆盖切口。

三、乳腺手术

(一)乳腺腺叶区段切除术

1.适应证 乳房良性肿瘤(如纤维瘤);局限性乳腺增生症。

2.麻醉方式 局部麻醉或硬膜外麻醉。

3.手术体位 仰卧位,上肢外展。

4.手术切口 以病变为中心做放射状切口或弧形切口。

5.特殊用物 皮肤标记笔、3-0可吸收线、4-0可吸收线、弹力绷带。

6. 手术步骤与手术配合

（1）常规消毒皮肤：递海绵钳夹持聚维酮碘纱球消毒皮肤2遍。

（2）于肿物部位做弧形或放射状切口标记切开皮肤及皮下组织：递标记笔22号刀切开、干纱布拭血、弯蚊式钳止血，1号丝线结扎出血点或电凝止血。

（3）分离皮瓣，显露全部肿块：更换手术刀片，递组织钳数把钳夹切口皮缘，电刀潜行分离皮瓣，显露肿块，干纱布压迫止血。

（4）距病变区0.5~1cm做楔形切口，沿胸大肌筋膜前切除肿块：递组织钳夹持肿块或递7×20角针4号丝线在肿块中央做牵引缝合，递15号刀或电刀沿肿块两侧切除。

（5）创面止血：递蚊式钳钳夹，1号丝线结扎或电凝止血，清点器械、敷料等数目，更换干净纱布。

（6）缝合乳腺组织及浅筋膜：递6×17圆针4号丝线间断缝合或3-0可吸收线连续缝合。

（7）缝合皮下组织：递海绵钳夹持乙醇纱球消毒，递无齿镊，6×17圆针1号丝线间断缝合或3-0可吸收线缝合，再次清点物品数目。

（8）缝合皮肤：递6×17角针1号丝线间断缝合或4-0可吸收线皮内缝合。

（9）覆盖切口：递乙醇纱球消毒，纱布、棉垫或敷贴覆盖切口，纱布、弹力绷带加压包扎。

（二）乳腺癌改良根治术

1. 适应证　非浸润性乳腺癌或其他乳腺恶性肿瘤。

2. 麻醉方式　硬膜外麻醉或气管插管全身麻醉。

3. 手术体位　仰卧位，患侧腋下垫一小枕上肢外展90°，用托手板支持。

4. 手术切口　以肿瘤为中心环绕乳头和乳晕做一纵棱形切口。

5. 特殊用物　亚甲蓝、画线笔、"Y"形引流管或胃管、弹力绷带、无菌蒸馏水、纱线。

6. 手术步骤与手术配合

（1）常规消毒铺巾：递海绵钳夹持聚维酮碘纱球消毒皮肤，铺巾。

（2）于皮下注射亚甲蓝：递亚甲蓝1.5mL，按摩8~10分钟。

（3）在肿瘤边缘、腋毛区设计切口：递画线笔做切口设计。

（4）沿标志线在距离癌肿边缘4.5cm做一纵棱形切口，切开皮肤、皮下组织：递22号刀切开、干纱布拭血，1号线或电凝止血。

（5）自皮肤与浅筋膜之间分离皮瓣，上界为锁骨下缘、下界达肋弓处、内侧界近胸骨，将乳腺从胸大肌筋膜浅面分离：更换刀片，递组织钳数把提夹切口边缘，电刀分离皮瓣，干纱布压迫止血，切除乳腺，电刀止血。

（6）清除胸小肌筋膜和胸肌间淋巴结创面：递组织钳将乳腺组织向外牵拉，递中弯钳、22号刀或电刀锐性分离，1号线结扎出血点；递温蒸馏水纱布覆盖胸壁。

（7）沿标记线切开腋窝皮肤、寻找蓝染的浅筋膜的淋巴管，循淋巴管找到蓝染淋巴结，用淋巴导航仪测操手术：递22号刀切开、乳突拉钩协助显露术野，递梅氏剪或电刀切除;标记切除的淋巴结,送冰冻切片病理学检查,切除淋巴结。

如果冰冻切片结果显示淋巴结未见癌,可行前哨淋巴结探查活检(SLNB);如果结果显示淋巴结为癌转移,则必须行腋窝淋巴结清扫(ALND)。

(8)冲洗切口:递温蒸馏水冲洗,更换干净纱垫、手套,清点物品。

(9)于切口外侧下方及腋下(SLNB可不放)做一小切口,放置引流:递15号刀切开,中弯钳放置硅胶引流管,8×14角针7号线固定引流管于皮肤上。

(10)缝合皮瓣:递无齿镊8×24圆针1号线间断缝合。

(11)缝合皮肤递皮肤钉缝合或8×24角针1号线间断缝合。

(12)覆盖切口:递乙醇纱球消毒皮肤,纱布覆盖切口,腋窝及胸壁用纱线填塞,覆盖棉垫数块,绷带或弹力绷带加压包扎。

(三)乳腺癌根治性保乳术

1.适应证 早期乳腺癌,切缘为阴性者可选择保乳术。

2.麻醉方式 气管插管全身麻醉。

3.手术体位 上肢外展仰卧位,患侧腋下垫一小枕。

4.手术切口 以病变为中心做放射状切口或弧形切口及腋毛区尖端做一弧形切口。

5.特殊用物 亚甲蓝、画线笔、"Y"形引流管或胃管、弹性绷带、灭菌蒸馏水、纱线、银夹、乳突拉钩。

6.手术步骤与手术配合

(1)常规消毒铺巾:递海绵钳夹持聚维酮碘纱球消毒皮肤,铺巾。

(2)前哨淋巴结活检:患者术前在病房于患侧乳晕边缘皮下注射放射性核素,注药后2~4小时送至手术室。

1)腋窝切口标志:经腋毛区尖端做弧形切口递画线笔。

2)注射亚甲蓝:于乳晕边缘皮下分四点注射递装有亚甲蓝的5mL或10mL注射器,于乳晕边缘皮下分四点注射2~4mL亚甲蓝,按摩乳房8~10分钟。

3)沿腋窝切口标志处切开皮肤、皮下组织,探测蓝染淋巴结:递22号刀切开,干纱布拭血,中弯钳止血,1号丝线结扎止血或电凝止血;递乳突拉钩协助显露术野;递淋巴导航仪。

4)电刀分离进入脂肪层,寻找蓝染的淋巴管,循淋巴管找到蓝染淋巴结:递乳突拉钩协助暴露术野,递止血钳、电刀边切边止血;记录各淋巴结蓝染情况及探测读数;按读数高低顺序排列并标记,妥善保管标记好的淋巴结。

5)切除蓝染淋巴结(淋巴导航仪测得的所有≥10%的淋巴结,切除最高记数的放射性淋巴结),再次探测手术部位哨兵淋巴结放射强度。递梅氏剪或电刀切除,递探头确定前哨淋巴结无遗漏。

(3)保乳手术

1)用画线笔标记切口方式及位置:递画线笔。

2)沿切口标志处切开皮肤、皮下组织:递22号刀切开,干纱布拭血,中弯钳钳夹出血点、1号丝线止血钳结扎,线剪剪线或电凝止血。

3)潜行分离皮瓣,暴露肿物:递组织钳数把钳夹切口边缘,组织剪或电刀分离;递干纱布垫填塞压迫、电凝止血或1号带线结扎。

4)在距离肿物0.5~1cm处切开腺体达乳后间隙,分离肿物下方乳房后间隙,切除肿物:电刀分离、切除肿物,干纱垫压迫止血;切瘤后递热盐水纱垫覆盖创面压迫止血,将切除的肿瘤组织以长、短丝线分别标记12点、9点位置;更换污染的纱布、器械,注意无瘤原则。

5)在手术残腔边缘依次取4~10块组织按顺序标记部位送冰冻切片检查:递血管钳钳夹残腔,22号刀切取、电刀止血,8×24角针在切缘上缝扎标记;切取组织按顺序放置,送冰冻切片检查。

6)用干纱布压迫切口,等候病理学检查结果,再行相应手术:递干纱垫填塞并盖住保护切口,整理台上器械,并用布巾盖好。

(4)术中结果

1)腋窝前哨淋巴结阳性:行腋窝淋巴结清扫术,递甲状腺拉钩暴露、电刀边切边止血;淋巴结标本妥善放好,及时送检。

2)手术切缘、组织均为阳性:行乳腺癌根治术,若患者执意保乳,再次取标本送检;如边缘阴性则按保乳缝合切口;边缘仍阳性,则行根治术。用皮钳夹起切口边缘做牵引,递组织剪或电刀剥离乳房皮瓣,分离至乳房下皱襞处,将乳房和胸肌间淋巴结(保留乳头和乳晕)一并切除,乳腺肿块及腋窝淋巴结清扫结束后术者更换手套及手术器械;分离腋动脉、清除腋窝脂肪淋巴结,保留胸背神经和肩胛下血管。

3)腋窝前哨淋巴结无转移,边缘组织为阴性,放置引流、关闭切口,彻底止血:递温蒸馏水冲洗切口;角针7号丝线缝合固定引流管,2-0可吸收缝线逐层缝合腺体、4-0可吸收缝线缝合皮下,清点器械、皮肤钉钉合皮肤,纱布、棉垫覆盖腋下及乳腺切口并使用弹性绷带加压包扎。

四、疝修补术

(一)腹股沟疝修补术

1.适应证　腹股沟斜疝,腹股沟直疝。

2.麻醉方式　硬膜外麻醉或局部麻醉或腰-硬联合麻醉。

3.手术体位　仰卧位。

4.手术切口　腹股沟切口。

5.特殊用物　10号丝线、10F导尿管或边带。

6.手术步骤与手术配合

(1)消毒皮肤,贴手术薄膜:递海绵钳夹持0.5%聚维酮碘纱球消毒皮肤2遍,0.2%聚维酮碘消毒会阴部,递手术薄膜,干纱垫1块协助贴膜。

(2)髂前上棘至耻骨联合线上2~3cm处切开皮肤,皮下组织及浅筋膜:递22号刀切开,干纱布拭血,蚊式钳钳夹出血点,电凝止血。

（3）切开腹外斜肌腱膜：更换手术刀片，递甲状腺拉钩牵开显露术野。递22号刀切开，组织剪扩大，中弯钳止血，1号丝线结扎。

（4）分离提睾肌，显露疝囊：递22号刀或中弯钳分离。

（5）切开疝囊将疝内容物回纳：递长镊提起疝囊，必要时递10mL注射器抽吸0.9%氯化钠溶液或0.25%普鲁卡因将疝囊壁充胀，递组织剪剪开疝囊，递无齿卵圆钳协助回纳疝内容物。

（6）分离疝囊周围组织直至疝囊颈部：递蚊式钳数把提夹疝囊四周切缘，递盐水纱布包裹手指钝性分离。

（7）高位结扎疝囊颈：递6×17圆针4号丝线荷包缝合疝囊颈（线不剪断），递长镊、梅氏剪剪去多余疝囊。递空针穿此结扎线将疝囊的残端移植于腹内斜肌的后面。

（8）重建腹股沟管

1）巴希尼法（精索移位法）：精索后方，联合肌腱与腹股沟韧带缝合，加强腹股沟后壁。递中弯钳将边带或10F普通尿管吊起精索，直蚊式钳牵引；递7×20圆针10号丝线间断缝合。

2）福克森法（精索不移位法）：精索之前，联合肌腱与腹股沟韧带缝合。递7×20圆针10号丝线将两韧带间断缝合。

3）麦克威法：联合肌腱、腹横筋膜或腹内斜肌与耻骨上韧带缝合。递有齿镊，7×20圆针10号丝线间断缝合。

（9）缝合腹外斜肌腱膜清点纱布、缝针等数目：递7×20圆针4号丝线间断缝合。

（10）缝合皮下组织递乙醇纱球消毒皮肤：递无齿镊，6×17圆针，1号丝线间断缝合。

（11）缝合皮肤，覆盖切口：递有齿镊、6×17角针1号丝线间断缝合，乙醇纱球消毒皮肤，敷贴或纱布覆盖切口。

（二）股疝修补术

1. 适应证　股疝。

2. 麻醉方式　硬膜外麻醉或局部麻醉。

3. 手术体位　仰卧位。

4. 手术切口　腹股沟切口。

5. 特殊用物　10号丝线，8F导尿管或边带。

6. 手术步骤与手术配合

（1）消毒皮肤，术野贴手术薄膜：递海绵钳夹持0.5%聚维酮碘纱球消毒皮肤2遍，0.2%聚维酮碘消毒会阴部。递手术薄膜，干纱垫1块协助贴膜。

（2）腹股沟韧带上与韧带平行或在股三角上切开皮肤、皮下组织：递22号刀切开，干纱布拭血，蚊式钳止血，1号丝线结扎或电凝止血。

（3）经腹股沟手术

1）切开腹外斜肌腱膜：递22号刀或电刀切开。

2）将精索（子宫圆韧带）向内上方牵开，在腹壁下动静脉内侧剪开腹横筋膜，推开腹膜外脂肪组织,暴露疝囊:递甲状腺拉钩牵开显露术野,递 20 号刀或组织剪剪开腹横筋膜,盐水纱布包裹手指分离腹膜外组织。

3)切开疝囊,将疝内容物回纳:递长镊提起疝囊;1mL 注射器抽吸 0.9%氯化钠溶液或 0.25%普鲁卡因将疝囊壁充胀,递 22 号刀或组织剪切开疝囊,递无齿卵圆钳协助回纳疝内容物。

4)高位结扎疝囊颈:递蚊式钳数把提夹疝囊四周边缘,盐水纱布分离周围组织直至疝囊颈部,6×17 圆针 4 号丝线荷包缝合,弯剪剪去多余疝囊。

5)缝合肌腱,耻骨上韧带与腹股沟韧带,精索或圆韧带回复原位:递 12×20 圆针 10 号丝线间断缝合。

6)缝合腹外斜肌腱膜,清点器械、敷料等数目:递无齿镊,6×17 圆针 4 号丝线间断缝合。

(4)经股手术

1)切开筛状筋膜分开脂肪组织:更换手术刀片,递 22 号刀切开,组织剪扩大,递甲状腺拉钩牵开。

2)分离疝囊与股静脉、大隐静脉及其周围组织直至囊颈:递中弯钳、组织剪,盐水纱布分离。

3)切开疝囊,结扎疝囊颈:配合同经腹股沟手术。

4)缝合腹股沟韧带、陷窝韧带和耻骨韧带,以及卵圆窝镰状缘与耻骨筋膜,闭合股管上下口:递长镊、12×20 圆针 7 号丝线间断缝合。

5)缝合筋膜,清点器械、敷料等数目:递 6×17 圆针 4 号丝线间断缝合。

(5)缝合皮下组织:递乙醇纱球消毒皮肤,递无齿镊,6×17 圆针 1 号丝线间断缝合。

(6)缝合皮肤,覆盖切口:递有齿镊,6×17 角针 1 号丝线间断缝合,有齿镊对合皮肤,敷贴或方纱覆盖切口。

(三)嵌顿性腹股沟疝修补术

1.麻醉方式　硬膜外麻醉或局部麻醉或腰-硬联合麻醉。

2.手术体位　仰卧位。

3.手术切口　腹股沟切口。

4.特殊用物　10 号丝线、10F 尿管、肠钳、热盐水、3-0 可吸收线、0.25%普鲁卡因、边带。

5.手术步骤与手术配合

(1)消毒皮肤至暴露疝囊同腹股沟疝修补:配合同本节腹股沟疝修补。

(2)切开疝囊递长镊、中弯钳提起疝囊:递 22 号刀切开,梅氏剪扩大,吸引器头吸尽囊液;递长镊、梅氏剪剪开,递无齿卵圆钳将疑似坏死肠袢拉出。

(3)打开疝囊切口。

(4)热敷嵌顿肠管或封闭其肠系膜:热盐水纱布热敷肠管或 0.25%普鲁卡因封闭肠系膜。

(5)观察肠管的血液循环恢复情况如何,肠管回纳腹腔,并处理疝囊。

1)确定肠管有活力:递海绵钳(无齿)或长镊将肠管回纳腹腔,处理疝囊,配合同腹股沟疝修补术。

2)如肠管的血液循环障碍或有肠坏死,即行肠切除肠吻合术:配合同本章第五节剖腹探查术(3~5)。

(四)无张力疝修补术

1.麻醉方式　硬膜外麻醉或局部麻醉。

2.手术体位　仰卧位。

3.手术切口　腹股沟切口。

4.特殊用物　网塞、补片、边带。

5.手术步骤与手术配合

(1)消毒皮肤至显露疝囊同腹股沟疝修补术;配合同本节腹股沟疝修补术。

(2)补片无张力疝修补:补片覆盖腹内斜肌并能超过腹股沟三角上线2~3cm,将补片的圆角固定在耻骨面腱膜上,下缘与腹股沟韧带的光面做连续缝合;递长镊放置补片,圆针4-0不可吸收缝线或6×17圆针4号丝线缝合固定。

(3)疝环充填式无张力疝修补

1)将圆锥形网塞底尖部(圆锥形)与疝囊最低点缝合固定:递长镊放置网塞、6×17圆针4号丝线缝合固定1针。

2)回纳疝内容物,并将圆锥形网塞充填在疝环内:递海绵钳(无齿)、长镊协助回纳。

3)将网塞边缘与内环口外周缝合,固定圆锥形网塞:递长镊、6×17圆针4号丝线缝合周边数针。

4)于耻骨结节至内环上方的腹股沟管的后壁放置补片:递补片、组织剪给术者修剪。长镊放置修整好的补片,12×20圆针7号线与周围组织固定(由于补片有尼龙搭扣作用,不必与周围组织固定)。

5)缝合切口:配合同腹股沟疝修补术。

五、胃肠手术

(一)胃造口术(荷包术)

1.适应证　食管肿瘤或其他因素造成的食管阻塞,急性出血坏死性胰腺炎等暂时性胃减压。

2.麻醉方式　硬膜外麻醉或局部麻醉。

3.手术体位　仰卧位。

4.手术切口　上腹正中或左侧旁正中切口。

5.特殊用物　蕈状导管或18F双腔气囊导尿管。

6.手术步骤与手术配合

(1)腹正中切口:探查腹腔配合同本章腹正中切口。

（2）于胃体部前壁及中部，间距 5cm 左右缝合牵引线，显露胃前壁：递腹腔自动拉钩牵开显露，长镊夹持湿纱垫保护造口周围组织。递 6×14 圆针 4 号丝线缝牵引线 2 针，蚊式钳钳夹线尾，暂不结扎。

（3）于两牵引线之间，直径 2~2.5cm 荷包缝合胃前壁：递长镊，6×14 圆针 4 号丝线荷包缝合，蚊式钳钳夹线尾。

（4）切开造口，放置造口管并使胃壁切口内翻：递 15 号刀切开、电凝止血。递蕈状导尿管或双腔气囊导尿管插入，收紧荷包线并结扎，递吸引器头吸引。

（5）于左上腹另切一切口将导管尾部引出，固定导管于皮肤上：递 11 号刀切开，递大弯钳引出导管尾部。递有齿镊，8×24 角针 4 号丝线固定导管于皮肤。

（6）将胃壁固定缝合在腹膜上：递长镊，6×14 圆针 4 号丝线间断缝合。

（7）缝合切口：配合同腹正中切口或旁正中切口。

（二）胃大部分切除术（毕Ⅰ式）

1. 适应证 慢性胃溃疡合并大量、持续或再次出血，消化性溃疡合并急性穿孔，慢性溃疡等。

2. 麻醉方式 硬膜外麻醉或气管插管全身麻醉。

3. 手术体位 仰卧位。

4. 手术切口 上腹正中切口。

5. 特殊用物 胃幽门钳、肠钳、超声刀。

6. 手术步骤与手术配合

（1）腹正中切口：探查腹腔配合本章同腹正中切口。

（2）游离胃大弯，切断胃网膜左动、静脉及胃短动、静脉分支及胃网膜右动、静脉：递中弯钳游离，钳夹，组织剪剪开，4 号丝线结扎或 7×20 圆针 4 号丝线缝扎或超声刀直接切割闭合血管。

（3）游离胃小弯，切断胃右动、静脉及胃左动脉下行支：递中弯钳游离、钳夹，组织剪剪开，4 号丝线结扎或 7×20 圆针 4 号丝线缝扎。

（4）断胃：递 6×17 圆针 1 号丝线缝 2 针支持线，递胃幽门钳、肠钳夹持胃部，递 15 号刀切开前壁浆肌层，6×17 圆针 1 号丝线缝扎黏膜下血管。同法处理胃后壁。

（5）缝合部分胃残端：递长镊、6×17 圆针 1 号丝线间断、全层缝合。

（6）于胃小弯侧游离、断离十二指肠：递蚊式钳、梅氏剪游离，出血点递 1 号丝线结扎或缝扎。递有齿直钳 2 把，分别夹住十二指肠壶腹和幽门部，长镊夹持盐水纱布包裹十二指肠四周，递 15 号刀切断，取下的标本及刀一并置入弯盘内。递吸引器头吸尽胃内容物，海绵钳夹持聚维酮碘纱球消毒残端，更换吸引器头及污染器械。

（7）对合胃和十二指肠残端，端-端吻合：先将胃与十二指肠拟定吻合口两侧缝牵引线，然后间断缝合后壁浆肌层，全层缝合胃与十二指肠后壁、前壁，最后加固缝合其前壁浆肌层。递长镊，6×17 圆针 1 号丝线缝合做牵引，蚊式钳钳夹线尾；递 3-0 可吸收线连续全层缝合，再递 6×17 圆针、1 号丝线加固缝合浆肌层。

(8)缝合切口同腹正中切口:配合同腹正中切口。

(三)胃大部分切除术(毕Ⅱ式吻合器法)

1. 适应证　十二指肠溃疡、胃溃疡、胃远端肿瘤。

2. 麻醉方式　硬膜外麻醉或气管插管全身麻醉。

3. 手术体位　仰卧位。

4. 手术切口　上腹部正中切口。

5. 特殊用物　胃幽门钳、肠钳、直线切割闭合器(GIA60-3.8/GIA80-3.8/GIA100-3.8)、25号吻合器、荷包缝合器、荷包线。

6. 手术步骤与手术配合

(1)腹部正中切口:探查腹腔配合同腹部正中切口。

(2)游离胃大弯、胃小弯周围组织,闭合胃网膜左右静脉和胃短动静脉及其分支:递中弯钳、组织剪、电刀或超声刀游离,1号丝线依次结扎。

(3)游离十二指肠第一段1~2cm周围组织血管:递电刀或超声刀游离。

(4)在幽门预定离断十二指肠处,闭合及离断十二指肠,递GIA60-3.8切割闭合十二指肠。

(5)在胃体部预定切断处,闭合、离断胃体,递GIA80-3.8或GIA100-3.8离断闭合胃体,移走胃标本(用盆盛装)。

(6)消化道重建(胃空肠RouX-Y吻合)

1)屈氏韧带下15~20cm处离断空肠:2把有齿直钳分别夹住横断空肠,并游离远端肠系膜。空肠远端使用荷包缝合器和荷包线做全层绕边的荷包缝合,蚊氏钳吊线尾,空肠近端用肠钳暂时夹闭。

2)胃空肠吻合(第一个吻合):远端空肠断端荷包线收紧、25号吻合器钉钻,残胃前壁开约2cm小口,吻合器经此口伸入从胃体后壁中,直接与钉钻对合,收紧后激发,完成吻合。

3)缝合胃前壁下切口:3-0号可吸收线全层缝合。

4)空肠与空肠端-侧吻合(第二个吻合):距胃空肠吻合口45~50cm处空肠切一小口,近端空肠与此口用3-0号可吸收线全层连续缝合,7×20圆针1号丝线间断缝合加固,完成端-侧吻合。

(7)缝合切口同腹正中切口:配合同腹部正中切口。

(四)胃癌根治术(以胃窦部癌切除术为例)

1. 适应证　胃窦部癌,胃体远端癌。

2. 麻醉方式　硬膜外麻醉或气管插管全身麻醉。

3. 手术体位　仰卧位。

4. 手术切口　上腹部正中切口。

5. 特殊用物　胃幽门钳、肠钳。

6. 手术步骤与手术配合

（1）同腹正中切口：探查腹腔配合同本章腹正中切口。

（2）分离大网膜：递中弯钳分离、钳夹，组织剪剪断或电刀、超声刀直接切割，4号丝线结扎。

（3）切断左、右胃网膜血管：递直角钳分离，中弯钳钳夹、组织剪剪断，4号丝线结扎或6×17圆针4号丝线缝扎。

（4）分离清除肝十二指肠韧带内肝动脉侧的淋巴组织：递中弯钳、直角钳分离钳夹，梅氏剪剪断，4号丝线结扎或缝扎。

（5）分离全部小网膜，显露腹腔动脉：递长镊，组织剪分离，中弯钳钳夹，4号丝线结扎加缝扎。

（6）游离十二指肠第1段：递中弯钳游离、钳夹，梅氏剪剪断，4号丝线结扎加缝扎。

（7）切除胃，恢复肠道连续性：配合同本节胃大部分切除术。

（8）缝合切口同腹正中切口：配合同腹正中切口。

（五）全胃切除术（空肠代胃术）

1. 适应证　胃底贲门癌，胃体癌，胃窦癌已侵及胃体等。

2. 麻醉方式　气管插管全身麻醉。

3. 手术体位　仰卧位。

4. 手术切口　上腹正中切口或左正中旁切口或胸腹联合切口。

5. 特殊用物　气管钳（大直角钳）、肠钳，必要时备开胸器械。

6. 手术步骤与手术配合

（1）同腹正中切口：探查腹腔配合同本章腹正中切口。

（2）分离大网膜至游离十二指肠第1段：配合同本节胃癌根治术。

（3）全胃切除，上切端在食管贲门部，下切端在幽门下2.5～3cm处：递大直角钳夹住食管贲门处、肠钳夹住幽门下，递长镊夹持盐水纱垫保护切口周围，15号刀切断，切下的标本及刀一并放入弯盘内。递海绵钳夹持聚维酮碘纱球消毒残端。

（4）缝合十二指肠残端：配合同本节胃大部切除（毕Ⅱ式）

（5）食管空肠端-侧吻合

1）拉出近端空肠袢一段，缝定位牵引线：递长镊拉出肠袢，6×17圆针、1号丝线吻合空肠及食管两侧各1针，蚊式钳钳夹牵引。

2）缝合食管及空肠吻合口后壁浆肌层：递5×14圆针、1号丝线间断缝合，直、弯蚊式钳交替间隔钳夹、牵引，待缝毕一并结扎。

3）切开空肠，开放食管：递15号刀切开（可使用吻合器），弯蚊式钳止血，1号线结扎。递吸引器头吸净食管内容物。

4）食管及空肠全层缝合：递长镊，6×17圆针、1号丝线间断缝合，缝合前将胃管送入空肠内。

5）缝合吻合口之前壁浆肌层：递6×17圆针、1号丝线间断缝合。

6)空肠与空肠侧-侧吻合:递6×17圆针、1号丝线间断缝合。

(6)缝合切口同腹正中切口:配合同腹正中切口。

(六)开腹探查术

1.适应证　肠扭转、肠套叠松解、肠切除等。

2.麻醉方式　硬膜外麻醉。

3.手术体位　仰卧位。

4.手术切口　腹正中切口。

5.特殊用物　热盐水、0.25%普鲁卡因闭合器、荷包线、圆形吻合器。

6.手术步骤与手术配合

(1)同腹正中切口:探查腹腔配合同本章腹正中切口。

(2)松解扭转或套叠肠管

1)如与周围组织有粘连:递长镊,梅氏剪分离,中弯血钳管钳夹止血,1号或4号丝线结扎。

2)如有血液循环障碍:递热盐水纱布热敷,20mL注射器抽吸0.25%普鲁卡因封闭肠系膜根部。

3)如有肠管绞窄坏死,应立即行肠切除术。

(3)切除坏死肠管:递长镊夹持盐水纱垫保护肠管四周,递肠钳和有齿直钳各2把分别夹住需切除之肠管远、近端,15号刀切断,将钳、刀标本等置入弯盘内,递海绵钳夹聚维酮碘纱球消毒残端或用闭合器、切割缝合器切断,荷包线缝合吻合口2个断端。

(4)肠吻合,恢复肠管连续性

1)肠管断端两侧浆肌层缝标记线:递6×17圆针、1号丝线缝标志牵引线2针,蚊式钳钳夹线头。

2)缝合后壁、前壁:递长镊,6×14圆针、1号丝线间断缝合或用圆形吻合器。

(5)缝合肠系膜之裂孔,将肠管回纳腹腔:除去肠钳,移去纱垫,递6×17圆针、1号丝线间断缝合。

(6)缝合切口同腹正中切口:配合同腹正中切口。

(七)结肠造口术(结肠外置术)

1.适应证　不能切除的结肠、直肠或盆腔肿瘤形成的梗阻或作为左侧结肠切除吻合术的辅助性手术。

2.麻醉方式　连续硬膜外麻醉。

3.手术体位　仰卧位。

4.手术切口　下腹正中切口。

5.特殊用物　玻璃棒、凡士林油纱布。

6.手术步骤与手术配合

(1)同腹正中切口:探查腹腔配合同本节腹正中切口。

(2)游离大网膜及横结肠系膜,并提至切口外:递长镊,中弯钳、梅氏剪充分游离,

4 号丝线结扎或缝扎止血。

（3）于脐下切一小口（容一指半），同时切去一小块椭圆形皮肤，形成造口；更换刀片，递 15 号刀切一小口，有齿镊提夹皮缘并切除，蚊式钳止血、1 号丝线结扎或电凝止血。

（4）横结肠造口，递玻璃棒穿过肠系膜无血管区，两端用短橡皮管绕过肠祥相连接；递长镊，5×14 圆针 1 号丝线将肠祥的浆肌层与腹膜及皮下层缝合。递凡士林油纱布围绕结肠保护切口周围皮肤及结肠。

（5）缝合切口同腹正中切口：配合同腹正中切口。

（八）阑尾切除术

1. 适应证　急、慢性阑尾炎。

2. 麻醉方式　硬膜外麻醉。

3. 手术体位　仰卧位。

4. 手术切口　右下腹斜切口（麦氏切口）。

5. 手术步骤与手术配合

（1）自脐与右前上棘之间中外 1/3 处切开皮肤，皮下组织：配合同本章腹正中切口。

（2）钝性分离腹外斜肌腱膜、腹内斜肌及腹横肌：更换刀片，递中弯钳撑开、甲状腺拉钩 2 把向切口两端拉开，钝性分离。

（3）切开腹横筋膜与腹膜，进入腹腔：递中弯钳 2 把提起腹膜，递 20 号刀切开，组织剪扩大。

（4）探查腹腔，寻找阑尾：递 0.9%氯化钠溶液湿手探查，S 形拉钩牵开，长镊夹盐水纱布及海绵钳（无齿）将小肠推开，暴露盲肠。

（5）处理阑尾

1）提起盲肠，找到阑尾：递阑尾钳提夹阑尾系膜。

2）分离阑尾系膜至阑尾根部：递中弯钳分离、钳夹，15 号刀切断，4 号丝线结扎或 6×17 圆针、4 号线缝扎。

3）距阑尾根部 0.5cm 处的盲肠壁上行荷包缝合：递长镊，5×14 圆针、4 号丝线缝合（暂不结扎），蚊式钳钳夹线尾。

4）钳夹、结扎阑尾基部，并切断：递中弯钳钳夹，4 号线结扎。递中弯钳夹住阑尾结扎线近端、盐水纱垫保护切口周围，递 15 号刀切断，刀及阑尾一并放入弯盘，递 0.5%聚维酮碘纱球消毒残端。

5）收紧荷包缝线，将阑尾残端内翻入盲肠：递长镊除去纱布，递中弯钳送阑尾残端；必要时，递 5×14 圆针、1 号丝线褥式缝合加固。

（6）清理腹腔：递吸引器头吸净腹腔液体，干净盐水纱垫检查腹腔。

（7）关腹：清点器械、敷料等数目，逐层缝合。

（九）肛瘘切除术（单纯性）

1. 适应证　已较纤维化的低位肛瘘。

2. 麻醉方式　腰-硬联合麻醉或局部麻醉。

3. 手术体位　截石位或俯卧位。

4. 手术切口　肛周切口。

5. 特殊用物　探针、亚甲蓝、肛窥器、液状石蜡、平头注射器针头 1 个、凡士林油纱布、碘仿纱布。

6. 手术步骤与手术配合

（1）消毒会阴，扩张肛管：递海绵钳夹持聚维酮碘纱球消毒，递消毒液状石蜡、肛窥器扩张肛管。

（2）探查瘘管方向及其内口：递注射器连接磨平的针头抽吸亚甲蓝自瘘管外口注入，将润滑油的探针从外口插入内口穿出。

（3）沿瘘管内、外之间的皮肤及黏膜切开，直至瘘管壁全部切除：递有齿镊，15 号刀切开，组织剪或电刀剥离瘘管壁，蚊式钳钳夹、电凝止血。

（4）处理创面

1）一期缝合：递圆针 0 号可吸收缝线全层缝合，7×20 角针 1 号丝线间断缝合皮肤。

2）二期缝合：电凝止血后，递油纱布或碘仿纱布填塞创面。

（5）覆盖切口：递有齿镊 2 把对合皮肤，乙醇纱球消毒，纱布、棉垫覆盖切口。

（十）肛瘘挂线法

1. 适应证　括约肌上肛瘘或括约肌外肛瘘等高位肛瘘，或作为复杂性肛瘘切开或切除的辅助方法。

2. 麻醉方式　腰-硬联合麻醉或局部麻醉。

3. 手术体位　截石位或侧卧位。

4. 特殊用物　探针、橡皮筋。

5. 手术步骤与手术配合

（1）消毒肛周皮肤，扩张肛管：递海绵钳夹持聚维酮碘纱球消毒。递消毒液状石蜡、肛窥器扩张肛管。

（2）切开瘘管的外侧部直至外括约肌：递有齿镊，15 号刀切开。

（3）将探针自瘘管口轻轻送入，自肛门拉出将探针尾端缚一橡皮筋递给术者。

（4）拉紧橡皮筋：递中弯钳夹住拉紧的橡皮筋，7 号丝线在钳下方双重结扎。

（5）消毒、覆盖切口：递海绵钳夹持乙醇纱球消毒，纱布覆盖。

（十一）环状痔切除术

1. 适应证　内、外痔其他治疗无效。

2. 麻醉方式　硬膜外麻醉。

3. 手术体位　截石位。

4. 特殊用物　肛门扩张器、肛窥器、粗硬胶管、别针、凡士林油纱布。

6. 手术步骤与手术配合

（1）消毒肛周皮肤，扩张肛管：递海绵钳夹持聚维酮碘纱球消毒，递消毒液状石蜡，肛窥器扩张肛管。

（2）牵引肛门皮肤与黏膜交界处,于齿状线平面上环形切开黏膜:递组织钳 4 把钳夹牵引,递 15 号刀环形切开,弯蚊式钳钳夹,干纱布拭血,1 号丝线结扎。

（3）分离黏膜下层,推开肌层及括约肌:递中弯钳,组织剪分离,盐水纱布剥离,1 号丝线结扎止血。

（4）于痔核上方切断黏膜:先切 1/4 圆周,边切边缝,直至完成全圈的缝合。递 15 号刀切开,递有齿镊,角针 3-0 可吸收线间断缝合黏膜与皮肤切缘,取下的组织钳及标本放入弯盘内。

（5）直肠内放置橡皮管清点缝针、纱球数目;将粗硬胶管外包绕凡士林油纱布递术者塞入肛门(胶管末端用别针扣住),保护肛门皮肤创缘;递纱布,棉垫覆盖。

六、肝胆胰脾手术

（一）左半肝切除术

1.适应证　肝癌、肝良性肿瘤、肝囊肿、肝脓肿及局限性的肝胆管结石等。

2.麻醉方式　气管插管全身麻醉。

3.手术体位　仰卧位,抬高右侧腰部。

4.手术切口　上腹正中切口或肋缘下斜切口或上腹部"人"字形切口。

5.特殊用物　肝拉钩、阻断血管物品及器械 1 套、肝缝线、双套管引流管。

6.手术步骤与手术配合

（1）同腹正中切口,探查腹腔并根据病变范围延长:配合同本章腹正中切口。

（2）充分显露手术野:递肝脏拉钩固定手术床沿做牵引。

（3）游离左半肝,将肝圆韧带、镰状韧带及左冠状韧带、左三角韧带离断:递长梅氏剪、长直角钳、长弯钳分离、钳夹,22 号刀切断,4 号或 7 号丝线结扎。

（4）显露肝门:分离出肝动脉、门静脉分支及肝管、肝门的管道,分别结扎胆囊管和肝左动脉。递长梅氏剪,长直角钳,长弯钳分离、钳夹、切断,4 号丝线或 6×17 圆针、4 号丝线贯穿缝扎,吸引器头吸引,湿盐水纱垫拭血。

（5）阻断肝门,时间不超过 20 分钟(必要时不超过 30 分钟):递棉绳、索套、直蚊式钳(钳尖套有胶管)、长直角钳阻断,记录阻断时间。

（6）切肝

1）沿预切线切开肝包膜、肝实质:递电刀或超声刀、ligasure 切开肝包膜、分离肝实质。

2）切断左门静脉主干和左肝管:递长弯钳分离、钳夹,15 号刀切断,中弯钳带 4 号丝线双重结扎。

3）切断肝左静脉:递长弯钳分离、钳夹,15 号刀切断,中弯钳带 4 号丝线双重结扎或直接用切割闭合器闭合($\Phi<2.5$mm)。

4）完全切除左半肝:递长弯钳钳夹其余肝组织,15 号刀切断,中弯钳带 4 号丝线结扎、切下标本放入弯盘内。

（7）肝创面止血:递长镊,圆针 0 号可吸收线连续缝合肝创面或电凝超止血(调至喷火花状态)或用生物止血材料止血。

(8)肝面下放置引流:递粗胶管或双套管1条(引流管可另做切口引出)。

(9)缝合切口同腹正中切口:配合同腹正中切口。

(二)肝动脉插管术(普通硅胶管)

1.适应证　原发性肝癌无法切除而行姑息性治疗,原发病灶已切除的转移性肝癌的姑息性治疗,肝癌切除后的预防性化疗。

2.麻醉方式　硬膜外麻醉。

3.手术体位　仰卧位。

4.手术切口　上腹正中切口。

5.特殊用物　化疗管、1‰肝素、眼科弯剪、整形镊(长尖镊)、酒精灯、亚甲蓝。

6.手术步骤与手术配合

(1)腹正中切口:探查腹腔配合同本章腹正中切口。

(2)在肝门处游离出肝固有动脉,左、右肝动脉,肝总动脉及胃十二指肠动脉,结扎胃右动脉:递长直角钳、长镊、长梅氏剪,长弯钳分离,4号丝线结扎止血。

(3)将胃十二指肠动脉游离约1cm远端结扎,近端剪一小口置入化疗管至肝固有动脉或左、右肝动脉:递中弯钳分离,4号丝线双重结扎远端,递眼科剪将近端剪一小口,充盈肝素液的化疗管置入,4号丝线双重结扎固定导管近端,蚊式钳钳夹管末端;置管后注入亚甲蓝,查看肝变蓝部分是否符合要求,否则调整位置。

(4)腹壁切一小口,固定硅胶管:递11号刀切开,中弯钳扩大切口,长弯钳将硅胶管引出于腹壁外,递7×20角针、4号丝线缝扎固定,末端用酒精灯烧灼封闭。

(5)缝合切口同腹正中切口:配合同腹正中切口。

(三)胆囊切除术

1.适应证　急性或慢性胆囊炎、胆石症、胆囊肿瘤、胆囊息肉等。

2.麻醉方式　硬膜外麻醉。

3.手术体位　仰卧位,抬高腰桥或肋缘平面背部垫小沙袋。

4.手术切口　右肋缘下斜切口。

5.手术步骤与手术配合

(1)肋缘下斜切口:探查腹腔配合同本章肋缘下斜切口。

(2)分离胆囊周围粘连组织,显露肝十二指肠韧带及胆囊颈部:递长镊夹持盐水纱垫将肠曲隔开,递S形拉钩,深直角拉钩牵开显露肝门区。递长镊,KD钳夹持KD粒分离,长梅氏剪或电刀分离,中弯钳带4号丝线结扎止血,递海绵钳轻轻提吊胆囊。

(3)切开十二指肠韧带右缘之腹膜,分离显露胆囊管、胆囊动脉:递长镊,长梅氏剪剪开,KD钳夹持KD粒分离,长弯钳钳夹出血点,4号丝线结扎或缝扎或电刀止血。

(4)结扎胆囊管、胆囊动脉:递长直角钳,长弯钳钳夹胆囊管,15号刀切断,中弯钳带4号丝线结扎。近端用6×17圆针、4号丝线加强缝扎1针(胆囊动脉结扎同上)。

(5)切除胆囊:递电刀沿胆囊边缘切开浆膜,长镊、长梅氏剪或电刀剥离胆囊,长弯钳钳夹出血点,4号丝线结扎或电凝止血。

（6）缝合胆囊床,必要时放置双套管引流或胶管引流:递长镊,7×20 圆针、4 号丝线间断缝合,递中弯钳协助放置双套管引流条(引流条末端用别针扣住)。

（7）缝合切口同肋缘下斜切口:配合同肋缘下斜切口。

（四）胆总管探查引流术

1.适应证　胆总管结石、胆管炎、胆总管下段梗阻、阻塞性黄疸、肝胰壶腹(乏特壶腹)周围肿瘤。

2.麻醉方式　硬膜外麻醉或气管插管全身麻醉。

3.手术体位　仰卧位,抬高腰桥。

4.手术切口　右上腹直肌切口或右侧肋缘下切口。

5.特殊用物　胆道探条、取石钳、刮匙、"T"形引流管、双套管、探针。

6.手术步骤与手术配合

（1）腹直肌切口:探查腹腔配合同本章腹直肌切口。

（2）显露胆总管:递长镊夹盐水纱垫将肠曲隔开,另递一块纱垫填塞小网膜孔,套管吸引器头吸引。

（3）穿刺确认胆总管,并纵行切开:递 5mL 注射器穿刺定位,递 5×14 圆针、1 号丝线于胆总管壁缝牵引线 2 针,蚊式钳 2 把钳夹线尾,递 11 号刀切开,吸引器头吸净胆汁。

（4）探查胆总管:向上探查左、右肝管,向下探查胆总管下段及 Oddis 括约肌通畅情况。从小到大依次递胆道探条探查。如有结石,递取石钳、刮匙取出结石,放入小杯内。递 12F 普通尿管、50mL 注射器抽吸温盐水反复冲洗检查,必要时采用胆道镜探查取石。

（5）放置"T"形管引流,缝合胆总管,检查是否通畅及漏水:递长镊夹"T"形管置入胆总管,圆针 5-0 可吸收缝线间断全层缝合,5×14 圆针、1 号丝线间断缝合加固。递 20mL 注射器抽吸温盐水注入"T"形管检查。

（6）于肋床底部网膜孔附近放置腹腔引流管:递海绵钳夹持乙醇纱球消毒皮肤;递 15 号刀在肋缘下侧壁做小切口,中弯钳扩大,并将引流管及"T"形管带出切口外,9×28 角针、4 号丝线缝扎固定"T"形管。

（7）缝合切口同腹直肌切口:配合同腹直肌切口。

（五）胆总管空肠吻合术(以端–侧吻合术为例)

1.适应证　胆总管损伤,胆总管囊肿,胆总管恶性肿瘤或胰腺切除术同时切除部分胆总管,肝移植术不适宜胆总管端–端吻合术。

2.麻醉方式　硬膜外麻醉或气管插管全身麻醉。

3.手术体位　仰卧位,手术床可行术中 X 线造影。

4.手术切口　上腹直肌切口或旁正中切口。

5.特殊用物　肠钳、胆道探条、取石钳、刮匙。

6.手术步骤与手术配合

（1）同胆总管探查引流术:探查胆总管配合同本节胆总管探查引流术。

（2）游离胆管:递长弯钳,梅氏剪游离,盐水纱垫拭血,1 号或 4 号丝线结扎或电凝止血。

（3）在 Treity 韧带远侧 10~20cm 处切断空肠，关闭远端递中弯钳，梅氏剪分离系膜，4 号丝线结扎出血点；递肠钳 2 把钳夹空肠，盐水纱垫保护切口周围，15 号刀切断、聚维酮碘纱球消毒残端，递 6×17 圆针、1 号丝线关闭空肠远端。

（4）提起横结肠，在结肠中动脉右侧系膜无血管区切开一孔，将关闭空肠的远段经此孔上提：递长镊、中弯钳，组织剪剪开一孔，中弯钳钳夹止血，1 号或 4 号丝线结扎。

（5）距断端 5cm 处切开，空肠与胆总管吻合：递 15 号刀切开空肠，吸引器头吸净分泌液，弯蚊式钳止血，1 号线结扎，圆针 3-0 可吸收缝线连续缝合或 6×17 圆针、1 号丝线间断缝合，1 号丝线间断加固缝合前壁。

（6）空肠端-侧吻合：将断端空肠近端与上提的空肠远端距胆管空肠吻合口 50cm 处做端-侧吻合。递 15 号刀切开空肠，吸引器头吸净分泌液，蚊式钳止血，1 号丝线结扎，递 6×17 圆针、1 号丝线间断缝合或 3-0 可吸收线连续缝合。

（7）放置腹腔引流管，缝合切口：配合同胆总管探查引流术。

（六）经十二指肠 Oddis 括约肌成形术

1. 适应证　肝胰壶腹括约肌（Oddis 括约肌）狭窄及缩窄性乳头炎，乳头部胆石嵌顿，Oddis 括约肌狭窄胆总管无明显扩张。

2. 麻醉方式　持续硬膜外阻滞或气管插管全身麻醉。

3. 手术体位　仰卧位。

4. 手术切口　右肋缘下斜切口或右上腹直肌切口。

5. 特殊用物　眼科弯剪。

6. 手术步骤与手术配合

（1）探查胆总管：探查胆总管配合同本节胆总管探查引流术。

（2）切开十二指肠外侧腹膜并游离，十二指肠乳头定位：递电刀切开腹膜，长弯钳游离，长梅氏剪剪开，1 号丝线结扎出血点。递 3mm 胆道探条，将乳头顶到十二指肠前壁。

（3）于乳头顶起点的上下水平位缝牵引线，切开十二指肠，显露乳头部：递长镊，5×14 圆针 1 号丝线缝牵引线 2 针，直蚊式钳钳夹线尾，递 15 号刀切开十二指肠。

（4）于乳头的 9 点、12 点处缝牵引线，在乳头开口上方约 11 点钟处楔形切开 Oddis 括约肌和壶腹部前外侧壁的一部分，切开长度 2~2.5cm：递 5×14 圆针、1 号丝线缝牵引线 1 针，递 15 号刀或眼科弯剪切开，5×14 圆针、1 号丝线边切边缝。

（5）缝合十二指肠：递长镊，圆针 3-0 可吸收缝线连续缝合，5×14 圆针、1 号丝线间断缝合浆肌层。

（6）缝合胆总管切口：递圆针 3-0 可吸收缝线缝合（根据情况放置 T 形管引流）。

（7）放置腹腔引流管，缝合切口：配合同胆总管探查引流术。

（七）胰十二指肠切除术

1. 适应证　无远处转移，全身情况允许，侵及胰头、肝胰壶腹（Vater 壶腹）、十二指肠或胆总管下端能切除的恶性肿瘤；胰头和十二指肠严重的不能修复的损伤。

2. 麻醉方式　气管插管全身麻醉。

3. 手术体位　仰卧位。

4. 手术切口　右上腹旁正中切口或右肋缘下切口并左侧腹部正中。

5. 特殊用物　胃幽门钳、双套管引流。

6. 手术步骤与手术配合

（1）旁正中切口，显露腹腔：配合同本章旁正中切口。

（2）探查腹腔：依次探查肝、胆道、胃、十二指肠、盆腔和肝门部、肠系膜及腹主动脉淋巴结有无转移；递盐水纱垫，腹腔自动拉钩，直角拉钩牵开显露；递长镊、梅氏剪、长弯钳分离、显露；递盐水湿手探查。

（3）解剖十二指肠外侧，沿十二指肠外侧切开后腹膜，探查胰头病变范围：递长镊，长梅氏剪剪开腹膜，并行分离，4 号丝线结扎或缝扎止血；盐水纱垫保护肠曲，显示胰头。

（4）显露肠系膜上静脉，探查肿瘤是否侵犯肠系膜上静脉：递盐水，术者再次湿手探查前壁。

（5）常规切除胆囊：配合同本节胆囊切除术。

（6）游离肝固有动脉、肝总动脉和胃、十二指肠动脉，同时清扫肝门部及胰头后淋巴结，切断肝总管、十二指肠动脉：递长梅氏剪、长弯钳、直角钳、蚊式钳分离、钳夹，4 号丝线结扎或缝扎；十二指肠动脉递 4 号丝线双重结扎或缝扎。

（7）剪开肝胃韧带，结扎、切断胃右动脉：递长镊、长组织剪剪开韧带；长弯钳、直角钳分离，15 号刀切断动脉，4 号丝线双重结扎。

（8）游离胃窦幽门部及十二指肠壶腹，距幽门下 2cm 处切断十二指肠：递长镊、长弯钳游离，梅氏剪剪断，中弯钳带 4 号丝线结扎，盐水纱垫保护十二指肠周围组织，递肠钳 2 把钳夹十二指肠，15 号刀切断，聚维酮碘纱球消毒断面。

（9）清除幽门部淋巴结，如有癌细胞浸润，则应行胃大部分切除：配合同胃大部分切除术。

（10）游离近端空肠，于近端空肠 5~10cm 处切断空肠：递中弯钳游离、钳夹，组织剪剪断，4 号丝线结扎或缝扎；递肠钳 2 把钳夹空肠，盐水纱垫保护切口周围，15 号刀或电刀切断，盐水纱垫包裹残端。

（11）于胰腺颈部切断胰腺，显露胰管并保留，将胰头部、十二指肠、空肠上段和胆总管整块取下：递长弯钳、无损伤血管钳各 1 把分别夹住胰腺颈部，递 15 号刀或电刀切断，5×14 圆针、1 号丝线间断缝合，切除标本置入弯盘内。

（12）重建消化道，按胰、胆、十二指肠的顺序进行吻合

1）将胰腺切面深入空肠腔内，胰空肠吻合，去除空肠断端的肠钳：递长镊将胰腺切面置入空肠内，递圆针 3-0 可吸收缝线或 5×14 圆针、1 号丝线吻合。

2）肝总管空肠端-侧吻合：递肠钳钳夹空肠，盐水纱垫保护切口周围，15 号刀切开，吸引器头吸净分泌液；递长镊，圆针 3-0 可吸收缝线或 5×14 圆针、1 号丝线端-侧吻合。

3）空肠十二指肠端-侧吻合或胃空肠吻合：配合同上。

4）于胃前壁置入胃管 2 条，行胃造口：递 6×17 圆针、4 号丝线于胃前壁荷包缝合，

10 号刀切开,递胃管 2 条置入,收紧荷包线。

(13)放置引流管,自腹壁戳洞引出:递双套管引流或胶管引流(配合方法同本节胆总管探查引流术)。

(14)缝合切口同旁正中切口:配合同旁正中切口。

(八)脾切除术

1. 适应证　脾破裂,脾功能亢进,门静脉高压,血液病(血小板减少性紫癜症、再生障碍性贫血、先天性溶血性贫血等)。

2. 麻醉方式　气管插管全身麻醉或硬膜外阻滞。

3. 手术体位　仰卧位、左腰背垫一软垫。

4. 手术切口　腹正中切口。

5. 特殊用物　脾蒂钳、取脾血及输血用物、乳胶引流管、较大纱垫。

6. 手术步骤与手术配合

(1)腹正中切口:探查腹腔配合同本章腹正中切口。

(2)分离脾周围的粘连:递深直角拉钩牵开显露,递长镊、小直角钳、长梅氏剪及海绵钳(无齿)夹纱球分离,4 号丝线结扎止血或缝扎,吸引器头吸净渗血,盐水纱垫拭血。

(3)分离、切断脾胃韧带,打开小网膜囊,在胰尾上缘游离、结扎脾动脉:递长镊,直角钳分离、长组织剪剪断,4 号、7 号丝线双重结扎。

(4)显露并剪断脾结肠韧带及脾肾韧带:递长弯钳、直角钳分离、钳夹,长组织剪剪断,7×20 圆针、4 号丝线结扎或缝扎。

(5)游离脾,将脾托出腹部切口:递长镊夹持热特大纱垫填塞脾床,以垫高脾和压迫止血。

(6)分离脾蒂并切断,切除脾:递大弯钳及脾蒂三叶血管阻断钳钳住脾动、静脉及脾蒂,15 号刀切断,7 号丝线结扎,近侧断端 6×17 圆针、4 号丝线贯穿缝扎。

(7)详细检查创面,彻底止血:递长镊,取出填塞于脾床的纱垫,长弯钳钳夹出血点,4 号丝线结扎或缝扎,少量渗血则更换热盐水纱垫。

(8)冲洗腹腔,放置引流管自腹壁戳洞引出:递温盐水冲洗,吸引器头吸净,干净纱垫拭干,于膈下放置一条多孔胶管引流。

第二节　胸外科手术

一、常用手术切口

(一)后外侧切口

1. 消毒皮肤,术野贴手术薄膜　递海绵钳夹持乙醇纱球消毒,递含聚维酮碘手术薄膜,干纱垫 1 块协助贴膜。

2. 自第 5 肋或第 6 肋骨床或肋骨起,前至锁骨中线的肋骨与肋软骨交界处、与肋间平行至肩胛下角,后至脊柱与肩胛骨中线,稍向上延长至第 5 胸椎平面切开皮肤、皮下组织　递有齿镊,22 号刀切皮、电刀切开皮下组织,边切边凝血或直钳钳夹出血点、1 号丝线结扎,递干纱垫 2 块拭血。

3. 切开前锯肌、背阔肌　递电刀切开、中弯钳钳夹出血点,4 号或 7 号丝线结扎或电凝止血。

4. 游离斜方肌、背阔肌与大菱形肌,切断附着在脊突的筋膜束　递中弯钳游离、电刀切断。

5. 拉起肩胛骨,切开、剥离第 5 肋或第 6 肋骨骨膜　递肩胛骨拉钩拉起肩胛骨,电刀切开、骨膜剥离子剥离。

6. 切除或切断肋骨,经肋骨床进入胸腔　递肋骨剪截断肋骨两端,中弯钳取去肋骨,骨蜡止血;递湿纱垫 2 块保护切口,递胸腔自动牵开器牵开切口,递方头咬骨钳咬平肋骨残端,9×28 圆针、7 号丝线缝扎肋间血管。

7. 冲洗胸腔　递温 0.9%氯化钠溶液彻底冲洗胸腔并吸净,清点器械、敷料等数目。

8. 于腋中线与腋后线之间第 7、8 肋间留置胸腔引流管(胸腔引流管的侧孔距胸壁 1.5~2.0cm)　递海绵钳夹持乙醇纱球消毒皮肤,递 22 号刀切一小口,大弯钳分离进入胸腔;递胸腔引流管、9×28 角针、4 号丝线固定胸管于皮肤上,连接水封瓶。

9. 关闭胸腔,缝合胸膜及肋间肌　递肋骨合拢器拉拢肋骨,递 9×28 圆针、双 10 号丝线或 1 号肠线缝合肋骨 3 针固定,然后递 7 号丝线缝合;关胸完毕前,麻醉医师做气管内加压,充分膨肺。

10. 缝合各层肌肉　递 0.9%氯化钠溶液再次冲洗切口,递无齿镊,9×28 圆针、7 号丝线间断缝合。

11. 缝合皮下组织　递海绵钳钳夹乙醇纱球消毒切口皮肤;递有齿镊,9×28 圆针、1 号丝线间断缝合,再次清点物品数目。

12. 缝合皮肤　递有齿镊,9×28 角针、1 号丝线间断缝合。

13. 对合皮肤　递有齿镊 2 把。

14. 覆盖切口　递乙醇纱球消毒皮肤,敷料覆盖切口。

(二)前外侧切口

1. 消毒皮肤,术野贴手术薄膜　递海绵钳夹持乙醇纱球消毒,递含碘伏手术薄膜,干纱垫 1 块协助贴膜。

2. 自第 5 肋间平面沿乳房下皮肤褶皱转向外上方,顺肋骨走行切开达腋中或腋后线皮肤、皮下组织　有齿镊,22 号刀切皮、电刀切开皮下组织,边切边凝血或直钳钳夹出血点,1 号丝线结扎,递干纱垫 2 块拭血。

3. 沿肌纤维走向分开胸大肌和前锯肌,避开胸长神经　递中弯钳分离、电刀切开肌层,4 号或 7 号丝线结扎或电凝止血。

4. 切开肋间肌、胸膜,入胸(第 4 肋骨以上平面进胸时,需在胸小肌内侧止处切开)　递 22 号刀切开,4 号刀柄戳破胸膜,其余肋间肌在手指引导下组织剪剪开(有时为充分显露,可在乳内动脉的外侧切断相应的肋软骨,被切断肋软骨下面的肋间血管应钳夹结扎);递盐水纱垫2块保护切口,递胸腔牵开器牵开切口,直至显露满意。

5. 冲洗胸腔　递温0.9%氯化钠溶液彻底冲洗胸腔并吸净,清点器械、敷料等数目。

6. 于腋中线与腋后线之间第7、8肋间留置胸腔引流管(胸腔引流管的侧孔距胸壁1.5~2.0cm)　递海绵钳夹持乙醇纱球皮肤消毒;递22号刀切一小口、长弯钳分离进入胸腔;递胸腔引流管、9×28角针4号丝线固定胸管于皮肤上,连接水封瓶。

7. 关闭胸腔,缝合胸膜及肋间肌　递肋骨合拢器拉拢肋骨,9×28圆针、双10号丝线缝合肋骨3针固定,然后递7号丝线缝合;关胸完毕前,麻醉医师做气管内加压通气,充分膨肺。

8. 缝合各层肌肉　递0.9%氯化钠溶液再次冲洗切口,递无齿镊,9×28圆针、7号丝线间断缝合。

9. 缝合皮下组织　递海绵钳夹持乙醇纱球消毒切口皮肤;递有齿镊,9×28圆针、1号丝线间断缝合,再次清点物品数目。

10. 缝合皮肤　递有齿镊,9×28角针、1号丝线间断缝合。

11. 对合皮肤　递有齿镊2把。

12. 覆盖切口　递海绵钳夹持乙醇纱球消毒皮肤,敷料覆盖切口。

(三)胸腹联合切口

1. 消毒皮肤,术野贴手术薄膜　递海绵钳夹持乙醇纱球消毒皮肤,递手术薄膜,干纱垫1块协助贴膜。

2. 经第7肋间沿肋骨床切开、延伸胸部切口与腹直肌切口相连,切开皮肤、皮下组织　递有齿镊,22号刀切皮,电刀逐层切开,边切边凝血或直钳钳夹出血点、1号丝线结扎,递干纱垫2块拭血。

3. 切开背阔肌、前腹壁浅层肌肉及腹直肌前鞘　递电刀切开,中弯钳钳夹止血,甲状腺拉钩牵开显露术野。

4. 切断肋软骨,切开肋间肌、腹内斜肌及腹横肌,切断同侧腹直肌　递骨膜剥离子游离肋软骨、白求恩剪剪断,电刀逐层切开肌肉,中弯钳协助钳夹止血,必要时7号线结扎。

5. 切开胸膜进入胸腔;切开膈肌、切开腹直肌后鞘及腹膜进入腹腔　递梅氏剪剪开胸膜,组织剪剪开后鞘及腹膜。

6. 缝合膈肌　递长镊,1/2弧9×11圆针、7号丝线间断缝合。

7. 缝合切口

(1)冲洗切口:递温0.9%氯化钠溶液彻底冲洗胸腔并吸净,清点器械、敷料等数目。

(2)放置胸腔闭式引流管:递海绵钳夹持乙醇纱球皮肤消毒;递22号刀切一小口、长弯钳分离进入胸腔;递胸腔引流管、9×28角针4号丝线固定胸管于皮肤上,连接水封瓶。

(3)关闭胸腔:递肋骨合拢器拉拢肋骨,9×28圆针、双10号丝线缝合肋骨3针固定;然后递7号丝线缝合;关胸完毕前,麻醉医师做气管内加压通气,充分膨肺。

(4)缝合各肌层:递0.9%氯化钠溶液再次冲洗切口,递无齿镊,9×28圆针、7号丝线间断缝合。

（5）缝合皮下组织：递海绵钳夹持乙醇纱球消毒切口皮肤；递有齿镊，9×28 圆针、1 号丝线间断缝合，再次清点物品数目。

（6）缝合皮肤：递有齿镊，9×28 角针、1 号丝线间断缝合。

（7）对合皮肤：递有齿镊 2 把。

8. 覆盖切口　递海绵钳夹持乙醇纱球消毒皮肤，敷料覆盖切口。

二、胸壁手术

（一）胸壁结核及病灶清除术

1. 适应证　胸壁结核脓肿或慢性窦道，病情已较稳定，肺及其他器官无进行性结核性病变者。

2. 麻醉方式　气管插管静吸复合麻醉。

3. 手术体位　仰卧位或侧卧位。

4. 手术步骤与手术配合

（1）沿脓肿的长轴走行或梭形切开皮肤、皮下组织：递有齿镊，22 号刀切开。

（2）向两侧游离皮肤及肌层（尽量不要切入脓肿，如脓腔已破，则清除脓液及干酪样物）：递组织钳提夹切口缘，中弯钳分离、1 号丝线结扎或电凝止血；递干纱垫 2 块拭血，若脓腔已破，递弯盆盛接脓液，湿纱垫擦拭。

（3）探寻窦道及深部脓肿：递探针或中弯钳查找窦道及肋骨下的脓腔。

（4）彻底清除窦道、脓肿深层组织（包括肋骨、肋间肌、胸膜）：递有齿镊，10 号刀切除窦道及脓肿组织，中弯钳钳夹止血等，清除肉芽组织及脓腔壁，完全敞开脓，腔 4 号丝线结扎，吸引器头吸净脓液。

（5）游离切口附近肌瓣，填充平铺在创腔内：递结核刮匙搔刮，递 3%过氧化氢溶液及0.9%氯化钠溶液冲洗干净。

（6）缝合肌层：递有齿镊，10 号刀锐性分离，递 9×28 圆针 4 号丝线缝合固定。

（7）放置橡皮引流条，创面放抗生素：递中弯钳放置橡皮引流条，创口内放入青霉素、链霉素。

（8）缝合皮下及皮肤：递有齿镊，9×28 圆针 4 号丝线缝合皮下，1 号线缝合皮肤。

（9）对合皮肤：递有齿镊 2 把。

（10）覆盖、加压包扎切口：递纱布覆盖，绷带加压包扎。

（二）胸腔闭式引流术

1. 适应证　胸内手术后；中等量（超过第 4 肋平面）血胸；开放性气胸经清创术后缝闭伤口；张力性气胸经减压后复发；自发性气胸经反复胸穿抽气后气体明显增加；早期脓胸，特别是脓气胸等。

2. 麻醉方式　肋间神经浸润麻醉（包括筋膜），胸内手术置管另施麻醉。

3. 手术体位　低半坐位（非开胸患者）。

4. 手术切口　膈顶平面腋中线稍后(开胸术后);腋后线第 7 肋间置管或锁骨中线外侧第 2 肋间置管(非开胸患者)。

5. 手术步骤与手术配合

(1)由胸壁做一胸壁小切口:递有齿镊,10 号刀切开。

(2)分离肋间肌,戳破壁层胸膜进入胸腔:递大弯钳分离肌层,4 号刀柄戳破胸膜。

(3)修剪引流管前端呈鸭嘴状、侧面剪椭圆孔 2~3 个:递 26~30F 胸腔引流管 1~2 根,线剪修剪引流管前端。

(4)拖出引流管尾端至切口外:递大弯钳钳夹引流管末端脱出切口外。

(5)缝合固定引流管于皮肤上:递 9×28 圆针、4 号丝线缝扎 1~2 针固定引流管。

(6)连接引流瓶

1)水封瓶注水,浸没瓶内长管末端 2cm:递有容量刻度的引流瓶或胸腔闭式引流袋 1~2 个,倒 0.9%氯化钠溶液约 200mL。

2)连接水封瓶:将塑料连接管两端分别与水封瓶口长管末端、胸腔引流管末端相连。

3)钳夹、固定引流管,防止过床时胸腔进气:递长有齿直钳 4 把分别钳夹住连接管口的两端,再递纱布加固绑扎一道(此钳待患者回病房后方可撤除)。

(7)覆盖切口:敷料覆盖切口。

(三)胸膜剥脱术

1. 适应证　慢性胸腔纤维化肺内无病灶,无广泛的肺纤维性变,剥除脏层纤维板后估计肺组织能扩张;慢性脓胸无结核性支气管炎、支气管狭窄、支气管扩张和支气管胸膜瘘;机化性和凝固性血胸;特发性胸膜纤维化。

2. 麻醉方式　气管插管静吸复合麻醉。

3. 手术体位　侧卧位。

4. 手术切口　后外侧切口。

5. 手术步骤与手术配合

(1)后外侧切口,进入胸腔。于胸顶和后肋膈角同时解剖分离:配合同本节后外侧切口。

(2)切除肋骨、切开骨膜及肌纤维,进入胸膜外层:递肋骨剪及咬骨钳切除肋骨。

(3)钝性分离胸膜外至能插入肋骨牵开器为止:递组织剪或盐水纱垫包裹手指钝性分离;递湿纱垫 2 块保护切口两侧、中号肋骨牵开器显露术野。

(4)剥离壁层胸膜,压迫止血:递 KD 钳夹持 KD 粒、直角钳分离,中弯钳钳夹出血点、4 号丝线结扎或缝扎;递热盐水纱垫填塞压迫数分钟或电凝止血。

(5)分离肺表面脏层胸膜:递组织钳拉起纤维层,递 10 号刀、KD 粒、组织剪和电刀剥离脏层纤维板(如剥破脓腔,则应吸净脓液、消毒脓腔后继续剥离)。

(6)手术结束前,正压通气,使肺膨胀,检查细支气管漏气部位并止血:麻醉医师经气管插管正压通气、膨肺;漏气的裂口递 6×17 圆针 1 号丝线缝合,出血点递热盐水纱垫压迫或电凝止血。

（7）冲洗胸腔：递 1/5000 苯扎溴铵溶液、1/2000 氯己定溶液或稀释的过氧化氢溶液冲洗胸腔，再递 0.9% 温氯化钠溶液冲洗胸腔 2 次。

（8）距第 1 肋骨前上缘 1cm、后肋膈角分别放置引流管，连接水封瓶：递胸腔闭式引流管 2 根，递 22 号刀切开、大弯钳协助放管，连接水封瓶。

（9）缝合、覆盖切口：配合同胸后外侧切口。

三、肺手术

1. 适应证　肺部肿瘤、空洞型肺结核及反复大出血。

2. 麻醉方式　气管插管静吸复合麻醉。

3. 手术体位　侧卧位。

4. 手术切口　左或右后外侧切口。

5. 手术步骤与手术配合

（1）后外侧切口，进入胸腔：配合同本节后外侧切口。

（2）探查病变：递 0.9% 氯化钠溶液给术者湿双手进行探查。

（3）松解下肺韧带：递肺叶钳钳夹拟切除之肺叶；递长镊、长弯钳分离、钳夹，长梅氏剪剪断，中弯钳带双 4 号丝线结扎。

（4）于左肺下叶背段与上叶之间切开斜裂胸膜，解剖、结扎、切断下叶动、静脉：递长镊、长梅氏剪剪开胸膜；递长弯钳、直角钳游离、钳夹肺动脉分支，中弯钳带双 4 号丝线结扎近、远端，6×17 圆针双 4 号丝线加固缝扎中间 1 针，长梅氏剪剪切断（同法处理下叶静脉）。

（5）分离支气管周围结缔组织，游离、切断肺叶支气管，切除病变肺叶：递扁桃体腺钳、长梅氏剪分离；递气管钳夹住拟切除肺叶支气管、长镊夹持湿纱垫保护切口周围，递 15 号刀紧贴气管钳切断。

（6）处理支气管残端：递苯酚棉签消毒残端；递组织钳 1 把夹住支气管残端、6×17 圆针 4 号丝线间断缝合；取下病变的肺叶放入标本盘。

（7）胸腔冲洗，检查支气管残端有否漏气：递 0.9% 温氯化钠溶液冲洗胸腔，备 6×17 圆针 1 号丝线修补。

（8）将胸膜或余肺覆盖支气管残端，彻底止血：递长镊，6×17 圆针 1 号丝线缝合、覆盖残端，电凝止血，清点器械、敷料等数目。

（9）常规放置胸腔引流管，连接水封瓶，缝合切口：配合同后外侧切口。

四、纵隔手术

1. 适应证　纵隔肿瘤。

2. 麻醉方式　气管插管静吸复合麻醉。

3. 手术体位　仰卧位、斜卧位或侧卧位（根据手术切口而定）。

4. 手术切口　前纵隔肿瘤：前胸外侧切口；后纵隔肿瘤：后外侧切口；前上纵隔肿瘤及双侧性前纵隔肿瘤：胸骨正中切口；胸内甲状腺：颈部切口，必要时部分劈开胸骨。

5. 特殊用物　内径 0.5~1cm 软硅胶管 1 根。

6. 手术步骤与手术配合

（1）胸骨正中切口,显露纵隔:配合同胸骨正中切口。

（2）向两侧剥离胸膜反折,显露位于胸腺右下叶的胸腺瘤:递长镊,KD 钳钳夹,KD 粒钝性剥离。

（3）提起胸腺瘤下极,由下至上仔细剥离:递中弯钳或黏膜钳钳夹、提起胸腺瘤;递长梅氏剪剥离,长弯钳钳夹出血点、中弯钳带 1 号丝线结扎或电凝止血。

（4）分离胸腺瘤上极,一并切除肿瘤与部分胸腺组织(胸腺瘤上极与正常组织相连):递长镊,长梅氏剪分离,8×20 圆针 4 号丝线间断缝合胸腺断端。

（5）切断无名静脉分支:递小直角钳分离分支血管,中弯钳带双 4 号丝线分别结扎血管远、近两端,再递 6×14 圆针 1 号丝线缝扎中间 1 针,15 号刀切断。

（6）冲洗纵隔腔,彻底止血:递 0.9%氯化钠溶液冲洗,电凝止血。

（7）于胸骨后放置纵隔引流管,于剑突下、上腹壁另戳口引出体外,连接水封瓶(如术中一侧胸膜破裂,应在该侧另置胸腔闭式引流管):递软硅胶管、线剪剪侧孔;递乙醇纱球消毒皮肤,22 号刀切一小口、大弯钳分离并牵出引流管末端,连接水封瓶。

（8）缝合、覆盖切口:配合同胸骨正中切口。

五、食管手术

（一）颈部切口

1. 亚甲蓝皮肤切口定样消毒皮肤前,递亚甲蓝切口定样、0.5%聚维酮碘固定亚甲蓝,防消毒时擦去。

2. 沿胸锁乳突肌内侧,上至甲状软骨平面,下达胸锁关节切开皮肤、皮下及颈阔肌　递有齿镊,22 号刀切开、电凝止血。

3. 分离胸锁乳突肌内侧,并连同颈动脉鞘牵向外侧、胸骨舌骨肌及胸骨甲状肌牵向内侧　递梅氏剪锐性分离,递甲状腺拉钩 2 个牵开显露术野。

4. 切断肩胛舌骨肌　递中弯钳分离、电刀切断。

5. 于颈动脉鞘中游离、结扎、切断甲状腺下动脉及中静脉　递无齿镊,小直角钳游离,中弯钳带双 4 号丝线结扎血管远、近端,再递 6×14 圆针 1 号丝线缝扎中间 1 针,15 号刀切断。

6. 分离食管

（1）钝性分离食管周围组织:递湿纱布 1 块包裹手指钝性分离。

（2）游离出食管一处,提起食管,向上、向下扩大游离面(此时,经胸部切口向食管、颈部切口向下可感觉到分离的指端。递小直角钳分离出食管一处,中弯钳带湿束带 1 条穿过,蚊式钳牵引提起食管;递梅氏剪锐性分离、剪开,游离出一段食管)。

（二）食管下段癌根治术

1. 适应证　食管癌。

2. 麻醉方式　气管插管静吸复合麻醉。

3. 手术体位　右侧卧位。

4. 手术切口　左侧后外侧切口。

5. 特殊用物　灭菌避孕套 1 个、8F 导尿管。

6. 手术步骤与手术配合

(1)后外侧切口,进入胸腔:配合同本节后外侧切口。

(2)探查病变,检查胸主动脉旁有无淋巴结转移及粘连等现象:递 0.9%氯化钠溶液给术者湿手进行探查。

(3)将肺向前方牵开,显露后纵隔:递长镊夹持 40cm×40cm 湿纱垫覆盖左肺、大 S 形拉钩或压肠板折弯将肺叶牵开。

(4)于膈上纵行切开纵隔胸膜,游离、牵引食管及迷走神经,显露食管下段:递长镊,长梅氏剪剪开胸膜;递长弯钳游离并钳夹出血点、4 号丝线结扎;递中弯钳将束带穿过食管做牵引。

(5)于食管裂孔左前方、肝脾之间切开膈肌,向内至食管裂孔、向外至胸壁切口前方扩大切口:递长镊,22 号刀切开膈肌一小口、中弯钳 2 把夹提切缘,长梅氏剪扩大,4 号丝线结扎或 6×17 圆针 4 号丝线缝扎止血。

(6)缝扎膈肌角处的膈动脉:递长镊,长弯钳分离、钳夹,中弯钳带 4 号丝线结扎,6×17 圆针 4 号丝线加强缝扎 1 针,15 号刀切断。

(7)游离胃体

1)经膈肌切口提起胃体:递长镊提起。

2)于胃大弯处切断大网膜:递中弯钳分离、钳夹,组织剪剪断,4 号丝线结扎。

3)处理胃网膜左动脉:递中弯钳分离,中弯钳 3 把钳夹、15 号刀切断,中弯钳带双 4 号丝线结扎近、远端,近端 6×17 圆针 4 号丝线加固缝扎 1 针。

4)向左分离胃短韧带并逐支处理胃短动脉,分离胃膈韧带;向右分离胃结肠韧带至幽门下(保留胃网膜右动脉血管弓)。递长镊,长弯钳分离、钳夹,长梅氏剪剪断,4 号丝线结扎或电凝止血。

5)处理小网膜,分离、钳夹、切断胃左动脉:递中弯钳分离,再递中弯钳 3 把钳夹、15 号刀切断,中弯钳带双 4 号丝线结扎近、远端,近端 6×17 圆针 4 号丝线加固缝扎 1 针。

6)再次游离幽门部:递长镊,中弯钳钳夹止血,4 号丝线结扎或电凝止血。

(8)距贲门 3～5cm 处胃体部断胃:递 22cm 有齿直钳 2 把钳夹胃体,长镊夹持湿纱垫保护切口周围;递 10 号刀切断、聚维酮碘纱球消毒断端;将胃内容物污染的血管钳、手术刀放入指定盛器,不可再用于其他组织分离、钳夹。

(9)缝合胃切口两端:递长镊,6×17 圆针 4 号丝线褥式缝合远端,5×14 圆针 1 号丝线"8"字缝合浆肌层、包盖残端;9×18 圆针双 4 号丝线缝合近端。

(10)由下自上游离食管,广泛切除其邻近淋巴脂肪组织(争取在较高部位切除食管):递湿纱布包裹手指钝性分离。

(11)距癌肿 7cm 以上切除食管(于主动脉弓上食管吻合):递大直角钳钳夹食管,梅氏剪切除;灭菌避孕套 1 只套住食管近端,7 号丝线绑扎。

（12）游离食管至主动脉弓上，将近端食管提至主动脉弓上：递中弯钳带束带或 8F 导尿管穿过食管牵引，梅氏剪分离。

（13）食管胃吻合

1）缝合胃前壁与食管后壁浆肌层：递长镊，6×17 圆针 4 号丝线间断缝合 5~6 针，蚊式钳牵引两端缝线。

2）于缝合线下方 0.5cm 处切开胃浆肌层（切口长度与食管宽度相当），缝扎黏膜下血管：递 15 号刀切开，6×17 圆针 1 号丝线缝扎。

3）剪开胃黏膜：递 15 号刀切一小口、梅氏剪剪开扩大，吸引器头吸净胃内容物，递聚维酮碘纱球消毒切口。

4）全层缝合胃及食管后壁：递长镊，6×17 圆针 4 号丝线间断缝合。

5）将胃管自食管拉出放入胃内：递长镊协助送管，巡回护士重新固定鼻处胃管。

6）切断食管后壁：递 15 号刀切断，将食管及部分胃组织放于弯盆中。

7）全层内翻缝合前壁内层（吻合口大小以能通过拇指为宜），包套住吻合口。递长镊，6×14 圆针 4 号丝线全层内翻吻合。

8）将胃与周围纵隔胸膜、侧胸壁缝合固定，减少吻合口张力：递 8×24 圆针 4 号丝线缝合数针。

9）检查胃左动脉结扎处及食管沟，彻底止血：递长镊检查，中弯钳钳夹止血、1 号丝线结扎或电凝止血。

（14）缝合膈肌，缝合固定胃通过膈肌处防止术后切口疝发生：缝合前清点物品数目，递 1/2 弧 9×11 圆针 7 号丝线"8"字缝合。

（15）冲洗胸腔：若手术损伤对侧胸膜，可修补或扩大胸膜破口使之完全敞开，于关胸前由破口放入胸腔引流管于胸腔。递 0.9%氯化钠溶液冲洗，8×24 圆针 4 号丝线缝合固定数针。

（16）关胸：配合同后外侧切口。

第三节　心脏外科手术

一、心脏手术切口

（一）胸骨正中切口

1.消毒皮肤　递海绵钳夹持聚维酮碘纱球消毒 2 遍。

2.铺手术巾、术野贴手术薄膜　递手术巾，递手术薄膜，干纱垫 1 块协助贴膜。

3.自胸骨切迹起沿前胸中线向下达剑突下方 4~5cm 腹壁白线上段切开皮肤、皮下组织　递有齿镊，23 号刀切开、电刀止血，干纱布拭血。

4.剥离胸骨甲状肌的胸骨附着处，紧贴胸骨后壁全长推开疏松结缔组织　递小直角钳，撑开胸骨上窝处肌肉组织；递胸骨后剥离子游离胸骨后壁；有齿直钳夹住剑突，递线剪纵向剪开剑突软骨。

5. 纵向锯开胸骨　递电锯锯开胸骨,并递骨蜡涂在骨髓腔。

6. 显露胸腺、前纵隔及心包　递胸骨开胸器显露手术野,开胸后更换纱布。

7. 切开心包,显露心脏　递长镊或血管钳夹起心包,递组织剪剪开心包,递压舌板垫在心包下,电刀切开心包,并递圆针 7 号丝线悬吊心包。

8. 心脏手术完成后,在纵隔下方,心包膜腔下方各放置一根引流管,从上腹壁切小口引出;酌情放置胸膜腔引流管,从胸腔引出体外　递 23 号刀切开引流管切口;递纵隔引流管、心包引流管或胸腔引流管各 1 根;递角针 7 号丝线在皮肤上固定引流管。

9. 关胸　清点器械、敷料等数目。

10. 缝合心包　递血管钳提起心包缘,递 8×20 圆针 7 号丝线缝合。

11. 固定胸骨　递 4、5 根钢丝穿绕左右胸骨片,递钢丝钳对合钢丝,麻醉医师做气管内加压通气,充分膨肺。

12. 缝合肌肉、皮下组织和皮肤　递 7 号、4 号、1 号丝线或可吸收线间断或连续缝合肌肉、皮下组织和皮肤。

13. 对合皮肤　递有齿镊 2 把。

14. 覆盖切口　递海绵钳夹持乙醇纱球消毒切口皮肤,纱布或贴膜覆盖切口。

(二)再次心脏手术切口(原胸骨正中切口)

1. 特殊用物　摆动锯、胸外和胸内除颤器、小儿开胸器。

2. 手术步骤与手术配合

(1)消毒皮肤、铺手术巾及贴手术薄膜配合同胸骨正中切口;消毒范围:胸部加双侧腹股沟、至大腿下 1/3。

(2)按原切口切开皮肤、皮下及肌层,切除切口瘢痕:递有齿镊,22 号刀切开皮肤;递组织钳提夹瘢痕组织、整条切除;电刀逐层切开皮下肌层,干纱布拭血,中弯钳清除线头,电凝止血。

(3)从胸骨表面由浅入深纵行锯开胸骨:递钢丝剪剪断胸骨钢丝,有齿直钳或粗持针钳逐条拔除钢丝;递摆动锯锯开胸骨,递小儿胸腔牵开器微微撑开胸骨下段。

(4)松解胸骨后粘连,显露心包:递三齿钩牵开胸骨,递无齿镊、KD 粒和组织剪松解胸骨后粘连,再换成年人胸腔牵开器显露术野。

(5)从心脏正前方偏左,依次分离左、右心室正面、升主动脉远端、右房及上下腔静脉的粘连组织。递无齿镊、KD 粒和梅氏组织剪钝性和锐性分离心包,如心包粘连严重时,不必强行分离,可打开右侧胸膜,从心包外经右房插静脉引流管。

(6)心脏手术结束后,关胸:配合同胸骨正中切口。

二、心包手术

1. 适应证　缩窄性心包炎。

2. 麻醉方式　气管插管全麻。

3. 手术体位　仰卧位。

4. 手术切口　胸骨正中切口。

5. 特殊用物　心包剥离子、刮匙。

6. 手术步骤与手术配合

（1）分离胸腺和左右胸膜，显露增厚的心包：递胸骨自动牵开器撑开胸骨；递剪刀锐性和钝性分离，显露心包。

（2）沿心脏正前方偏左、"十"字形切开增厚的心包膜达心肌表面：递15号刀切开。

（3）剥离心包膜：按左右心室和左右心室流出道、部分主动脉、肺动脉、右心房、上下腔静脉的顺序剥离心包膜，上达主肺动脉心包反折处，下至膈面，左右达膈神经前水平。递组织钳提起心包膜，递剥离子、KD粒钝性或剪刀锐性剥离心包。

（4）分块剪除剥离的心包片：递血管镊，组织剪剪除剥离心包片。

（5）于心包切除残缘前行心脏创面出血点止血：递长镊，电凝止血或缝扎止血。

三、先天性心脏病手术

（一）概述

1. 适应证　房、室间隔缺损，动脉导管未闭，法洛三联症，法洛四联症，大动脉转位，心内膜垫畸形等。

2. 麻醉方式　气管插管静吸复合麻醉+体外循环。

3. 手术体位　仰卧位。

4. 手术切口　胸骨正中切口。

5. 相同手术配合　开、关胸配合同胸骨正中切口，建立体外循环配合同全身体外循环建立，动、静脉插管。

（二）经肺动脉动脉导管闭合术

1. 特殊用物　动脉导管堵塞器（套）或8F气囊导尿管1条。

2. 手术步骤及手术配合

（1）于肺动脉两侧缝牵引线：递5×14无损伤针3-0线全层缝合牵引线2针、蚊式钳牵引线尾。

（2）切开肺动脉全层，显露动脉导管口：递11号刀于牵引线中间纵行切开、组织剪扩大。

（3）缝合动脉导管口（自动脉导管口下缘穿入，经肺动脉前壁穿出），如动脉导管口径>1.5cm，可递涤纶片或自体心包片修补；递动脉导管堵塞器插入肺动脉堵塞导管开口，防止血液涌出；或用8号气囊尿管插入肺动脉堵塞导管开口，注水3~5mL入气囊。递带垫片4×12、4-0或5×14双头针3-0心脏缝线间断褥式缝合动脉导管口，弯蚊式钳牵引，缝合完毕，退出堵塞器，一一打结。必要时，递补片。

（4）缝合肺动脉口：递带小垫片4-0~6-0双头针心脏缝线连续缝合。

（三）房间隔缺损修补术

1. 斜形切开右心房　递11号刀切开右心房全层、组织剪扩大切口。

2. 显露三尖瓣及房间隔　递心房拉钩，将右心房切口之前缘向左牵拉、显露。

3. 直接缝合法, 闭合房缺　递 5×14 单头 3-0 无损伤涤纶编织线"8"字缝合缺损上、下缘各 1 针, 然后由上向下或由下向上做连续缝合; 最后一针结扎前, 递血管钳撑开缺损, 请麻醉医师做肺充气, 排出心房内气体, 然后结扎(也可采用间断缝合)。

4. 补片修补法

(1) 单纯房间隔缺损补片: 递带垫片 4×12 4-0 或 5×14 3-0 无损伤涤纶编织线将适当大小涤纶织片缝合在缺损下缘, 两根缝线先后按逆时针与顺时针方向向上连续缝合, 在缺损上缘汇合; 递血管钳撑开缺损, 麻醉医师做肺充气, 驱出左心房内气体, 结扎缝线闭合房间隔。

(2) 房缺合并右肺静脉异位引流者: 递组织剪剪除部分肺静脉开口附近的房间隔, 递带垫片无创线和适当涤纶织片于肺静脉开口右方做间断褥式缝合, 将补片缝于右心房壁, 一般需 4~5 针; 其余缺损边缘可用连续缝合法。

5. 缝合右心房切口　递 5-0 prolene 双头针、镊子, 连续缝合右心房壁切口, 最后一针打结前暂行阻断腔静脉引流管, 使回心血驱出右心房内气体。

(四) 经右心室室间隔缺损修补术

1. 斜行、横行或纵行切开右心室流出道心肌全层　递 11 号刀切开、组织剪扩大切口。

2. 显露嵴上型、嵴下型或干下型室缺　递 4×12 4-0 涤纶编织线在切口两缘各缝置牵引线 2 针或递小心室拉钩牵开, 显露室缺。

3. 直接缝合法, 闭合室缺　递带垫片 5-0 心脏缝线做间断褥式缝合。

4. 补片修补法(中、大口径缺损补片修补)　递心脏拉钩将三尖瓣叶向右侧牵拉充分显露三尖瓣, 递带小垫片 4×12 4-0 心脏缝线, 适当涤纶补片经三尖瓣口做间断褥式或连续缝合。

5. 缝合关闭右室流出道　递带垫片 4-0 心脏缝线、牛心包片, 连续缝合。

(五) 经右心房室间隔缺损修补术

1. 与房室沟平行于右心房横行或斜行切开右心房　递 11 号刀切开、组织剪扩大。

2. 于心房切口缘缝牵引线, 显露膜部型、房室通道型或肌部型室间隔缺损　递 4×12 4-0 涤纶编织线缝牵引线, 递心房拉钩向前牵拉三尖瓣前瓣叶, 显露室间隔缺损。

3. 修补中、大型室间隔缺损　递带垫片 4×12 4-0 无损伤涤纶编织线、适当涤纶织片, 间断褥式缝合或连续缝合关闭缺损。

4. 缝合右房切口　递 4-0 或 5-0 心脏缝线连续缝合。

(六) 经肺动脉室间隔缺损修补术

1. 纵行或横行切开肺动脉总干　递 11 号刀切开、组织剪扩大。

2. 显露嵴上型或干下型室间隔缺损　递心脏拉钩, 经肺动脉瓣向下牵拉, 显露室缺的周界与肺动脉半月瓣的关系。

3. 修补室间隔缺损　递带小垫片 4×12 4-0 涤纶编织缝线、适当涤纶织片, 间断或连续缝合,闭合缺损。

4.闭合肺动脉切口 递带小垫片 4-0 心脏缝线 2 根连续缝合。

(七)法洛四联症矫治术

1.特殊用物 脑压板;流出道探条;10cm×10cm 涤纶织片 1 张;4×12、5×14、6×14 双色无损伤涤纶编织线;4-0 或 5-0 prolene。

2.手术步骤与手术配合

(1)常规开胸,取自体心包,建立体外循环开胸:配合同胸骨正中切口,递 4×12 单针、涤纶织片、组织剪,将自体心包片与涤纶片间断缝合在一起,剪下泡在 0.9%氯化钠溶液中备用或 0.6%戊二醛液中浸泡 15 分钟、0.9%氯化钠溶液清洗备用。

(2)单纯右心室流出道切开

1)横行、斜行或纵行(若漏斗部狭窄)切开右心室:递 11 号刀切开、缝牵引线 2 根,组织剪扩大。

2)横行切开漏斗口,疏通右心室流出道:递 15 号刀切开,切除大部分室上嵴。

3)肺动脉瓣成形(如有肺动脉瓣狭窄):递心脏拉钩将心室切口上缘向上牵引,递 15 号刀在瓣膜交界融合处切开直至瓣环,以解除狭窄。递流出道探条,探查肺动脉大小及肺动脉瓣成形情况。

4)常见嵴下型室间隔缺损的修复:①经三尖瓣口向右上、左上牵开主动脉瓣环和室间隔缺损前缘,显露室缺全貌和主动脉瓣口:递扁平小拉钩 2 个牵开;②室缺补片修复:递适当补片、带小垫片 4×12 4-0 聚丙烯缝线间断褥式和连续缝合室缺补片,并将骑跨于右室的主动脉开口缘隔补在左室内。

5)缝合右心室切口:递带小垫片 4-0 心脏缝线、自体心包片,扩大右心室流出道连续双层缝合切口。

6)若漏斗部狭窄可施行右心室流出道补片法(自体心包补片):递适当的椭圆形补片、4×12 4-0 聚丙烯缝线将补片连续缝合至右心室纵切口的边缘。

(3)跨越瓣环的右心室流出道补片法

1)如有肺动脉干狭窄,延长右心室纵切口至肺动脉干,经右心室纵切口纵行切开肺动脉干:递 11 号刀延长切口,组织剪剪开肺动脉。

2)跨瓣环补片,先缝至肺动脉切口右缘和左缘,检查肺动脉瓣环通畅后,再连续缝合右心室切口:递合适的椭圆形补片、带垫片 4×12 4-0 聚丙烯缝线缝合。

3)如左肺动脉开口狭窄,延伸肺动脉切口至正常的肺动脉:递 11 号刀切开、组织剪扩大切口。

4)做跨越瓣环至左肺动脉的补片:递合适的椭圆形补片、带小垫片 4×12 4-0 涤纶编织缝线。

5)如右肺动脉开口狭窄,先做右肺动脉离断,补片扩大:递心脏拉钩,将升主动脉向右侧牵引,显露右肺动脉起始部;递组织剪自其起始部切断右肺动脉,递组织剪纵行剪开其狭窄处,并递合适补片、带垫片 4×12 4-0 聚丙烯缝线做扩大缝合。

6)扩大的右肺动脉起始部与肺动脉主干吻合:递4×12 4-0聚丙烯缝线吻合。

(4)右心室到肺动脉心外管道法

1)横断肺动脉中部:递11号刀、组织剪横断。

2)将同种带瓣主动脉远端与肺动脉干远端吻合,近端后缘与圆锥隔缝合,前缘和右心室切口与其覆盖的合适的补片缝合:递同种带瓣主动脉、合适补片、4-0或5-0聚丙烯线缝合。

(八)心内膜垫缺损修补术

1.第一孔房间隔缺损修补术

(1)切开右心房,显露冠状静脉窦及房间隔缺损:递11号刀、组织剪切开右心房。

(2)修补卵圆孔未闭,如卵圆孔缺损较大时:①切开其与第一孔房间隔缺损之间的组织;②于二、三尖瓣瓣环靠二尖瓣环侧与瓣环平行缝合;③缝合房间隔缺损的前、上、后缘:递4×12单头4-0涤纶编织缝线缝合,递组织剪剪开,递合适的涤纶片或自体心包片、4×12双针4-0聚丙烯缝线间断褥式缝合,递3-0聚丙烯缝线连续缝合。

(3)关闭右房切口:递4-0聚丙烯缝线连续缝合。

2.部分房室共道修补法

(1)切开右心房:同第一孔房间隔缺损修补术。

(2)修补二尖瓣大瓣裂隙:递4×12单头4-0聚丙烯缝线先靠瓣环处做一牵引缝线以利显露和操作;递4×12 5-0聚丙烯缝线间断缝合大瓣裂隙2~4针。

(3)检查二尖瓣关闭情况:递导管插入左心室,再递50mL注射器,经此管注入0.9%氯化钠溶液,观察二尖瓣关闭情况。

(4)补片修补房间隔缺损:同第一孔房间隔缺损修补术。

(5)关闭右心房:同第一孔房间隔缺损修补术。

3.完全房室共道修补法

(1)单片修补

1)切开右心房:同第一孔房间隔缺损修补术。

2)检查房室瓣膜,观察共同瓣关闭能力及回流部位:递导管将0.9%氯化钠溶液注入左心室。

3)修剪瓣膜:①如为Rastelli A型:沿大瓣裂及其腱索附着切开共同瓣。递长组织剪剪开;②如为Rastelli C型:沿室间隔缺损右心室侧切开共同瓣。递长组织剪剪开。

4)修补二尖瓣大瓣裂:递带垫片5-0或6-0聚丙烯缝线间断缝合,2~4针。

5)修补室房间隔缺损:递适合房、室间隔缺损形态的补片。①修补室间隔缺损:递带垫片4×12双头针4-0聚丙烯线,将补片与室间隔缺损边缘右心室侧间断褥式缝合;②修补二尖瓣:递带垫片4×12 4-0聚丙烯缝线做间断褥式缝合,并穿过补片的适当平面;③关闭房缺前,测试二尖瓣关闭能力:递导管,抽0.9%氯化钠溶液注入左心室检查;④修补心房间隔缺损:递4×12双头针聚丙烯缝线将房缺边缘与补片连续缝合;⑤修补三尖瓣裂:递带垫片 5×14 或 6×14 4-0 聚丙烯缝线间断缝合;将修补的隔瓣叶在补片的适当平面做间断缝合固定,保持三尖瓣关闭功能。

6)关闭心房:递 4-0 聚丙烯线连续缝合。

(2)两片修补

1)切开右房:配合同第一孔房间隔缺损修补术。

2)切开共同瓣叶,显露室间隔缺损:递心房拉钩牵拉心房切口缘,递 11 号刀切开,递组织剪扩大。

3)补片修补室房间隔缺损:①于室间隔缺损心室侧距室缺边缘 3~4mm 缝合缺损:递适合的室缺补片,带垫片 4×12 4-0 聚丙烯缝线间断褥式缝合;②缝合二尖瓣大瓣裂基底:递 4×12 双头针 4-0 聚丙烯缝线,穿过室缺补片上缘中点缝合;③修补房缺:递适合的房缺补片,递 4×12 双头针 4-0 聚丙烯缝线穿过房缺补片下缘中点依次缝合;④修补二尖瓣裂递 4×12 4-0 聚丙烯缝线间断缝合。

4)悬吊重建瓣环:①由修补室缺两侧向两补片边缘的中点、穿过三尖瓣室隔瓣缺补片、二尖瓣大瓣基底和房缺补片做连续缝合:递 4-0 聚丙烯线连续缝合;②将心包补片与房缺边缘连续缝合:递 4×12 双头针 4-0 聚丙烯缝线连续缝合。

5)关闭右心房:递 4-0 聚丙烯线连续缝合。

(九)大动脉错位矫治术

1. Mustard 法

(1)准备心包补片:切取长方形心包片(8cm×4cm),修剪成裤状。递组织剪剪取,清洗心包片后,将其浸泡在肝素化 0.9%氯化钠溶液中。

(2)纵行或横行切开右心房,于切口边缘缝牵引线:递 11 号刀、组织剪剪开,递 4×12 单针 4-0 涤纶编织线缝牵引线或递心房拉钩牵开显露术野。

(3)修剪心房间隔组织:递组织剪剪除。

(4)用补片矫正大动脉错位:①心包补片裤腰部分与左上、下肺静脉开口之间的左侧心房壁缝合:递补片、5-0 双头针聚丙烯线缝合;②心包片的裤裆部分与房缺的前缘缝合:递 5-0 双头针聚丙烯线缝合;③心包片的一条裤腿与左、右肺上静脉开口上缘心房壁缝合:递 4-0 双头针聚丙烯针线连续缝合;④沿右心房外侧壁绕过上腔静脉开口前缘与房缺右上缘缝合:递 4-0 双头针聚丙烯针线连续缝合;⑤心包补片的另一个裤腿沿左、右肺下静脉开口下方与房缺右下缘缝合:递 4-0 聚丙烯线连续缝合。

2. Senning 法

(1)沿界嵴前方约 10cm 处纵行切开右心房:递 11 号刀切开、组织剪扩大。

(2)左心房切口缘缝牵引线,显露心房间隔:递 4×12 4-0 涤纶编织线缝牵引线,显露术野。

(3)房间隔成形:纵行切开房间隔缺损前缘,再将切口上、下端分别向右肺静脉开口上、下方横向延伸至房间沟;递组织剪切开。

(4)切开右心前壁,显露右肺静脉开口,并使房间隔瓣片处于游离状态:递组织剪剪开。

（5）用自身心房组织将腔静脉与肺静脉隔断矫正大动脉错位：房间隔瓣片的切缘与左肺静脉开口周边的心房壁缝合；右房切口后缘与房间隔切口左缘缝合；右心房切口左缘与房间沟处左心房切口右缘缝合；递带垫片 4×12 6-0 或 7-0 聚丙烯缝线连续缝合，必要时，递合适的心包片或织片缝补切口。

3. Jantene 法

（1）于冠状动脉窦上方横向切断升主动脉：递 11 号刀、组织剪剪断。

（2）剪取冠状动脉开口及其邻近的主动脉壁：递组织剪剪取。

（3）靠近肺动脉分叉处横向切断肺总动脉：递 11 号刀、组织剪剪断。

（4）矫正大动脉错位：①将切下的左、右冠状动脉与肺总动脉吻合：递 7-0 或 8-0 聚丙烯线端侧缝合；②远段主动脉与近段肺动脉总干吻合：递 7-0 或 8-0 聚丙烯线对端缝合；③近段主动脉与远段肺总动脉吻合：递 7-0 或 8-0 聚丙烯线端端缝合。

（5）修补房室缺：①切开右心房或右心室，显露房缺或室缺：递组织剪剪开；递心脏拉钩牵拉心房或心室切口缘；②缝闭或缝补并存的房缺或室缺：递带垫片 4×12 4-0 无损伤涤纶编织线或合适补片缝合。

4. Rastelli 法

（1）切开右心房，检查室缺情况：递 11 号刀、组织剪剪开右心房，递心房拉钩牵引心房切口缘。

（2）切断肺总动脉：递 11 号刀、组织剪剪开，递 4-0~6-0 聚丙烯线缝合或结扎近段切口。

（3）于右心室前壁纵行或斜形切开右心室：递 11 号刀、组织剪剪开，同时备 1 根与主动脉开口直径相似的人造血管，作为心脏内管道。

（4）缝合心室内通道：修剪人造血管管道，于室缺与主动脉开口之间缝合；递 4-0 或 5-0 聚丙烯线连续或间断缝合，形成心室内通道。

（5）缝合心室外通道：将口径相当的带瓣心外管道的出口端与肺总动脉远段切口缝合；另一端与右室切口缝合：递 6-0 或 7-0 聚丙烯线对端吻合。

（十）纠正型大动脉错位室间隔缺损修补术

1. 切开右心房（右侧心室、左侧心室、肺动脉或主动脉），显露室间隔缺损。递组织剪剪开，递心脏拉钩或缝牵拉线显露术野。

2. 修补室缺　递带垫片 4×12 4-0 聚丙烯缝线、合适补片间断褥式缝合室缺。

3. 关闭路径切口　右心房（右心室、左心室、肺动脉或主动脉）切口。递 4-0 或 5-0 聚丙烯线缝合。

（十一）体-肺动脉分流术

1. 适应证　法洛四联症、三尖瓣闭锁、肺动脉瓣闭锁及其他合并肺动脉狭窄。

2. 麻醉方式　气管插管全身麻醉。

3. 手术切口　右前外侧切口或胸骨正中切口。

4. 特殊用物　阻断钳、血管吻合线。

5. 手术步骤与手术配合

（1）经第 3、第 4 肋间进入胸腔：配合同前外侧切口。

（2）分离右颈动脉及右锁骨下动脉，分离椎动脉、胸廓内动脉及其分支血管、毗邻的神经：递长镊，剪刀、KD 粒、直角钳分离、1 号丝线结扎止血。

（3）阻断右锁骨下动脉：递阻断钳阻断右锁骨下动脉近心端，远心端 7 号丝线结扎。

（4）于胸廓内动脉分支处剪断锁骨下动脉：递阻断钳阻断，剪刀剪断，远端 5-0 聚丙烯线缝扎，近心端转向右肺动脉。

（5）游离、阻断右肺动脉：递长镊，剪刀、直角钳游离右肺动脉；递 7 号丝线、阻断钳分别阻断肺动脉远心端近肺门处分支血管；递阻断钳钳闭近心端，递肝素注入血管内（1mg/kg）。

（6）纵向切开右肺动脉，右锁骨下动脉与右肺动脉行端-侧吻合：递 11 号刀切开，递 7-0 聚丙烯线连续吻合切口后缘、间断或连续缝合前缘，打结前先松开阻断带和阻断钳排气。

（十二）上腔静脉与肺动脉双向分流术（双向 Glenn 术）

1. 适应证　右心室发育不全的三尖瓣闭锁、不伴有室缺的肺动脉闭锁及各类单心室。

2. 麻醉方式　常温或低温体外循环下全身麻醉。

3. 手术体位　仰卧位。

4. 手术切口　胸骨正中切口。

5. 手术步骤与手术配合

（1）游离上腔静脉及右肺动脉：递电刀、无齿镊、扁桃体钳游离血管；递中弯钳、10 号丝线分别套过上腔静脉及右肺动脉。

（2）游离奇静脉并结扎奇静脉（当合并下腔静脉中段以奇静脉为交通时，则保留奇静脉）：递 11 号刀、直角钳、10 号丝线套过奇静脉，结扎奇静脉或套阻断管暂时阻断奇静脉。

（3）非体外循环条件下，建立上腔静脉-右心房旁路

1）右心房插管：递心房钳、3-0 涤纶线在右心耳缝荷包；套阻断管，插入静脉管；递夹管钳，10 号丝线绑扎管道。

2）上腔静脉置直角管：递 5-0 聚丙烯线双头针在上腔静脉缝荷包，递侧壁钳、11 号刀、扁桃体钳，插管；递夹管钳，10 号丝线绑扎固定。

3）连接 2 条静脉管，形成旁路：递 8mm×8mm 直接头、30mL 注射器抽 0.9%氯化钠溶液，连接 2 条静脉插管形成一个密闭的静脉通路。

（4）切断上腔静脉：递直无损伤钳 2 把，在上腔静脉入右房处阻断上腔静脉；递剪刀剪断、5-0 聚丙烯线连续缝合，关闭上腔静脉近心端。

（5）上腔静脉远端与右肺动脉做端-侧吻合：递动脉侧壁钳夹住右肺动脉，递 11 号刀纵向切开；递 6-0 聚丙烯线做上腔静脉与右肺动脉端-侧吻合。

（6）开放循环,拔出管道,止血:松开肺动脉侧壁钳和上腔静脉阻断钳,拔除静脉旁路插管;用生物蛋白胶和止血纱止血。

（7）体外条件下,直接切断上腔静脉,行上腔静脉远端与肺动脉端-侧吻合:配合同上。

（十三）肺动脉环缩术（Banding 术）

1.适应证 婴幼儿复杂先天性心脏病合并严重肺动脉高压、不能马上进行根治的手术。

2.麻醉方式 气管插管全身麻醉。

3.手术切口 胸骨正中切口或左前外侧切口。

4.特殊用物 18~20mm Gore-Tex 人造血管 2cm、8 号头皮针、压力延长管、三通接头。

5.手术步骤与手术配合

（1）游离、结扎动脉导管或切断动脉韧带:递长镊,KD 粒、直角钳解剖动脉导管;递10 号丝线结扎动脉导管或递 11 号刀切断动脉韧带。

（2）钝性分离升主动脉、肺动脉之间的脏层心包:递长镊,直角钳钝性分离;递人造血管、剪刀,修剪成环缩带;递 11 号刀、肾蒂钳将环缩带绕过主动脉穿出,另一端绕过肺动脉穿出,两端合拢,递弯蚊式钳夹住。

（3）插针测肺动脉压:递 8 号头皮针插入肺动脉腔,连接三通接头、延长管,用注射器回抽头皮针内气体,再注入肝素盐水,下接换能器测压。

（4）收紧并缝合环缩带:用弯蚊式钳试行勒紧环缩带,同时观察压力变化,当压力达到要求后,递 4-0 聚丙烯线贯穿缝合环缩带,弯蚊式钳撤离后再加固缝合 2 针。

（5）拔出测压针头:拔出头皮针,递 5-0 聚丙烯线"8"字缝合插针口止血。

（十四）改良 Fontan 术

1.适应证 单心室、三尖瓣闭锁、二尖瓣闭锁等。

2.麻醉方式 气管插管全身麻醉+体外循环。

3.手术切口 胸骨正中切口。

4.手术体位 仰卧位。

5.手术步骤与手术配合

（1）开胸,建立体外循环:配合同胸骨正中切口、全身体外循环建立、动静脉插管术。

（2）解剖肺动脉、升主动脉与肺动脉分支:递长镊、电刀,剪刀充分解剖、分离。

（3）游离、切断动脉导管或动脉韧带:递长镊、剪刀游离,中弯钳带 10 号丝线结扎动脉导管、11 号刀切断。

（4）近肺动脉分叉处切断肺动脉主干:递长镊,剪刀分离,递血管阻断钳 2 把钳夹,剪刀剪断。

（5）缝闭肺动脉近心端残端:递长镊,中弯钳带 7 号丝线结扎肺动脉残端,再递 5-0 聚丙烯线连续褥式及连续单针缝闭两道,防止漏血及出血。

（6）切开右心耳，闭合右房室口：递长镊，11 号刀切开右心耳；递自体心包或涤纶补片、5-0 聚丙烯线连续缝合右房室口。如有房缺，也一并缝合。

（7）右房与肺动脉远端吻合

1）右心耳与肺动脉直接吻合：递长镊，5-0 聚丙烯线连续端-侧吻合。

2）右房壁与肺动脉之间缝自体心包外管道：①将自体心包缝成一个管道：递长镊，5-0 聚丙烯线缝合；②管道一端与肺动脉远心端行端-端吻合，另一端与右房壁之间行端-侧吻合；或利用右房壁片做管道后壁与肺动脉切口后缘，自体心包片做管道前壁与肺动脉切口前缘、右房切口缘连续缝合：递长镊，5-0 聚丙烯线连续端-端吻合。

3）于右房与肺动脉之间缝合人造血管或同种异体血管（先缝切口后缘，再缝前缘）：递长镊，5-0 聚丙烯线连续端-侧吻合。

（十五）完全性肺静脉异位引流矫治术

1. 适应证　部分性、完全性肺静脉异位引流。

2. 麻醉方式　静脉、吸入复合麻醉。

3. 手术体位　仰卧位。

4. 手术切口　胸骨正中切口。

5. 特殊用物　精细镊子、笔式针持、5-0 至 7-0 聚丙烯线、压肠板（或脑压板）、120°冠脉剪刀、无损伤阻断钳。

6. 手术步骤与手术配合

（1）心内型矫治方法

1）切开右心房，探查：递心房拉钩，充分暴露。

2）冠状窦去顶，将冠状窦口与房间隔缺损相连，使左心房与冠状窦之间形成一个大型开口：递镊子、剪刀，剪除左心房与冠状静脉窦之间的间隔，扩大房间隔。必要时递聚丙烯线连续修复窦口边缘。

3）修补扩大的房间隔缺损，矫治异位引流：递自体心包片、递镊子、剪刀修剪，递 5-0 或 6-0 聚丙烯线、笔式针持连续缝合，将冠状窦口也缝在其中。

4）缝合右心房切口：递针持、镊子、5-0 或 6-0 聚丙烯线连续缝合。

（2）心上型矫治方法

1）切开右心房，心内探查：递心房拉钩，吸引器，充分暴露右心房。

2）暴露左心房和肺静脉共汇：递压肠板（或脑压板）将心脏向右下方拨开，递皮钳固定压肠板，充分暴露左心房及肺静脉共汇。

3）切开左心耳及肺静脉共汇：递 6-0~7-0 prolene 线分别悬吊肺静脉共汇 3 针及左心耳 2 针。递尖刀切开，120°剪剪开左心耳及肺静脉共汇。

4）吻合左心耳及肺静脉共汇：递 7-0~8-0 prolene 线连续缝合。

5）修补房间隔缺损：递自体心包，6-0 聚丙烯线连续缝合。

6）缝合右心房切口：递聚丙烯线连续缝合。

（十六）体外膜肺氧合（ECMO）插管术

1. 适应证　心源性休克,呼吸衰竭,顽固性肺高压,体外循环支持。

2. 体位　仰卧位。

3. 麻醉方式　气管插管全麻。

4. 特殊用物　乳突牵开器,静脉-动脉无损伤阻断钳3把,夹管钳2把,穿刺针,导丝。

5. 体外膜肺方式　静脉-静脉（V-V）、静脉-动脉（V-A）、动脉-静脉（A-V）,其中V-A常用。常见V-A转流模式有右心房-主动脉或右股静脉-右股动脉或右颈内静脉-右颈动脉之间的转流。

6. 插管途径　体重>20kg,选择股V-A;体重<10kg,选颈内静脉及颈总动脉;术中:选择右心房-主动脉插管。

7. 手术步骤与手术配合

（1）V-A模式（术中,主动脉-右心房）

1）主动脉插管、腔静脉插管:同"全身体外循环动静脉插管术"。

2）建立动-静脉管道连接:递灭菌注射用水于动、静脉连接处,递直剪,夹管钳,剪开灌注器已排气的管道并与之相连接,开始ECMO转流。

3）固定动静脉管道,延迟关胸:递角针丝线将动、静脉管固定于胸骨皮肤处。递皮肤贴膜及棉垫敷料覆盖、密闭胸腔送重症监护室（ICU）。

（2）V-A模式

1）股动脉插管:①穿刺法:递穿刺针,见回血后退出套管针头。依次递导丝、针芯、鞘管,递尖刀切开皮肤一小口,递鞘管,递动脉管,10号丝线结扎固定,递角针丝线将动脉管固定于皮肤上;②切开法:同"锁骨下动脉插管术"。

2）股静脉插管:同股动脉插管术。

3）连接动-静脉管道:同V-A模式（术中）。

（3）V-A式（锁骨下V-A）

1）锁骨下动脉插管:同"锁骨下动脉插管术"。

2）锁骨下静脉插管:同"锁骨下动脉插管术"。

3）连接动静脉管道:同V-A术中（术中）。

（十七）肺动脉闭锁矫治术

1. 适应证　肺动脉闭锁（伴室间隔缺损）。

2. 麻醉方式　静脉、吸入复合麻醉。

3. 手术体位　右侧卧位、仰卧位。

4. 手术切口　左后外侧切口、胸骨正中切口。

5. 特殊用物　精细镊子、笔式持针钳、5-0至7-0聚丙烯线、压肠板（或脑压板）、无损伤阻断钳、流出道扩张器、钛夹及钛夹钳。

6. 手术步骤与手术配合

（1）右后外侧切口行侧支动脉结扎术

1）第 4 或第 5 肋间开胸：递圆刀切皮，钝性分离皮下肌肉、筋膜、胸膜，递牵开器显露胸腔。

2）游离主肺动脉侧支：递牵开器，将肺组织拨开，暴露降主动脉。递电烙、剪刀，分离侧支动脉及动脉导管组织，递直角钳、10 号丝线套带并作标志。

3）关胸：递可吸收线或 10 号丝线缝合，拉拢肋骨，逐层关胸。

（2）正中切口行右心室流出道重建术

1）正中开胸，留取心包组织：递电烙、剪刀，剪取自体心包，用 0.6%戊二醛固定心包备用。

2）进一步分离侧支血管：递电烙、剪刀进一步分离侧支血管，递镊子将套带从胸腔转移到前纵隔。递电刀再次分离侧支血管，套带。

3）插管建立体外循环：同"全身体外循环动静脉插管术"。

4）缩紧所有侧支血管套带，行肺血管单一化：递镊子、电刀或剪刀，逐一切断侧支血管，6-0 聚丙烯线缝闭近心端。

5）肺动脉重建术：递自体心包片、6-0 聚丙烯线、流出道扩张器，根据患者体重缝制相应大小的心包卷；递镊子、6-0 聚丙烯线将心包卷远端与侧支血管断端连续吻合；递尖刀切开右心室，递聚丙烯线将心包卷近端与右心室切口连续吻合。

6）修补室缺：递镊子、剪刀、自体心包片，修剪心包大小，递针持、镊子、6-0 聚丙烯线连续缝合。

7）缝合右心房：递聚丙烯线连续缝合。

四、瓣膜置换手术

（一）概述

1. 适应证　主动脉瓣狭窄及关闭不全，二尖瓣脱垂、狭窄或关闭不全，三尖瓣脱垂或关闭不全等。

2. 麻醉方式　体外循环下全身麻醉。

3. 手术体位　仰卧位。

4. 手术切口　胸骨正中切口。

5. 特殊用物　准备换瓣器械、测瓣器、相应瓣膜。

（二）主动脉瓣置换术

1. 胸骨正中切口，显露心脏　配合同胸骨正中切口。

2. 于升主动脉前壁右冠状动脉入口的上方，左侧至主动脉与肺总动脉间沟，右侧向下至无冠窦的中点，切开主动脉；灌注心肌保护液，心包腔内置冰屑；递 11 号刀切一小口、梅氏组织剪扩大；递主动脉直接灌注头 2 支，排气后经左冠窦和右冠窦直接灌注心肌保护液；递冰屑置于心包腔内。

3. 显露主动脉瓣　递猫耳朵拉钩 2 个，上下相反的方向牵开显露瓣膜。

4.从左、右冠状瓣交界处开始,依次切除左冠瓣、无冠瓣与右冠瓣　递组织钳夹住瓣叶中点做牵引,组织剪依次切除。

5.间断缝合上瓣法

(1)按瓣环的3个弧形,逐针缝合并依次排列固定:递缝线固定圈放在切口上;递带垫片换瓣线褥式缝合,递线圈固定每条线,全圈缝合12~15针。

(2)测量瓣环,选择适当型号的人造瓣膜:递测瓣器测量,递人造瓣膜(测瓣器必须与所使用的瓣膜品牌一致)。

(3)安装瓣:将缝线穿过人造瓣膜的缝环;递2把短持针组给术者,递带橡皮头蚊式钳,分3组钳夹缝线,然后下瓣、打结;递线剪剪除多余缝线。

(4)检查瓣膜开放情况:递测瓣器(试瓣器)检查。

6.关闭主动脉切口　递带垫片4-0聚丙烯线2根,先于切口两端各做一个带垫片缝合,然后做外翻连续缝合,两端缝线在切口中部会合打结。

7.关胸　以下步骤同胸骨正中切口,配合同胸骨正中切口。

(三)二尖瓣置换术

1.手术切口

(1)房间沟左心切口:①分离房间沟处左右心房交界面:递无损伤镊夹持左心房,递梅氏剪解剖分离;②于左心房壁上做纵向长切口:递11号刀切开、长梅氏组织剪扩大切口;③向前左方牵开心房切口,显露左房腔:递心房拉钩牵开显露。

(2)房间隔切口:①切开右心房:递11号刀切开;②纵向切开房间隔,进入左心房:递组织剪剪开,递5×14单头针涤纶线牵引房间隔。

2.如左心房及左心耳内有血栓,应先予以清除递血栓勺或刮匙取出血栓。递大量0.9%氯化钠溶液(1000mL)冲洗左心房,递血栓镊夹出残留小血栓。

3.距前瓣叶基部2~3mm处,切除二尖瓣　递持瓣钳2把夹持前瓣中央牵向后瓣侧,展开前瓣叶;递11号刀切开、单头7×17正针做牵引,递蚊式钳给助手;术者圆刀、单头7×17反针,助手蚊式钳,术者剪刀、单头7×17正针,助手蚊式钳,将瓣膜剪下。

4.缝合上瓣法

(1)间断缝合上瓣法:①于瓣环上(相当于3点、6点、9点、12点处)依次缝合:递缝线固定圈于切口上;递带垫片2-0聚丙烯线反针带垫、连续缝合;②测定瓣环大小:递测瓣器测量,递所需人工瓣膜;③将上述4点缝线按4等份缝在人工瓣缝合环上,瓣膜就位、固定:递带垫片7×17双头针1-0涤纶编织线褥式缝合16~20针;每完成1/4周,递蚊式钳夹住缝线;缝完全程后人工瓣膜就位,打结,线圈固定每条线;④检查瓣膜开放情况:递试瓣器检查。

(2)连续缝合上瓣法:①于瓣环上分4等份缝置定点线:递2-0双头针聚丙烯线缝合;②自后瓣侧起针,向两侧缝瓣环、上人工瓣缝合环,每定点线处打结,直至完全瓣环:递2-0双头针聚丙烯线缝合。

5.关闭左心房切口或右心房切口　递带垫片3-0聚丙烯线连续缝合左心房切口;或

递 6×14 双头针涤纶线连续缝合房间隔,再递带垫片 4-0 血管缝线双头针连续缝合右心房切口。

(四)二尖瓣成形术

1. 显露二尖瓣 同二尖瓣置换术。

2. 人造环(Capertrer)瓣环成形术 递缝线固定圈于切口上;递带垫片 7×17 1-0 涤纶编织线在前叶侧褥式缝合 4~6 针,后叶侧褥式缝合 8~10 针;递人造环,将缝线酌情按常规间距通过该环,收紧缝线,打结。

3. Reed 法缩环术或交界区折叠缩环术 递无创镊夹住瓣叶游离缘,确定进针位置;递带垫片 7×17 双头针 1-0 涤纶编织线褥式缝合或半荷包缝合,然后按成形标准打结。

4. 关闭左心房切口 递灌洗器注水检查瓣膜闭合情况;递带垫片 2-0 或 3-0 聚丙烯线连续缝合。

(五)三尖瓣成形术

1. 于上、下腔静脉插管之间纵行切开右心房壁 递 11 号刀、组织剪切开。

2. 显露三尖瓣 递心房拉钩牵开右房壁,显露三尖瓣。

3. 三尖瓣瓣环扩大成形术

(1)从下移的瓣叶基部进针、向正常的瓣环在室壁上做折叠缝合:递带垫片双头针 4-0 涤纶编织线缝 6-10 针,并结扎缝线。

(2)于前瓣叶后端与冠状静脉窦之间的瓣环上做瓣环缝缩术:递带垫片 4-0 双头涤纶编织线缝合。

4. 关闭右心房切口 递灌洗器注水检查三尖瓣闭合情况;递 4-0 聚丙烯线或 4×12 单头 4-0 涤纶编织线连续缝合。

(六)三尖瓣置换术(房位置换术)

1. 显露三尖瓣同三尖瓣成形术 配合同本节三尖瓣成形术。

2. 距瓣叶基部 2~3mm 处,沿瓣环切除三尖瓣及所附腱索 递持瓣钳 2 把夹持前瓣中央处,展开瓣叶;递 11 号刀切开、长梅氏剪剪除。

3. 设置保护冠状静脉窦的缝线 于冠状静脉窦开口上方的右心房壁上、距窦口边缘 2~3mm 处出针。递带垫片双头针 4-0 无损伤线缝合 1 针。

4. 设置新瓣环及其缝线

(1)在相当于前瓣口两端的瓣环上设置第 2、3 针缝线使之形成新的瓣环支点:递带涤纶垫片 7×17 涤纶编织线 1-0 双头无损伤缝线。

(2)缝置新瓣环上其他缝线:递带涤纶垫片 7×17 涤纶编织线 1-0 双头无损伤线缝 12~14 针。

5. 缝置人工瓣膜(多为生物瓣)

(1)测定新瓣环大小:递测瓣器测定,递所需人工瓣膜,如为生物瓣须在 0.9% 氯化钠溶液中漂洗 3 遍,彻底清除戊二醛残留液。

（2）将人工瓣膜固定在新瓣环上：将缝线设置在人工瓣膜缝合环上，结扎缝线，递线剪剪除多余缝线。

（3）检查瓣膜成形情况：递试瓣器检查。

6. 关闭右心房切口　配合同三尖瓣成形术。

（七）瓣膜手术同期行房颤矫治术（射频消融术）

1. 适应证　瓣膜病变合并房颤者。

2. 麻醉方式　全麻+体外循环。

3. 手术体位　仰卧位。

4. 手术切口　胸骨正中切口。

5. 特殊用物　双极射频钳或单极射频笔（双极常用），12cm 长电刀头，引导管（14 号橡胶导尿管）。

6. 手术步骤及手术配合

（1）常规建立体位循环。

（2）心脏跳动下（前并行时段），游离右肺静脉（心房有血栓者，先阻断主动脉予以清除）：递电刀（换上 12cm 长电刀头）、长镊。

（3）右肺静脉下方过引导管、射频钳，行右肺静脉消融：依次递长镊、肾蒂钳、引导管、双极射频钳。

（4）游离左肺静脉、马氏韧带并切断马氏韧带：递长电刀头的电刀、长镊。

（5）左肺静脉下方过引导管、射频钳，行左肺静脉消融：同右肺静脉消融。

（6）阻断升主动脉，灌注心搏骤停液：递镊子和主动脉阻断钳、无菌冰屑。

（7）切开左心耳：递长镊和长组织剪刀。

（8）经左心耳切口行左肺静脉口、右肺静脉口及心包横窦的环形消融：递双极射频钳、长镊。

（9）切除部分左心耳，缝合左心耳切口：递长镊、长针持、5-0 prolene 线带毛毡片连续缝合。

（10）在右肺静脉旁做左心房侧切口，行左-右肺静脉环形消融线之间的消融：递长镊子、11 号刀、左心房拉钩、双极射频钳。

（11）右心房切口、右房壁提吊，暴露右心房后壁：递镊子、11 号刀、组织剪、2-0 涤纶线 2~4 针，小弯钳夹尾部。

（12）右心房消融：递心房拉钩，双极射频笔。

（13）心内操作（包括瓣膜置换或瓣膜成形）：同本节瓣膜置换术。

（14）关闭左、右心房切口：递镊子、4-0 prolene 线、5-0 prolene 线连续缝合。

（15）开放升主动脉：阻断钳、心脏复跳备心脏除颤板。

（16）安装心外膜临时起搏导线并固定导线：递长镊、针持，将 2 条心外膜起搏导线近端缝合。

（17）在右心室表面，5-0 prolene 缝合加固；远端穿出皮肤表面：递角针、7 号丝线缝合加固。

（18）关胸配合：同胸骨正中切口。

五、心脏肿瘤手术

（一）左心房黏液瘤切除术

1. 适应证　左心房黏液瘤、右心房黏液瘤、左心室黏液瘤。

2. 麻醉方式　气管插管静吸复合麻醉+体外循环。

3. 手术体位　仰卧位。

4. 手术切口　胸骨正中切口。

5. 特殊用物　取瘤匙、刮匙。

6. 手术步骤与手术配合

（1）右心房入路法

1）纵行或平行于房室沟斜行切开右心房，长约5cm：递11号刀、组织剪切开。

2）于卵圆窝前缘纵行切开房间隔，显露左心房黏液瘤：递心房拉钩牵开右房切口，显露房间隔，递11号刀切开显露肿瘤。

3）距瘤蒂外周5mm处切除房间隔全层组织，完整切除瘤体：递15号刀、组织剪切除，如瘤蒂不易找到，递小刮匙将瘤体托出后，再递15号刀切除瘤蒂。

4）冲洗各心腔，排除肿瘤碎块：递有尾盐水纱布塞住二尖瓣口，防止肿瘤碎片掉进左心室腔；递0.9%氯化钠溶液冲洗。

5）缝合房间隔切口：递3-0聚丙烯线或涤纶线连续缝合，如房间隔切除后缺损较大，递补片、带垫片6×14双头针2-0涤纶编织线修补2针。

6）关闭右心房递4-0聚丙烯缝线连续缝合。

（2）左心房入路法

1）于房间沟后方约1cm处切开左房壁：递11号刀、组织剪切开。

2）显露房间隔及肿瘤：递4×12单头针4-0涤纶编织线于心房壁切缘做牵引线或心房拉钩牵开切缘显露术野。

3）距瘤蒂瓣0.5mm处，将房间隔组织全层连同肿瘤一并切除：递15号刀、组织剪切除。

4）冲洗左房、左室心腔，排除肿瘤碎块残留及多发性肿瘤：递带盐水纱布塞住二尖瓣口，防止肿瘤碎片掉进左心室腔；递0.9%氯化钠溶液冲洗。

5）关闭房间隔：递带垫片6×14双头针2-0涤纶编织线2根直接缝合缺损，若房间隔缺损较大，可用补片修补。

6）关闭左房递2-0聚丙烯线连续缝合。

（3）双心房切口入路法

1）切开双心房：先切开左房，显露肿瘤；再纵行切开右房（房间隔位于左、右房两切口之间）：递11号刀、组织剪切开。

2）于房间隔左侧在肿瘤蒂附着外周约5mm，切除房间隔全层组织：递15号刀切一小口、组织剪扩大、切除。

3)切除肿瘤及间隔,一并从左心房切口取出:递血管镊,组织剪剪除。标本盛于容器中。

4)冲洗左、右心腔:同右心房入路法。

5)关闭房间隔:同右心房入路法。

6)关闭左、右心房切口:递 4-0 聚丙烯线连续缝合双心房切口。

(二)右心房黏液瘤切除术

1.适应证　左心房黏液瘤、右心房黏液瘤、左心室黏液瘤。

2.麻醉方式　气管插管静吸复合麻醉+体外循环。

3.手术体位　仰卧位。

4.手术切口　胸骨正中切口。

5.特殊用物　取瘤匙、刮匙。

6.手术步骤与手术配合

(1)纵行或斜行切开右心房,4~6cm:递 11 号刀、组织剪切开。

(2)于心房切口缘做牵引线,显露肿瘤:递 4×12 单头 4-0 涤纶编织线缝合或递心房拉钩牵开切口显露术野。

(3)游离肿瘤

1)如肿瘤与各心房壁粘连:递 15 号刀、组织剪锐性分离。

2)如肿瘤浸润心房壁:递 15 号刀、组织剪将心房壁一并切除。

(4)切除肿瘤:于附着处沿其外周 0.5cm,将心房间隔或心房壁全层连同肿瘤一并切除:递 15 号刀、组织剪切除。

(5)冲洗心腔:递 0.9%氯化钠溶液冲洗。

(6)房间隔缺损修复:同左心房黏液瘤切除术。

(7)关闭右房切口:递 4-0 聚丙烯线连续缝合。

六、冠状动脉手术

(一)冠状动脉旁路移植术(冠状动脉搭桥术)

1.适应证　冠状动脉粥样硬化性心脏病。

2.麻醉方式　气管插管全麻。

3.手术体位　仰卧位。

4.手术切口　胸骨正中切口+取大隐静脉切口+乳内动脉切口。

5.特殊用物　搭桥器械,取大隐静脉器械,侧壁钳。

6.手术步骤与手术配合

(1)常规消毒、铺巾:配合同本章胸骨正中切口,包括双下肢会阴部。

(2)切取大隐静脉

1)自内踝上两指沿大隐静脉走行切开,做多个间断小横切口,每个切口相隔 5~6cm:递 22 号刀切开。

2）无创剥取一段大隐静脉：递大隐静脉剥离器、皮筋，弯蚊式钳游离、钳夹小分支，递银夹或 1 号丝线结扎，15 号刀切断。

3）扩张静脉：递含肝素液注射器加压自远端注入。

4）修整大隐静脉断端，以备吻合：递锋利组织剪修整残端。

（3）胸骨正中切口，显露心脏：配合同胸骨正中切口。

（4）切开胸内筋膜，游离胸廓内动脉：递乳内动脉牵开器牵开胸骨，递电刀切开、血管钳游离；递银夹结扎肋间支止血。

（5）动脉内注入抗凝药，局部喷洒防痉挛药：递罂粟液注入动脉，防血栓，递罂粟碱液喷洒，防动脉痉挛。

（6）阻断、切取胸廓内动脉：递动脉夹钳夹、冠状动脉剪剪断，7 号丝线结扎远端。

（7）修整胸廓内动脉断端，以备吻合：递组织剪修整吻合口，血管钳夹持吻合口。

（8）将胸骨正中切口向下延长，进入腹腔：递 23 号刀切皮，电刀逐层切开；递腹腔自动牵开器牵开显露术野。

（9）自远端向近端游离胃网膜右动脉：递组织剪剪开大网膜，递中弯钳分离、钳夹，4 号丝线结扎其前后分支。

（10）于胰十二指肠动脉上方切断胃网膜右动脉将中弯钳钳夹，组织剪剪断。

（11）于胃网膜右动脉内注射药物：递含有罂粟碱液的注射器注药，防止动脉痉挛或血块栓塞。

（12）阻断胃网膜右动脉近端，剪修远端以备吻合：递动脉夹阻断，组织剪修剪远端。

（13）切开心包，建立体外循环：配合同全身体外循环建立动、静脉插管术。

（14）在并行循环下主动脉阻断之前，选定冠状动脉吻合部位：递冠状动脉刀选择好心脏搭桥部位、切开冠脉浆膜层作标志。

（15）探查搭桥部位冠状动脉远端是否通畅：递橄榄针探查。

（16）动静脉桥远端与冠状动脉端-侧吻合：递 7-0 聚丙烯线连续缝合。

（17）升主动脉壁打孔心脏复跳：递无创血管侧壁钳钳夹升主动脉前方；递 11 号刀先刺透主动脉壁，然后递心脏打孔器在预定的主动脉壁上打孔。

（18）动静脉桥近端与升主动脉端-侧吻合：递 6-0 聚丙烯线连续端-侧吻合，每个"桥"上递血管夹夹住；吻合完成，撤走侧壁钳，如有残存气泡，递 7-0 缝线的针头刺透有气的血管壁使气泡逸出。

（19）关胸配合：同胸骨正中切口。

（二）非体外循环冠状动脉旁路移植术（冠状动脉搭桥术）

1.适应证　冠状动脉粥样硬化性心脏病。

2.麻醉方式　气管插管全麻。

3.手术体位　仰卧位。

4.手术切口　胸骨正中切口。

5.特殊用物　冠状动脉刀、成年人体外循环器械、乳内动脉牵开器、取大隐静脉器械、侧壁钳、6-0 血管缝合线、7-0 血管缝合线、8-0 血管缝合线、心脏固定器、分流栓、CO_2 吹气管、主动脉打孔器。

6. 配液　0.9%氯化钠溶液 200mL+肝素 20mg,0.9%氯化钠溶液 20mL+罂粟碱 60mg,硝酸甘油 1mg+利多卡因 100mg。

7. 手术步骤与手术配合

(1)消毒皮肤,铺无菌单:递海绵钳夹持聚维酮碘消毒皮肤,包括胸部、腹部、会阴部和双下肢。下肢抬高消毒,双足包三角巾后放在无菌台面上。

(2)切取大隐静脉,检查移植静脉:配合同本节冠状动脉旁路移植术;静脉采血后,肝素盐水冲洗静脉腔 3 遍,静脉远端放置无损伤橄榄针固定;静脉内注入盐水,检查静脉质量备用,必要时更换肝素盐水。

(3)胸骨正中切口,劈开胸骨,显露心脏,切开心包:配合同本章胸骨正中切口。

(4)切取乳内动脉

1)沿乳内动脉两侧 0.5~1.0cm 处切开:递乳内牵开器牵开显露;递精细镊、电刀纵行切开组织,钛夹备用止血。

2)游离乳内动脉,全身肝素化(1~1.5mg/kg):递钛夹钳夹闭分支;递罂粟液喷洒乳内动脉,防止痉挛。

3)离断乳内动脉远端:递中弯钳、超锋利剪刀离断;递血管夹(俗称"哈巴狗")夹闭远端,弯钳带 7 号丝线结扎,小圆针 7 号线反针固定。

4)局部喷洒或封闭罂粟碱:递配制的罂粟碱。

(5)吊心包胸骨两侧垫纱布、治疗巾:放置固定器的底座;递圆针 7 号线吊心包 6 针,蚊氏钳夹线固定;递长持针钳反针 10 号线预置心包牵引线 1~2 根,套细线引子备用(也可采用心尖固定器)。

(6)修剪吻合口:递精细镊 2 把、超锋利剪刀游离动脉边缘;递 PO 剪修剪吻合口。

(7)检查乳内动脉有无损伤、夹层:松开血管夹,检查乳内动脉流量,血流满意时夹血管夹备用。

(8)乳内动脉桥吻合法

1)左乳内动脉-前降支吻合法:①利用荷包牵引线和垫纱布块抬高心脏,显露左前降支;递固定器,选择好吻合部位后用心脏固定器作局部固定;心脏固定器外接负压吸引器,负压保持在 45kPa(300mmHg),递镊子、15 号圆刀切开心外膜;②阻断近端冠状动脉,挑开前降支:递血管夹阻断近端冠状动脉;冠状刀挑开;递 PO 剪纵行剪开至合适长度;③探查吻合口远端靶血管并吻合:递探条探查吻合口远端靶血管;吻合口两端分别夹持血管夹或递分流栓经吻合口插入冠状动脉两端;递镊子、双头针 7-0 或 8-0 血管缝合线吻合,橡胶蚊氏钳固定另一端线尾,其间用 30mL 注射器抽吸温盐水,冲洗吻合口确保术野显露;随时检查水的温度并及时更换,避免对心脏的冷刺激;或是用 CO_2 吹管,分别连接 CO_2 气体和温盐水成喷雾状吹吻合口,以显露术野;④固定乳内动脉蒂:吻合毕,递持针钳夹 7-0 残余的血管缝合线将乳内动脉蒂固定于心脏表面,钛夹再次止血。

2)Y 形桥吻合法:①离断右乳内动脉:递镊子、剪刀、血管夹取右乳内动脉,离断后注入肝素盐水检查,并夹闭其分支;②修剪吻合口:递超锋利剪、PO 剪修剪吻合口备用;递长镊子垫纱布块;递镊子、圆刀在左乳内动脉上选择合适的吻合部位;③挑开左乳内动脉圆刀切开外膜,冠状刀挑开乳内动脉、PO 剪剪开至合适长度作为吻合口;④左右乳内动脉端-侧吻合:递双头针 8-0 或 9-0 血管缝合线吻合;⑤左右乳内动脉与冠状动脉前降支吻合;⑥递双头针 8-0 或 9-0 血管缝合线吻合。

(9)静脉桥吻合法:选择大隐静脉需吻合的靶血管,注肝素盐水检查静脉质量。根据患者病情,可选择先吻合远端或近端,修剪静脉吻合口备用。

1)近端吻合法:①夹闭部分主动脉:递侧壁钳钳夹,纱布缠绕钳体闭合端,防止钳子闭合端松开;②剪除主动脉外膜,切开主动脉:递镊子、剪刀修剪;递电刀止血;递 11 号刀切开主动脉,打孔器打孔,湿纱布清除打孔器尖端残留的主动脉壁,用 30mL 注射器抽温盐水冲洗主动脉壁吻合口内残留物;③大隐静脉与近端主动脉吻合:递近端镊子、5-0 或 6-0 血管缝合线吻合,橡胶蚊氏钳固定另一端线尾,吻合完毕打结;递血管夹夹闭静脉远端,松开侧壁钳。

2)远端吻合法:①充分显露心尖部:利用心包牵引线和纱布,使心尖部显露;手术床取头低脚高位;②固定吻合之血管:递固定器选择固定部位;③静脉序贯吻合:配合同上述的"Y 形桥吻合法"吻合毕,摇平手术床。

(10)主动脉钙化或粥样硬化的病例,可使用近端吻合器或"易扣",避免侧壁钳对升主动脉的损伤。

"易扣"使用法:①在主动脉上缝荷包线:递 3-0 血管缝合线、双头针带毡片褥式荷包缝合;递剪刀剪针后,套线引子夹蚊氏钳;②切开主动脉壁,置入易扣:递 16 号针刺穿主动脉壁,置入易扣封堵器,收紧荷包线,拧紧易扣、固定吻合部;③切开主动脉吻合口处:递 15 号刀、镊子切开吻合口处的主动脉,吸引器插排气针与易扣连接进行吸引;④主动脉打孔:打孔器打孔;⑤吻合血管:递双头针 5-0 或 6-0 血管缝合线缝合;缝合完毕拔除易扣,荷包线打结;递剪刀剪线。

(11)血管桥排气:递 1mL 注射器针头或持夹 7-0 缝针排气。

(12)心脏恢复正常解剖位置:取出牵引线和纱布,复原备罂粟碱盐水或盐酸地尔硫䓬(合贝爽)10mg 进行封闭。

(13)检查"桥"的血流量:将流量笔探头一端垂直嵌入新移植的血管桥,另一端与流量仪相连,当搏动指数(PI)>5、舒张期血流比值(DF)>50%、单位时间血流量(EF)>15时,提示桥的流量好。

(14)核对搭桥器械,缝合荷包:与巡回护士清点器械,重点检查血管夹和橄榄针;递无损伤镊、纱布止血;递 9×28 圆针 7 号线缝合心包。

(15)逐层关闭胸腔:再次清点器械、物品;准备 6 号或 7 号钢丝 3 根,可可钳 12 把关闭胸骨;递 1-0 或 3-0 可吸收线连续缝合,逐层关闭胸腔。

(三)心肌梗死后室壁瘤切除及左心室成形术

1.适应证　心肌梗死后并发室壁瘤。

2.麻醉方式　气管插管全麻+体外循环。

3.手术体位　仰卧位。

4.手术切口　胸骨正中切口。

5.特殊用物　毡片。

6.手术步骤与手术配合

(1)胸骨正中切口,打开心包,建立体外循环:配合同本章胸骨正中切口及全身体外循环动、静脉插管术。

(2)在并行循环下分离粘连的室壁瘤:递组织剪游离粘连。

(3)沿瘤壁边界线保留1~1.5cm的纤维化组织,全部切除:递组织剪剪除室壁瘤室壁瘤。

(4)清除附壁血栓:递刮匙清除附壁血栓,递0.9%氯化钠溶液冲洗,以免残留微栓。

(5)修补心尖部较小的室壁瘤闭合切口:递涤纶毡片2条置于切口两侧,递2-0聚丙烯线连续褥式缝合,穿过瘤壁基底边缘,缝线拉紧打结后再递1块毡片在切口正上方,然后2-0聚丙烯线连续缝合固定。

(6)巨大室壁瘤成形术:递涤纶毡片1块、2-0聚丙烯线沿室壁瘤边缘连续缝合;递合适圆形补片、2-0聚丙烯线行补片成形术;补片后递针线将瘤体残余组织缝合包盖在补片外侧。

(7)关胸:配合同胸骨正中切口。

(四)心肌梗死后室间隔穿孔修补术

1.适应证　心肌梗死并发室壁破裂,室间隔穿孔。

2.麻醉方式　气管插管全麻+体外循环。

3.手术体位　仰卧位。

4.手术切口　胸骨正中切口。

5.特殊用物　毡片(备瓣膜置换器械)。

6.手术步骤与手术配合

(1)取胸骨正中切口,打开心包,建立体外循环:配合同胸骨正中切口及全身体外循环动、静脉插管术。

(2)自心尖部切开心室,显露室间隔穿孔:递11号刀、组织剪切开,递心脏拉钩牵引心室切缘显露术野。

(3)剪去穿孔附近及左心室切口附近坏死的心肌组织:递组织剪剪除。

(4)探查二尖瓣乳头肌,如有明显坏死或断裂行二尖瓣置换术:配合同二尖瓣置换术。

(5)缝合心尖部较小的室间隔穿孔:递毡片1块放在室间隔穿孔后缘,再递长毡片2块分别置于左心室侧和右心室侧,2-0聚丙烯线褥式间断缝合,每条线均穿过此3块毡片,缝合完毕同时拉紧打结。

(6)修补室间隔大穿孔:递合适的大毡片、2-0聚丙烯线缝合修补室间隔穿孔;递另一圆形毡片、2-0 聚丙烯线修补心室切口。

(7)关胸:配合同胸骨正中切口。

(五)激光心肌血供重建术

1. 适应证　冠状动脉粥样硬化性心脏病。

2. 麻醉方式　气管插管全麻。

3. 手术体位　右侧卧位,左侧抬高 45°。

4. 手术切口　左前外侧切口。

5. 特殊用物　CO_2 激光打孔机、激光导管、开胸器械包。

6. 手术步骤与手术配合

(1)患者入手术室:激光打孔机开机,给患者连接心电图导联线,在其眼睛上敷盖湿盐水纱布,以防激光损伤。行食管超声心动图监测手术效果。

(2)经第 5 肋间进入胸膜腔,显露心脏:配合同前外侧切口。

(3)剪开、悬吊心包:递胸腔自动牵开器牵开显露心包;递长镊,组织剪剪开心包、电刀止血;递 7×28 圆针 7 号丝线悬吊心包。

(4)准备激光臂:递无菌保护套套在激光臂上,做打孔准备。

(5)心肌打孔:递无菌激光臂行心肌打孔,按术者指令操作激光打孔器,并及时清洗激光导管。

(6)心外膜止血:递纱布压迫心外膜激光打孔口止血;出血明显者,递 6-0 聚丙烯线缝扎止血。

(7)关胸:配合同前外侧切口。

第八章　消化内镜手术护理配合

第一节　非静脉曲张性消化道出血的内镜下止血治疗

非静脉曲张性消化道出血是指除食管-胃底静脉曲张破裂出血以外的其他上消化道出血,主要包括溃疡病出血、上消化道良恶性肿瘤(食管、胃及十二指肠的间质瘤和恶性溃疡)出血、黏膜下横径动脉破裂出血(杜氏病)、食管贲门黏膜撕裂综合征出血,以及出血性胃炎等。急性非静脉曲张性胃内大出血是消化内科常见的急危重症,病情凶险,常危及生命,及时止血是关键。内镜下止血术是近年来开展非手术治疗上消化道大出血的新方法之一,能迅速有效地控制急性上消化道出血,具有方便、易行、创伤少、疗效可靠等优点,成为非门静脉曲张破裂出血的首选方法。常用内镜下止血方法有局部注射止血(注射肾上腺素、硬化剂)、局部药物喷洒(肾上腺素、凝血酶)、压迫止血(止血夹止血)和凝固止血[微波凝固、氩气刀凝固法(氩离子凝固术)、激光止血、高频电凝止血]等方法。临床对于胃内较大血管出血单纯用上述内镜治疗方法难以奏效,联合治疗已成为治疗急性非静脉曲张性胃内大出血的趋势。

一、适应证与禁忌证

1. 适应证　①消化性溃疡出血;②上消化道良恶性肿瘤出血;③息肉出血;④食管贲门黏膜撕裂综合征出血;⑤出血性胃炎等。

2. 禁忌证　①严重的心肺疾病或极度衰竭不能耐受检查者;②精神病或严重智力障碍不能合作者;③怀疑有胃肠穿孔或腐蚀性食管炎、胃炎的急性期;④严重脊柱畸形或纵隔疾病如胸主动脉瘤等;⑤严重高血压患者。

二、术前准备

1. 物品准备　普通上消化道内镜必备的物品、抢救车(包括气管插管、急救药品等)、监护仪、吸引器、止血用品(氩气刀凝固系统、高频电凝装置等)、治疗配件(局部注射针、止血夹等)、药品(肾上腺素等)。

2. 患者准备　建立静脉通路,并保持静脉通路畅通;向患者和家属讲解治疗的目的、方法、并发症等风险,以及术中配合要点,对患者进行呼吸训练、心理疏导,缓解紧张情绪,取得患者和家属的理解及配合,并签署知情同意书。

三、术中护理配合

1. 密切观察患者的生命体征变化,尽量进行心电监护,观察心电图、指脉氧饱和度和呼吸频率的变化,每5~10分钟测量一次血压。

2. 对于大出血、出血性休克患者,应立即建立有效的静脉通路,保证液量,并且配合术者给予吸氧、吸痰、止血、扩容等抢救措施。

3.对于非麻醉患者,注意采集患者的病情变化及心理信息,及时询问有无不适,引导患者采取深呼吸缓解紧张情绪,如有唾液等可顺着嘴角自然流出,勿吞咽;疼痛时,采取不同的手势传达给医师及护士,如出现出冷汗、血压不升、上腹部剧烈疼痛、板状腹、胸闷、气短、呼吸困难等情况,应考虑可能发生并发症,需及时报告医师;对于静脉麻醉或全麻患者应提前建立静脉通路,观察患者的生命体征变化,保持呼吸道畅通,及时吸引出口腔及鼻腔的血液及分泌物。

4.建立良好的护患关系,消除患者对环境的陌生感和恐惧感。

5.局部注射药物时,配合医师掌握好注射的部位和深度,内镜下注射止血药物前,应检查内镜注射针是否通畅并排气;注射时,需保持针头与黏膜15°~30°,控制内镜注射点的数目,以确保药物能够聚集在黏膜下,推药速度均匀,且每个注射点注射量不多于2mL。退针时动作要快。

6.电凝止血时,将电凝功率调节为45W,将圈套器头端伸出1~2mm,每次电凝操作时的通电时间以不超过3秒为宜。由于组织失活的深度和热凝固较难控制,过深可能有穿孔的危险,深度不够则可能导致治疗不到位。

7.止血夹使用时,首先将装好的止血夹递给操作者经钳道口插入,对准病灶后,将夹子、金属鞘管伸出塑料套管;其次,拉动手柄使夹子完全打开,对准病灶,向后拉回滑竿使夹子夹紧病变部位并关闭;最后,直到向后拉不动滑竿,听到"咔嚓"声,将主体拔出体外。放置器应准备两个以上,夹子应备多个。

第二节　食管-胃底静脉曲张的内镜下治疗

近20年来,随着内镜技术的提高,内镜不仅用于明确消化道出血的病因和部位,更重要的是在于使用内镜进行治疗。内镜下治疗的方法也有所不同。本节将食管-胃底静脉曲张的内镜治疗分为结扎治疗术、硬化治疗术、栓塞治疗术三大类叙述。

一、结扎治疗术

1986年Stiegmann等首次报道了对食管静脉曲张患者成功地实施了经内镜结扎治疗(endoscopic variceal ligation,EVL),这一方法日益受到各国学者的注意。1991年开始国内学者在各大医院开展了此项技术,取得了满意的疗效。目前采用的EVL有单次结扎和连续结扎(六连环、七连环等)两种。由于单环单发使用过程中需提前在食管内插入直径为2.0cm的外套管,患者不易耐受,连续结扎器的发明成功将单次结扎器逐渐淘汰。对于快速消除食管静脉曲张,结扎治疗术是目前最为简单而有效的内镜下治疗方法;但其风险较大,操作时须谨慎。

1.适应证　原则上各种原因所致肝硬化门静脉高压症引起的食管静脉出血和可能发生出血的病例均为内镜结扎术的对象。

(1)食管静脉曲张急性出血时的紧急止血。

（2）食管静脉曲张急性出血时的延迟止血。

（3）应用 EVL 术行食管静脉曲张根治性治疗后。

（4）外科手术再出血。

（5）预防食管静脉曲张首次出血。

目前 EVL 术主要应用于未经内镜硬化治疗的食管静脉曲张曾有出血史或正在出血的患者。

2. 禁忌证

（1）以往曾经进行过栓塞、硬化治疗的急性再发出血和再发曲张静脉形成，由于食管壁纤维化使结扎难以完成。

（2）食管狭窄扭曲，食管憩室者。

（3）二度以上胃底静脉曲张（出血或无出血）。

（4）凝血功能严重障碍，结扎4天橡皮圈脱落后，有早期再发大出血的可能者。

（5）循环不稳定的患者。

（6）对乳胶过敏的患者。

3. 术前器械准备

（1）内镜：以大视野前视电子胃镜为佳，大孔道或双孔道胃镜便于出血时吸引和止血，可选择工作通道为 2.8mm 的普通胃镜或 3.7mm 的治疗胃镜。

（2）准备两路吸引器：一路接胃镜，一路及时吸引患者口咽部呕吐物，确保吸引器的吸力正常。

（3）吸氧、心电监护、急救设备、抢救药品等。

（4）冲洗液（0.9%氯化钠溶液、无菌水）、灌洗管和冲洗设备。

（5）内镜下配合止血的设备、附件、药物等。

（6）带橡皮筋的口圈、张口器、约束带等。

（7）结扎器：有单环结扎器与多环结扎器，前者在基层单位尤以县区医院采用较多，后者在城市大医院较为普及。在治疗时根据曲张静脉的多少和治疗次数的不同选择合适的结扎器。多环结扎器主要有美国 Boston 7 连环套扎器及 COOK 多环套扎产品。其原理类似痔核结扎术，按说明书安装，将结扎器正确套在内镜端部，插入后观察食管静脉曲张状况，通常先从下端，近贲门侧开始，先结扎最有可能出血的静脉，用吸引器将曲张静脉吸入结扎器内，转动控制器或抽拉尼龙绳，将橡皮圈套住曲张静脉基底部。成功后，再分别结扎其他曲张静脉。结扎成功的关键：正确安装结扎器，注意牵引绳索的方向与活检钳道一致；结扎前必须将静脉瘤完全吸附至结扎器内（此时内镜视野消失）。结扎时避免在同一根静脉上多次结扎或在同一水平上结扎多根静脉，以免引起食管腔狭窄。术后应注意结扎橡皮圈脱落致继发性出血可能。

4. 术前患者准备

（1）向患者说明有关结扎术过程中可能有的感觉，告诉患者如何配合，勿使患者过度恐惧和紧张。

（2）无论是急性出血期还是预防性结扎术，均应建立 1~2 条静脉通路，备好 1~2 单位的同型血以备急用。

（3）并发休克者先纠正低血容量，给予输血、补液，争取 4~6 小时使血流动力学恢复稳定，必要时在 EVL 术前使用血管升压素静脉滴注。

（4）术前 5~10 分钟肌内注射丁溴东莨菪碱 20mg 或山莨菪碱（604-2）10mg 或阿托品 0.5~1mg，并肌内注射或静脉注射地西泮 10mg 或哌替啶 50mg。

（5）患者口咽部做黏膜局部麻醉，取左侧卧位，头轻度前屈，下颌放置弯盘，以盛放操作过程中的血性及口咽部分泌物。

5. 术中护理配合

（1）同一般胃镜检查的护理，完成普通胃镜检查，明确套扎指征。

（2）尼龙单套的护理配合：将事先准备好的尼龙环和结扎装置交给操作者，并顺着活检孔道插入。当塑料套管出现在视野时，护士收回塑料套管，尼龙环露出于透明黏膜吸帽槽内，医师将内镜对准曲张静脉持续负压吸引，将曲张静脉吸入透明黏膜吸帽内。待满视野变红时，护士回收手柄钳夹尼龙环直至手柄上胶布固定的刻度处，放开手柄使钩子与尼龙环脱落。退回塑料套管内，退出结扎装置，完成一次套扎。再次安装尼龙环，相同的方法完成对所有曲张静脉结扎治疗。尼龙单套时需 2 名护士娴熟地配合，确保手术治疗的成功。

（3）连续套扎的护理配合：将安装好结扎器的胃镜送入食管齿状线附近，确定结扎部位。内镜对准曲张静脉持续负压吸引，将需套扎的曲张静脉完全吸入外套柱内，并接近镜面成球形出现红色征时旋转手柄释放套圈。套圈脱落后牢牢地将曲张静脉结扎为饱满球形，旋转退镜，结扎后的静脉呈紫葡萄状，套扎时注意不要在同一平面上多次结扎，以免引起食管狭窄。重复上述操作，完成对所有曲张静脉结扎治疗。

6. 术后护理

（1）同上消化道出血时的紧急胃镜检查与治疗的术后护理。

（2）卧床休息，6 小时后可进温凉流质，而后逐渐增加饮食中的固体成分，2 周内达到可进软食。饮食应柔软、清淡、易消化，忌烟酒、辛辣、刺激、质硬饮食。

（3）结扎后的患者在 48 小时内均有不同程度的吞咽不适、哽噎感和胸骨后隐痛不适。这是由于结扎后曲张静脉局部缺血坏死，浅溃疡形成，一般无须特殊处理可自行缓解。

（4）并发症

1）一过性吞咽困难：一般在 24 小时内自行消失。

2）食管溃疡：绝大多数患者会在皮圈脱落后形成局部浅溃疡。但经抑酸，服用黏膜保护剂后溃疡多在 2 周左右愈合。

3）曲张静脉破裂大出血：橡皮圈或尼龙圈套扎不紧，过早脱落致静脉内未形成血栓，或套扎局部静脉破溃所致。发生率很低，然而一旦发生则为致命性大出血，需紧急手术治疗或三腔二囊管压迫止血。

二、硬化治疗术

内镜下静脉曲张硬化疗法的原理是使注射局部黏膜和曲张的静脉发生化学性炎症，

曲张的静脉内血栓形成,2周后肉芽组织逐渐取代血栓,3个月后肉芽组织逐渐机化,静脉周围黏膜凝固坏死形成纤维化,增强静脉的覆盖层,从而防止曲张静脉破裂出血,同时可以消除已经出现的曲张静脉。

1. 适应证　①肝硬化食管静脉曲张破裂出血或预防性注射;②内科药物治疗失败;③手术后再出血等。

2. 禁忌证　二度以上胃底静脉曲张、长期用三腔二囊管压迫可能造成较广泛的溃疡及坏死,内镜下静脉曲张硬化疗法疗效常不满意。

3. 术前准备

(1) 器械准备

1) 内镜:以大视野前视电子胃镜为佳。大孔道或双孔道胃镜便于出血时吸引和止血。首选工作通道直径为3.7mm的治疗用前视性单腔或双腔内镜,如Olympus GIF-IY型内镜,次选工作通道为2.8mm的普通内镜。

2) 内镜专用注射针(如Olympus NM型)。

3) 食管静脉曲张囊:囊内径为9.4~13.3mm,长40mm,安置于内镜弯角部,注气后可起到暂时压迫止血及阻断血流作用。

4) 硬化注射用外套管,内径14.3mm,外径20mm,有效长570mm,该管能使曲张静脉镶嵌于侧槽内,以正确注射硬化剂。

5) 硬化剂:最常用的是1%聚桂醇,每点2~4mL,一次总量不超过30mL;5%鱼肝油酸钠注射量每点4~6mL,一次总量不超过20mL等,以前者为最常用。

(2) 患者准备:同结扎治疗术。

4. 操作方法

(1) 单纯注射法:插入胃镜后,先观察静脉曲张情况,选择正在出血的静脉或粗大伴有红色征的血管,先从贲门附近的静脉周围黏膜开始,向壁内注射1mL,使黏膜肿胀压迫曲张静脉,再向其近侧5cm处注射1~2点,再向曲张静脉内注射硬化剂3~5mL,使静脉栓塞,拔针时须缓慢,边注射,边退针,以堵塞血管针孔,通常一次注射总量不超过30mL。上述是注射基本模式,但若第一次进针已到静脉血管内,不必退针重行注射,可直接向血管内注射硬化剂,再向食管壁注射也可。

(2) 内镜附加气囊注射法:将食管静脉曲张气囊安装于内镜弯曲部,插入内镜后,在欲注射部位的曲张静脉上方固定,并向囊内注气以阻断血流(注气量随囊径而定),经内镜活检孔道向静脉内注射硬化剂,方法同上。有条件单位可在X线透视下进行,在硬化剂内加入造影剂,以观察血流是否阻断。

(3) 内镜附加外套管注射法:先将外套管套入镜身,插入咽喉部后,外套管涂润滑剂,随镜通过咽部,将内镜退缩至透明外套管内,直视下寻找欲注射的曲张静脉,并将其嵌入槽内,沿此槽推进注射器,刺向静脉内注射硬化剂,剂量与方法同上。

5. 术后护理

(1) 密切监测患者的血压、脉搏及一般情况。

(2) 禁食、补液1天,此后温流质饮食2天,1周内半流食,逐渐在8~10天内过渡到软食。

（3）术后卧床休息1~2天，然后可起床进行轻微的活动，原则上还是多卧床少活动，更忌做下蹲、屈身弯腰等较大的活动。

（4）酌情使用抗生素。特别是对一般状况差，有重度全身疾病及（或）有吸入可能者。

（5）口服黏膜保护剂，也可服用云南白药、锡类散保护黏膜、加强止血效果，促进创面修复愈合。

三、栓塞治疗术

组织黏合剂是一种快速固化的水溶性制剂，静脉注射后与血液接触能在几秒内发生聚合反应、硬化，迅速堵住出血的食管静脉或胃曲张静脉。此法在国外已有20年的经验，目前学者认为栓塞疗法为食管静脉曲张活动性出血首选方法，也是胃静脉曲张出血内镜治疗唯一可选择的有效措施。

1.适应证　组织黏合剂注射疗法的原理与硬化剂注射疗法是相似的，因而其适应证也基本相同，且可用于胃底静脉曲张的治疗，故较硬化治疗适应证更为广泛。

（1）急性活动性食管和胃底静脉曲张出血期，有人主张其作为首选。

（2）三度红色征（+）的食管静脉曲张。

（3）二度以上的胃底静脉曲张。

（4）结扎治疗和硬化治疗术中并发大出血者。

2.禁忌证　同一般内镜检查的禁忌证。

3.术前准备

（1）器械准备

1）内镜：内镜选择同硬化治疗，为了预防黏合剂与内镜前端黏合造成内镜损害，使用硅油涂抹内镜前端蛇骨管部位及镜面，形成硅油保护层。工作通道也应吸入硅油，使工作通道腔内面形成硅油保护膜。

2）注射针：不同于硬化治疗，适用于栓塞治疗的注射针头长度为7mm，直径0.7mm，注射针内芯塑料管长度180cm，直径为4F，过长的内芯导管将明显增加栓塞剂注射过程的难度。

3）栓塞剂：组织胶，如氰丙烯酸盐及TH胶（α-氰基丙烯酸酯）等；碘油造影剂lipiodol，每支4.8g。

4）其他准备：装有混合液的注射器和备好的注射针分别置放于工作台上备用，另备数个2mL的注射器，抽满蒸馏水，用于冲刷掉注射针管内残余的黏合剂及冲洗注射针。由于组织黏合剂的黏合性很强，每个操作者都应戴上保护眼镜，以防高压推注时不慎溅入眼睛造成伤害。

（2）患者准备：患者的眼睛应采取保护措施，余同结扎治疗术。

4.操作方法

（1）注射方法：暴露曲张胃底静脉，选择最佳部位，沿活检钳道插入注射针，注射前先用lipiodol冲洗，至滴出造影剂为止，以润滑注射针管道，当刺入静脉内后，从三通开关迅速注射组织黏合剂;注毕,从另一侧迅速注射 0.9%氯化钠溶液以冲洗针孔内的组织胶,缓慢退出注射针,观察注射部位有否出血。

(2)整个操作过程护士与医师、护士与护士须密切沟通与默契配合,任何小小的不默契都有可能导致患者大量出血。尤其是两位护士之间的配合,决定了组织黏合剂能否在固化前进入曲张的血管内,这将直接决定手术的成败。因此两位护士可事先进行模拟操练,以确保动作迅速。同时,推药护士必须对推药时的阻力和难度做好心理准备。

5. 术后护理

(1)同食管静脉曲张硬化剂治疗患者的术后护理。

(2)治疗后患者可感胸骨后疼痛、恶心、呕吐、发热、白细胞计数升高等,少数有进食不适、吞咽困难,一般 2~3 天后疼痛可消失。

(3)主要并发症为肺和门静脉栓塞,但发生率很低。并发症产生的主要原因是栓塞技术错误和用量过大。

第三节　上消化道异物取出术

有学者认为消化道异物自然排出率较高,儿童可达 60%~80%,但众多学者认为大多数消化道异物可经内镜安全取出,主张在确定没有穿孔的情况下应做紧急内镜检查。尤其对于较大而锐利的异物、不规则硬性异物及有毒异物,这些异物对于儿童不易自行排出,而且久留易引起消化道损伤和中毒等。

一、适应证与禁忌证

1. 适应证　上消化道内任何异物,凡可能自然排出困难,尤其较大而锐利的异物、不规则硬性异物及有毒异物应积极试取。

2. 禁忌证　①对内镜检查或麻醉有禁忌的患儿(大多儿童异物取出需在麻醉下进行);②可能已经造成穿孔的异物。在家属知情同意的情况下,在手术室具备手术条件的情况下可尝试内镜下取出后行保守治疗。

二、术前准备

1. 器械准备

(1)内镜:各种电子胃镜均可使用,最好选用活检孔道较大的胃镜,以利各种钳取器械的通过。

(2)常用取异物器械:器械的选择主要取决于异物的性质和形状。目前主要包括:异物钳、圈套器、三爪钳、短鳄鱼钳、长鳄鱼钳、鼠齿钳、篮型取石器、螺旋取石器、内镜专用剪刀、磁棒等。辅助附件包括透明帽等。各种器械在使用前应在体外进行模拟试验。

2. 患者准备

(1)吞入金属异物者应摄颈部及胸部 X 线正侧位片、腹部 X 线片,确定异物位置,异物的性质、形状、大小及排除穿孔;嵌顿于食管,同时有尖锐边缘的异物,需行颈部 CT 检查排除穿孔;嵌顿食管的透光异物,如鱼刺、骨刺等,可予以食管棉絮吞钡检查,确认有食管嵌顿者,可行胃镜下异物取出术,但可能会因钡剂影响视野,给胃腔内的异物取出造成困难。

(2)成人和能配合的大龄儿童可按常规内镜检查准备,禁食6小时,胃内无食物残留。不能配合的成人和低龄儿童需要在全身麻醉下进行操作。值得一提的是异物如是纽扣电池等,应在发现后积极创造条件尽快取出,因为电池外壳会在短时间内破裂,大量碱性溶液泄漏会造成消化道严重灼伤甚至穿孔。

三、不同异物的操作方法和技巧

1.薄片状异物 在婴幼儿中最多见的是误吞各种硬币或纽扣电池。一般用异物钳、鼠齿钳、鳄鱼钳直接抓取比较方便。在胃腔中的异物,由于大多滞留在胃底穹窿部,可在倒镜下,使异物钳伸出方向与异物平面平行,更便抓取。

2.球形异物 如玻璃球、果核等,此类异物表面光滑,无法钳取,套取也较困难。可尝试用篮型取石器或螺旋形取石器套取。篮型取石器由于其钢丝呈直线型,更加容易套取异物,但固定力不够,异物光滑,在取出的过程中尤其是在经过贲门、咽喉部、食管等狭窄处易滑脱。螺旋形取石器由于钢丝呈螺旋状,套取异物后的取出成功率更高。但螺旋形取石器在套取异物的过程会更困难一些。笔者的经验是:先将螺旋形取石器伸至异物下方(异物和胃壁之间),缓慢打开取石器后,将取石器前端顶住胃壁,使其变形后,螺旋钢丝与钢丝之间的空隙增大,依靠重力作用和旋转内镜将异物套住后收紧取出。

3.长条形异物 如钥匙、汤勺、铁钉、笔等,此类异物套取的位置要尽可能接近其一端(光滑端及头大端优先),否则通过贲门及咽喉部会有困难。根据各自的特点可选用圈套器、异物钳、鼠齿钳、长或短鳄鱼钳,甚至在玻璃帽辅助下取出。以取铁钉为例,可将圈套器套住铁钉的头端,但助手不能完全收紧圈套器,这样会使铁钉与胃镜呈接近直角,造成贲门和食管的损伤。助手可以收圈套器至圈套钢丝小于铁钉头端,这样铁钉不会脱落,而自由度也够大,通过贲门时,在重力作用下,铁钉与胃镜基本在一直线上,损伤也就最少了。如果有尖端、异物较粗大等,可在玻璃帽辅助下操作。

4.锐利异物 如张开的别针、缝针、刀片等异物。如果条件允许下,建议可先行胃镜检查,确认异物位置和形状之后,在玻璃帽辅助下行异物取出术。这样可将异物部分或全部拉入玻璃帽内,在退镜过程中玻璃帽可起到扩张和支撑食管作用,最大限度减少和避免异物的尖端及锐利边缘对贲门、食管和咽喉部的损伤,减少异物与食管的摩擦从而降低对异物钳或圈套器的牵拉。值得一提的是,目前市面上的玻璃帽直径有1~1.8cm,在带玻璃帽的情况下,进咽喉部较困难,尤其在儿童胃镜操作中,需要非常熟练的操作人员进行,以避免对咽喉部的损伤或由于在咽喉部滞留时间过长引起的血氧饱和度下降。如果是张开的别针,可以在胃腔内调整别针位置,使开口向下,用异物钳夹住别针V形的尖端取出。

5.食物团块 如有食管狭窄的患者,可能出现食物团块的梗阻。如果条件允许,可用圈套器或网篮型取石器将食物团块粉碎后送过狭窄段,送入胃腔。无法送入胃腔者,可用网篮型取石器或螺旋形取石器取出。笔者的经验是把取石器伸至异物远端后打开,回拉,抖动取石器使异物掉入钢丝之间,异物较大时,可尝试把取石器前端顶住食管壁,使其变形,加大钢丝间的空隙将异物套取,此后缓慢收紧取石器至适当力度(过紧可能粉碎食物团块)后取出。由于食物团块的细屑可能在经过咽喉部掉落而使患儿误吸,因此,尤其在麻醉下,要严密监测患儿的血氧饱和度等生命体征的变化,必要时气管插管后行该操作。

四、注意事项和并发症

1. 注意事项

(1)严格掌握异物取出术的适应证和禁忌证。

(2)条件允许下,儿童宜在麻醉下进行。

(3)术前完善各项检查,评估患者耐受能力,了解异物性质、形状、大小、滞留部位等,选择合适的器械。

(4)退镜带出异物时,尽量将异物靠近胃镜头端,不留间隙,否则可能发生异物与胃镜"脱节"现象。

(5)异物取出后复查胃镜,了解食管、贲门等处的损伤情况,必要时行止血治疗。可能造成穿孔的尖锐异物取出后,建议行 CT 检查排除穿孔。

(6)异物取出过程中,尤其是异物较大或锐利时,如果阻力较大,不要勉强用胃镜试取,应行外科手术治疗。

(7)有怀疑消化道黏膜损伤者,应禁食、留观或住院治疗。

2. 常见并发症

(1)消化道黏膜损伤、出血或穿孔:较大而锐利异物可能会造成消化道黏膜损伤、出血甚至穿孔。有黏膜损伤、出血及小穿孔者,应禁食、抑酸及保护黏膜治疗,同时严密监测生命体征,一般在短期内自愈。出血较多者应行内镜下止血治疗,严重穿孔者应紧急外科手术治疗。

(2)感染及溃疡:黏膜损伤后可发生急性炎症、糜烂及溃疡,胃肠道细菌侵入可引起化脓性炎症,患者可出现高热、剧烈疼痛等症状。此类患者除上述治疗外,应给予足量广谱抗生素及支持治疗,严重者需行外科手术治疗。

(3)窒息及吸入性肺炎:全麻下的婴幼儿较多见,因胃内容物吸入或异物细屑在咽喉部脱落导致误吸,一旦发生需紧急处理抢救。

第四节 内镜下息肉摘除术及氩离子凝固术

消化道息肉是指黏膜表面向腔内的局限性隆起病变,以结肠和胃息肉常见。由于息肉具有癌变的可能性,因此多主张早期切除。内镜下胃肠息肉摘除,安全有效,并发症发生率低,是目前治疗息肉的首选方法,其操作方法繁多,如高频电切除术、氩离子凝固术(氩离子凝固术)、高频电活检夹除术等,目前常用高频电切及氩离子凝固术治疗消化道息肉。

一、适应证与禁忌证

1. 适应证 ①各种大小的有蒂息肉;②直径<2.5cm 的无蒂息肉;③多发性息肉,散在分布,数目较少。

2. 禁忌证 ①有内镜检查禁忌证者;②直径>2.5cm 的无蒂息肉,或内镜下形态有明显恶变者;③家族性腺瘤或多发性息肉密集于某一区域者;④严重心肺功能不全者;⑤装有心脏起搏器者;⑥有严重凝血功能障碍者;⑦严重糖尿病患者。

二、术前准备

1. 术者准备 术者应熟练掌握内镜检查技术,了解电凝切除术的操作方法及原理,了解患者的病史、体征、并发症及有关实验室和 X 线检查情况,掌握适应证及禁忌证。了解息肉的部位、大小、形态,以便选择适当的内镜及套圈器。

2. 器械准备

(1)高频电发生器:其利用高频电流通过人体时产生的热效应,使组织凝固、坏死以达到息肉切除、止血等治疗目的。无神经效应,对心肌无影响,对人体绝对安全。

电切电凝和混合电流的强度选择:电流强度要根据息肉大小、有无蒂柄、蒂柄粗细等从小到大调节,最大输出功率 80W。电切组织损伤小,但凝血作用弱,易引起出血。电凝有止血作用,但组织损伤大、深,易引起穿孔。凝切混合电切可以根据需要选择一定比例同时发出电凝、电切的混合电流。息肉切除时选择何种电流并无严格规定,需根据操作者习惯和息肉具体情况而定。一般选用先电凝,后电切,再混合电流交替使用逐渐切除。

(2)圈套灼除器

1)圈套器:根据圈套钢丝张开的形态分为六角形、半月形和椭圆形,都是纵径大于横径,操作容易。有人设计了开放型圈套器,其头部不是圈,而是弯曲的金属丝,操作时不需从顶部套入,只需从蒂部插入,然后再弯曲 120°,钩住息肉蒂部做电烙切除,不受息肉大小限制。每次电切前都需检查圈套器性能、有无损坏等。注意开闭圈套时,把手滑动和圈套开闭是否顺畅,钢丝已扭曲变形、关闭不畅者应更换。

2)电活检钳:与普通活检钳相似,只是两翼不开刃,钳身由绝缘套管组成,适用于 0.5cm 以下无蒂息肉。也可用于电凝止血。

3)氩气设备和氩气刀:现在的高频电发生器都与氩气设备相连接。氩气刀为空心塑料管,使用前检查是否有折痕、管内必须保持干燥。

(3)内镜注射针:用于病灶切除前注射以预防出血或止血治疗。

(4)金属止血夹:用于止血和预防出血。

(5)结扎圈套:用于有蒂息肉,切除前结扎蒂,以预防切除后出血。

(6)镜端助吸帽:安装于内镜前端,在黏膜切除时,帮助负压吸引,以便圈套住局部病灶。

(7)息肉回收器:包括鼠齿钳、取石网篮、三爪钳,用于收集切下的组织标本。

3. 试剂准备 常用试剂:①卢戈液(Lugol 液),以喷洒染色,进行试管病灶及范围的辨别;②靛胭脂或亚甲蓝,用以胃和结肠黏膜染色,辨别病灶和范围;③1:10000 肾上腺素稀释液和0.9%氯化钠溶液,用以切除黏膜下注射及注射止血。

三、不同类型息肉切除方法

1.芽状息肉切除术 芽状息肉指直径<5mm的小息肉。使用普通活检钳机械性抓取息肉即可。息肉大于活检钳,应选择圈套切除术法。芽状息肉可使用电凝、热凝的方法,使之凝固坏死。芽状息肉不是热活检的适应证,因其有造成穿孔的危险。

2.隆起息肉切除术 隆起息肉是指息肉局部隆起生长而且无明确蒂可见。

(1)体位:调整内镜或患者体位,使息肉正好处于视野的6~7点钟位置(内镜工作通道开口位置),并始终保持此位置,以利圈套息肉。

(2)圈套方法:息肉直径<2cm,采用直接切除法。于基底部圈套住息肉并收紧圈套器,抬起镜端使全套住的息肉远离肠壁,同时肠腔内适当充气避免息肉与对侧肠壁接触,而后使用电凝电流(指数3.5)电切息肉。

息肉直径2~4cm,采用注射后切除法。于基底部注射1:10000肾上腺素或0.9%氯化钠溶液3~5mL,以托起息肉(使息肉与肌层分开)和预防出血。

息肉直径>4cm,巨大息肉一次不能完全圈套住者,应采用"多块切除术",即从息肉最容易被圈套住的部分开始,逐块多次切除。

(3)基底部处理及出血的处理

1)残留息肉:巨大息肉切除后,基底部特别是边缘部有一些息肉的残留部分,可用高频电凝凝固或氩激光电凝器灼烧。

2)出血:渗出性出血,可采用电凝方法止血,或基底部注射1:10000肾上腺素以止血,搏动性出血可采用金属止血夹止血。

3.有蒂息肉切除术

(1)调整内镜,了解蒂的长短及直径及息肉的直径。

(2)于息肉基底部注射1:10000肾上腺素,可起到预防出血和托起息肉蒂的作用。

(3)息肉切除方法

1)细蒂息肉(蒂直径<4mm):息肉基底部注射后,直接使用圈套器圈套息肉蒂,于蒂中部近息肉体侧收紧圈套器。采取纯电凝电流切除息肉。

2)中度蒂息肉(一枚止血夹恰好可以完全结扎蒂部者):息肉蒂部通常有滋养小血管,单纯注射预防出血有时不够,需使用一枚止血夹或结扎圈套与基底部结扎息肉蒂,然后结扎部远端切除息肉。

3)粗蒂息肉(一枚止血夹不能完全钳夹者):其中常有较大的息肉滋养血管,结扎前必须进行蒂的有效结扎,必须使用两枚止血夹,方能达到预防出血的目的。

4.扁平息肉切除术

(1)直径<2cm的扁平息肉,使用圈套器直接圈套后通电切除之。非常扁平,先在息肉基底部黏膜下注射0.9%氯化钠溶液,托起息肉,再行切除。

(2)直径>2cm的扁平息肉,需用多块切除术。方法:①注射:于息肉基底部黏膜下注射1:10000肾上腺素,使息肉与肌层分开;②腔内充气:胃肠内充足气,使病变处与正常组织间的界限清楚;③圈套:伸出圈套器,选择病变最隆起处,使钢丝紧压贴在病变局部,收紧圈套器;④切除:再次充气张开胃肠腔,稍许抬起内镜前端,息肉远离肠壁,通电切除。分块切除息肉余部,每块不宜超过1cm,这样可保证操作安全。

对于直径>5cm的息肉,可以在3~4周内多次切除,以保证安全。

(3)扁平息肉直径>3cm,常认为是内镜切除的禁忌证,主要原因是并发症发生率高,完全切除的可能性及恶性可能性大。病理诊断为良性者,可采用多块切除术,以达到完全切除的目的。

四、具体操作方法及术中护理配合

上消化道息肉患者采取左侧卧位,下消化道息肉患者开始采取左侧卧位,之后随肠镜所到之处根据医师要求随时改变体位。术中应密切观察患者,尤其对老年心肺功能不全者,用镇静剂和镇痛剂后应加强监护,观察药物反应,如患者的神志、呼吸、脉搏和血压等变化,并注意观察患者对内镜、息肉切除的反应,注意患者的主诉及腹部情况。

1.高频电刀切除法的护理配合　协助患者采取合适卧位,并根据需要改变体位,遵医嘱抽取10mL 0.9%氯化钠溶液,注射药物前先确保内镜注射针伸缩自如,针头长度适宜,并将注射针管腔内充满药液,将收针状态(针头处于套管内)的注射针递给医师送入钳道,注射时当注射针对准息肉基底部后遵医嘱出针,针头刺入黏膜下后注射,注射结束收针后再退出钳道。当息肉清晰地暴露于视野时,然后伸出套圈器靠近息肉,再将圈套钢丝伸出套入息肉至基底部,然后稍向上使圈套襻正好套在基底部稍上方,再轻轻收紧圈套,稍收紧后再轻柔地提拉,使息肉形成天幕状时即可通电。切忌收过紧,造成息肉钝性分离,极易出血,但也不能过松,否则通电时会伤及邻近组织。

圈套完毕也可通电,遵医嘱选择适宜模式,先电凝及见息肉蒂或基底部黏膜发白,同时冒出白色烟雾,后电切或混合电流切除,每次通电时间2~3秒。通电时,护士慢慢收紧圈套,反复进行至息肉切下为止。息肉切除后,应立即观察残端蒂有无出血或渗血现象,正常情况下蒂的残端表面黏膜发白而无渗出或出血现象。

2.氩气刀电灼的护理配合　正确连接高频电发生器和电极板,选择适宜模式,按下充气按钮,使管腔内充满氩气递给医师,逐一电灼。在使用过程中,保持氩气刀管道的通畅,避免出现折痕。

3.尼龙套扎的护理配合　护士将套扎装置先端部露出钩子,扣住尼龙环的尾部后收紧推出塑料外套,将尼龙线收入塑料套管内,交给医师顺着活检孔道插入。当塑料管套出现在视野中时,护士收回塑料套管尼龙环露出,对准隆起病变基底部套入。随后护士回收塑料套管钳夹尼龙环,扎紧隆起性病变的基底部,直至病变表面色泽变成紫红色为止。放松连线钩子,钩子与尼龙环脱落,安全退出释放器。对于隆起不足、尼龙套扎不便的,可安装有槽平口型透明黏膜吸帽,持续吸引病变入帽后套扎。

4.金属夹的护理配合

(1)Olympus EZ夹的护理配合:将安装好的金属夹装置的前端交给医师,插入活检孔内。当看到病变部位时后退塑料套管,使夹子及金属鞘露出塑料套管,缓慢向后拉滑动部位,轻轻地将夹子张到最大幅度,左手拨动旋转装置可将夹子的方向调到最适位置,医师将夹子对准病变压紧,向后拉滑动部位使夹子关闭,对于过去常用的 Olympus HX-5LR/5QR6UR-1 夹,夹完需前推滑动部位,然后按压释放键,前推把手翼,使夹子钩收回到塑料套管内后从钳道退出装置。对于 Olympus EZ 夹,夹完后可不做任何动作退出该装置。

(2)Resolution 金属夹的护理配合:无须安装,将金属夹装置的前端交给医师,插入活检孔内,去除红色保险卡,后退外套管,露出夹子。用与活检钳相同的操作方式向前推和向后拉动滑动竿可张开和闭合金属夹至少 5 次,便于准确定位。医师将夹子对准病变部位压紧,护士向后拉动滑竿直至超过阻力 2 次"咔嗒"声后即夹闭。夹完需前推滑竿,使金属夹与手柄装置分离,前推外套管回到塑料套管内后从钳道退出装置。

5. 组织标本回收 对于较大一些的息肉可用抓钳抓持息肉或用网篮网住息肉随内镜一同退出;对于可通过钳道的小息肉,于吸引管中间正确接入息肉回收器,镜头直接对准息肉吸引,息肉即可进入回收器中。多个息肉,可按照顺序旋转回收器网格,息肉分别进入不同的网格,以便于分别送病理检查;特大型息肉可利用圈套襻套住息肉轻轻收紧随内镜一起退出,注意观察息肉是否在胃肠生理狭窄部位或转弯处滑脱,如有滑脱必须重新寻找抓持回收。对远端结肠和直肠息肉,可嘱患者通过排便取出。

五、护理

1. 术前护理

(1)心理护理:建立良好的护患关系,做好心理护理。内镜下息肉摘除术是一项新技术,此项操作属于微创技术,手术创伤小。但多数患者及家属对此不了解而易产生紧张、焦虑、恐惧等负性情绪。因此在术前需了解患者的心理状态,使其有机会表达内心的感受,耐心、详细地向患者及家属解释内镜下息肉切除术的方法、目的、并发症及术前术后注意事项,并让其了解息肉有发生癌变的可能,应及早切除。同时向其介绍内镜治疗的安全性、先进性和优越性,消除其疑虑,以取得患者的配合。

(2)术前准备:①消化道准备:上消化道息肉同胃镜检查准备,患者禁食 8 小时,估计有胃排空延迟者,需禁食更长时间;下消化道息肉同结肠镜检查准备,嘱患者治疗前禁乳、豆制品 3 天和禁用甘露醇清洁肠道,以预防产生爆炸性气体。可口服主要含氯化钠的清肠液 3000~4000mL,或口服主要含磷酸缓冲液的清肠液,饮食量不足 1000mL 就可以达到同样的清肠效果;②术前常规检查凝血酶原时间、血常规、血型和心电图等,如有凝血机制异常,应予以纠正后才能实行切除术;③术前 15~30 分钟肌内注射地西泮 10mg、丁溴东莨菪碱 20mg 或山莨菪碱(654-2)10mg,以减少胃肠蠕动及患者的反应,但对≤6 岁或不能合作的儿童应采取静脉麻醉,其他准备同普通内镜检查。

2. 术后护理

(1)休息:小息肉切除术后卧床休息 1~2 天,对切除较大息肉、有蒂息肉或凝固范围较大者,应卧床休息 2~3 天,避免剧烈活动,同时注意密切观察患者生命体征变化,观察有无胸痛、腹痛、腹胀、肠鸣音的情况,以及大便性质、颜色和量。

(2)饮食:术后常规禁食 1 天,根据患者术后情况进行饮食调整,如无并发症的发生,可进食温凉流质,逐步转为正常饮食。1 周内无渣饮食,选择高蛋白质、高维生素、高热量饮食,忌粗纤维、生硬、辛辣等刺激性食物,禁食及少量进食期间遵医嘱予以静脉补充营养,维持水电解质平衡,防止低血糖发生。肠道息肉还应注意保持大便通畅,以防干硬粪便摩擦创面或致焦痂脱落导致出血。

(3)用药护理:术后应遵医嘱应用抑酸剂、黏膜保护剂及抗生素,防止创面感染引起溃疡、出血等。有凝血功能障碍者术前用药纠正后或有出血倾向者,术后应用止血剂。高血压患者术后血压应维持在正常范围内,以免导致血管扩张而出血。

(4)潜在并发症的观察与护理:密切观察患者腹痛、腹胀的部位、性质、程度和持续时间,以及大便的颜色、性状和量,有无血压、心率等生命体征的改变。告知患者如出现轻微的腹胀、腹痛属于正常现象,是由于治疗过程中向肠腔内充气引起的,可进行腹部按摩促进排气,必要时予以肛管排气。若腹部疼痛剧烈,有便血且出血量多,伴面色苍白、四肢发冷、脉速、血压下降等提示可能并发出血,应及时通知医师处理。若剧烈腹痛,体格检查有腹部压痛、反跳痛、肌紧张,要考虑穿孔的可能,应立即通知医师并行相关检查,以明确有无穿孔,如确诊穿孔应立即对症处理,必要时行外科手术治疗。

(5)健康指导:术后2周内避免过度疲劳和剧烈运动,以免引起迟发性出血,保证充足的睡眠和休息,避免较长时间的热水沐浴。1个月内忌食辛辣、刺激性食物,忌烟、酒、浓茶、咖啡,如发现异常,随时就诊。做好知识宣教,帮助患者及家属掌握消化道息肉的基本知识,有利于消除各种诱因,特别要讲明合理饮食的重要性。由于消化道息肉目前被公认为癌前病变,尤其是腺瘤性息肉,且易复发,嘱患者要高度重视,定期门诊内镜复查。

第九章　妇产科腹部手术患者的护理

第一节　妇产科腹部手术患者手术前后护理

手术治疗在妇产科疾病的治疗中占有相当重要的地位,是妇科肿瘤患者的主要治疗手段之一。充分的术前准备和精心的术后护理是保证手术顺利进行、患者术后恢复的关键。本节主要介绍妇产科腹部手术患者手术前、后的护理。

一、术前护理

1. 心理护理　术前应耐心地向患者讲解相关的知识及治疗措施的效果,消除患者因担心术后生活质量而出现的焦虑、恐惧心理,使患者安心配合治疗。

2. 术前指导

(1)疾病相关知识:术前要使子宫切除者了解术后不再出现月经。使卵巢切除者了解术后会出现停经、潮热、阴道分泌物减少等卵巢功能减退的症状,即使保留一侧卵巢,也会因手术影响卵巢血运,暂时性引起性激素水平波动而出现停经;症状严重者,可在医师指导下接受雌激素补充治疗以缓解症状。

(2)认真做好术前并发症的处理,调整患者的身心状况。认真做好预防术后并发症的宣传指导工作,指导患者学会胸式呼吸、练习床上使用便器,以及术后需做的深呼吸、咳嗽、收缩和放松四肢肌肉的运动等,并要求患者在指导、练习后独立重复完成,直至患者完全掌握。

(3)指导患者术后翻身、起床、活动的技巧,鼓励术后早活动,促进康复。

(4)老年患者各重要脏器趋于老化,修复能力降低,耐受性差。术前应全面评估,并进行必要的处理,为手术创造条件。

3. 手术前 1 天护理

(1)皮肤准备:以顺毛、短刮的方式进行手术区剃毛备皮,备皮范围上自剑突下缘,下至两大腿上 1/3,包括外阴部,两侧至腋中线。脐部用络合碘棉签清洁后再用乙醇棉签擦拭。

(2)手术前 1 天抽血做血型鉴定及交叉配血试验,做普鲁卡因、青霉素等药物过敏试验。

(3)阴道准备:拟行全子宫切除术者,术前 1 天冲洗阴道 2 次,手术日晨用消毒液进行阴道、子宫颈、穹隆部消毒,用大棉球拭干后再用亚甲蓝或 1%甲紫溶液标记子宫颈及阴道穹隆,作为术者切除子宫的标志。阴道流血及未婚者不做阴道灌洗。阴道灌洗时护士动作要轻柔,注意遮挡患者。

(4)胃肠道准备:一般术前 1 天灌肠 1~2 次,术前 8 小时禁食,术前 4 小时禁饮。目的是使肠道空虚、暴露手术野、防止或减轻术后肠胀气;防止手术时麻醉药物松弛肛门括约肌致大便污染手术台;术前1天根据手术需要进行清洁灌肠,直至排出的灌肠液中无大便残渣。预计手术可能涉及肠道时需从术前3天起进无渣半流质饮食,并按医嘱给肠道抑菌剂并清洁灌肠。目前常以口服缓泻剂(如甘露醇等)代替多次灌肠,效果良好;但应少量试服,按个体反应选择用量,尤其是年老、体弱者,以防水样泻导致脱水。

(5)休息与睡眠:为保证患者良好的休息,减轻患者的紧张、焦虑,可给患者适量镇静剂,常用地西泮5mg,睡前口服,或10mg肌内注射。

(6)环境准备:为患者提供安静、舒适的环境。根据手术种类和麻醉方式,铺好麻醉床,准备好监护仪、负压吸引设备及急救用物。

(7)其他:与外科腹部手术患者一样,护士要认真核对受术者生命体征、药物敏感试验结果、交叉配血情况等;必要时应与血库取得联系,保证术中血源供给。

4. 手术日护理 手术日晨,护士宜尽早看望患者,核查体温、血压、脉搏、呼吸等,询问患者的自我感受。一旦发现月经来潮,应及时通知医师;若非急诊手术,应协商重新确定手术时间。

术日晨取下患者可活动的义齿、发夹、首饰及贵重物品交家属或护士长保管。常规安置导尿管,保持引流通畅,以避免术中伤及膀胱、术后出现尿潴留等并发症。

术前半小时给基础麻醉药物,通常为苯巴比妥和阿托品,目的在于缓解患者的紧张情绪并减少唾液腺分泌,防止支气管痉挛等因麻醉引起的副交感神经过度兴奋。

送患者去手术室前,应允许家属或亲友有短暂探视时间。手术室护士、病房护士在患者床旁需认真核对患者姓名、住院号、床号、手术名称、手术部位等病历资料,并随同患者至手术室。由病房护士直接向手术室巡回护士介绍患者,当面点交、核对无误后签字。

二、术后护理

1. 一般护理

(1)体位:按手术及麻醉方式决定术后体位。全麻患者取去枕平卧位,头偏向一侧,防止呕吐物进入气管。硬膜外阻滞的患者去枕平卧6~8小时,蛛网膜下隙阻滞的患者去枕平卧12~24小时,防止术后头痛。如患者无特殊病情变化,术后次日晨取半卧位。

(2)术后即时护理:手术完毕,患者被送回恢复室时,值班护士须向手术室护士及麻醉师详尽了解术中情况,及时为患者测量生命体征,检查患者腹部伤口、阴道流血情况,检查患者输液管道及引流管的情况,检查患者背部麻醉管是否拔除或保留镇痛泵等,认真做好床边交班,详尽记录观察资料。腹部压沙袋6小时,防止出血。做胃肠减压的患者及时接通负压吸引器调节至适当的压力。

(3)观察生命体征:密切观察生命体征并准确记录。通常术后每15~30分钟监测1次血压、脉搏和呼吸,连续监测6次;平稳后,改为每4~6小时测量1次;24小时以后,每天4次,正常后再测3天。若有异常或提示内出血,应增加监测的次数。术后应每天测体温4次,由于机体对手术创伤的反应,术后1~3天体温稍有升高,但一般不超过38℃,如果体温持续升高,或正常后再次升高,则提示可能有感染存在。

（4）留置导尿管的护理：术后要保持导尿管通畅、勿折压，注意观察尿量及性质，以判断有无输尿管及膀胱的损伤。术后每小时尿量至少为 50mL，如尿量过少，应检查导尿管是否堵塞、脱落、打折、被压，排除上述原因后，要考虑患者是否入量不足或有内出血休克的可能，及时通知医师及早处理。常规妇科手术于术后次日晨拔除导尿管，妇科恶性肿瘤及阴道手术患者保留导尿管的时间要根据患者的病情及手术情况而定。在保留导尿管期间患者每天测量体温 3~4 次，每天擦洗会阴并更换尿袋，注意无菌操作，防止逆行感染。子宫根治术者，在拔除尿管的前 2~3 天，开始夹闭导尿管，2 小时开放 1 次，以训练和恢复膀胱功能，必要时拔除导尿管后测残余尿。

（5）心理护理：减轻患者疼痛，解除不适，告知手术的情况及术后的注意事项，帮助患者提高自理能力；做好家属的健康教育，取得其积极的配合，有效降低术后患者不良的心理反应。

（6）疼痛的护理：疼痛是术后主要的护理问题，麻醉作用消失至术后 24 小时内疼痛最明显。患者常常因为疼痛而拒绝翻身、检查，甚至焦虑、恐惧、失眠。护士应掌握镇痛的方法和技巧，正确指导患者使用自控镇痛泵，或在评估患者疼痛的基础上及时给予镇痛药，常用哌替啶、异丙嗪、吗啡等。保持病室安静，创造舒适环境。6 小时以后用腹带帮助固定切口。帮助患者采取半卧位。

（7）营养与饮食：一般手术患者，术后 6 小时进流质饮食，但应避免产气食物如牛奶、豆浆等，以免肠胀气。肛门排气后进半流质饮食，以后逐步过渡到普通饮食。涉及肠道的手术患者，术后应禁食，排气后才能进流质饮食，逐步过渡到半流质、普通饮食。术后饮食应以营养丰富、易消化、高热量及富含维生素为原则。鼓励患者进食以促进肠道功能恢复及术后康复，不能进食或进食不足期间，应静脉补充液体和电解质，必要时给静脉高营养。

（8）休息与活动：在镇痛的前提下，要保证患者有良好的休息和足够的睡眠。同时按循序渐进的原则，鼓励患者进行活动。每 2 小时协助卧床患者翻身 1 次，生命体征平稳后鼓励患者尽早下床活动，改善循环，促进肺功能的恢复，防止下肢静脉血栓形成。活动时注意防止患者特别是老年患者因体位变化引起血压不稳定，防止突然起床或站立时发生跌倒。

2. 术后常见并发症及护理

（1）腹胀：术后腹胀多因术中肠管受到激惹，肠蠕动减弱所致，患者术后呻吟、憋气等可咽入大量易被肠黏膜吸收的气体而加重腹胀。通常术后 48 小时恢复正常肠蠕动，一经排气，腹胀即可缓解。如果术后 48 小时肠蠕动仍未恢复，应排除肠梗阻的可能。可用 0.9%氯化钠溶液及 1、2、3 溶液低位灌肠，或热敷下腹部（伤口无渗血）等方法刺激肠蠕动。在肠蠕动已恢复尚不能排气时，可针刺"足三里"穴或皮下注射新斯的明 0.5mg，也可采用肛管排气等。术后早期下床活动，以改善胃肠功能，可预防或减轻腹胀。如腹胀是因炎症或缺钾引起，则应给抗生素或补钾；形成脓肿者则应协助医师及早切开引流。

（2）泌尿系统感染：尿潴留是发生泌尿系统感染的常见原因之一。拔除导尿管前，注意夹管定时开放以训练膀胱恢复收缩力。为了预防尿潴留的发生，应增加液体入量，术后鼓励患者定期坐起排尿,床边加用屏风;如上述措施无效,则应导尿。一次导尿量不得超过1000mL,宜暂时留置导尿管,每3~4小时开放1次。老年患者、术后必须长期卧床者及过去有尿路感染史的患者均易发生泌尿系统感染。术后出现尿频、尿痛,并有高热等症状者,应遵医嘱做尿培养,确定是否有泌尿系统感染。受术者一般在拔管后4~8小时可自解小便,注意记录尿量和时间。

(3)伤口血肿、感染、裂开:多数伤口是清洁封闭创口,能迅速愈合。创口出血较多,或切口压痛明显、肿胀、检查有波动感,应考虑为切口血肿。血肿极易感染,常为伤口感染的重要原因。遇到异常情况,应及时报告医师,同时协助处理。

三、健康教育

1. 饮食指导　绝大部分妇产科手术对肠道影响较小,肛门排气前若无明显腹胀者,可指导并协助患者进少许流质饮食如温开水、米汤、菜汤等。但应避免牛奶、豆浆等产气物质。肛门排气后指导患者进食稀饭、面条等半流质饮食并逐渐向普食过渡。指导患者多进食高蛋白、高维生素、易消化食物,少食多餐,观察有无腹胀等不适,并避免便秘的发生。

2. 活动指导　手术6~8小时后,指导并协助患者床上翻身,活动并按摩双下肢,鼓励患者早期下床活动。一般手术患者术后24~36小时应鼓励并协助其下床活动,子宫根治术等大手术后患者,3~5天后应下床活动。全子宫切除后,在阴道残端伤口愈合阶段,应尽量减少较大活动,并严密观察阴道流血的情况。正常时可有少许血性分泌物或淡红色流液,如阴道出现鲜红色血液且量较多,甚至超过经量,应及时通知医师处理,并嘱患者绝对卧床休息,避免咳嗽等增加腹压的因素。

3. 出院指导　出院前评估患者自我护理能力及家属对患者照顾能力,并在出院时提供详细的出院指导。出院指导应包括出院后的休息、活动、用药、饮食、性生活、门诊复查时间、可能出现的异常症状和体征的观察及处理等。

第二节　子宫肌瘤

子宫肌瘤是女性生殖系统最常见的良性肿瘤。多见于30~50岁的妇女,20岁以下少见。据尸检资料显示,30岁以上妇女约20%有子宫肌瘤,因很多患者无症状,或因肌瘤很小不易发现,临床报道的发病率远较真实的低。

一、护理评估

1.临床表现

(1)症状:多无明显症状,仅在妇科检查时偶然发现。症状与子宫肌瘤的部位、生长速度及肌瘤有无变性相关,与肌瘤的大小、数目关系不大。

1)月经改变:最常见的症状,主要表现为经量过多、经期延长或不规则子宫出血。多见于黏膜下肌瘤和肌壁间肌瘤,浆膜下肌瘤较少影响月经。大的肌壁间肌瘤使子宫腔和子宫内膜面积增大,影响宫缩,并可能使肌瘤附近的静脉受挤压,致使子宫内膜静脉丛充血扩张,导致经量增多、经期延长。黏膜下肌瘤发生坏死、溃疡、感染时,可有持续性或不规则阴道流血或脓血样排液。长期经量增多常发生继发性贫血,出现乏力、心悸等症状。

2)下腹包块:肌瘤增大使子宫超过3个月妊娠大时可从腹部触及。巨大的黏膜下肌瘤可脱出于阴道外,患者可因外阴脱出肿物就医。

3)白带增多:肌壁间肌瘤使子宫腔面积增大,内膜腺体分泌增多,伴有盆腔充血致白带增多。若黏膜下肌瘤脱出于阴道,其表面感染、坏死,可排出大量脓血样及腐肉样组织,伴臭味。

4)压迫症状:肌瘤压迫膀胱时可出现尿频、尿潴留等;压迫输尿管形成肾盂积水;压迫直肠可形成里急后重、排便困难等症状。

5)其他:包括下腹坠胀感、腰酸背痛,经期加重。肌瘤发生红色样变性时腹痛剧烈且伴呕吐、发热及肿瘤局部压痛。浆膜下肌瘤蒂扭转时出现急性腹痛。子宫黏膜下肌瘤由子宫腔向外排出时也可引起腹痛。黏膜下和引起子宫腔变形的肌壁间肌瘤可引起不孕或流产。

(2)体征:与肌瘤大小、数目、位置及有无变性有关。肌壁间肌瘤子宫常呈不规则增大,质硬,表面有单个或多个结节状突起;浆膜下肌瘤可触及质硬的球状包块与子宫相连;黏膜下肌瘤子宫常呈均匀增大,有时可在子宫颈口或阴道内见到红色、表面光滑的黏膜下肌瘤,如伴感染,表面有渗出液覆盖或有溃疡灶形成。

2. 辅助检查

(1)B超检查:可查到肌瘤大小、位置和数目,可得到确切的诊断依据。

(2)内镜检查:宫腔镜、腹腔镜可在直视下分别看到黏膜下肌瘤、浆膜下肌瘤的位置、大小、形状,并可在镜下手术切除肌瘤,有诊断及治疗的双重作用。

(3)其他检查:如子宫输卵管造影等可协助诊断。

3. 与疾病相关的健康史

(1)病因:确切的病因尚不清楚。研究提示其发生可能与女性激素有关。此外,研究还证实孕激素也可促进肌瘤有丝分裂活动,刺激肌瘤生长。细胞遗传学研究显示 25%～50%的子宫肌瘤存在细胞遗传学异常。分子生物学研究提示子宫肌瘤是由单克隆平滑肌细胞增生而成,多发性子宫肌瘤是由不同克隆细胞形成。

(2)健康史:询问患者的月经史、生育史,有无不孕、流产史,有无长期使用雌激素史,有无接受过药物治疗及治疗后的效果。

4. 心理-社会状况　评估患者及家属对疾病的反应。是否有知识缺乏,害怕子宫肌瘤恶变或术后并发症,担心切除子宫后会改变其女性特征,担心影响夫妻生活等。

二、护理诊断/问题

1. 营养失调——低于机体需要量　与月经改变,出血过多有关。

2. 知识缺乏　缺乏子宫肌瘤疾病的治疗和护理知识。

3. 焦虑　与担心子宫肌瘤恶变、手术切除子宫会产生后遗症、选择子宫肌瘤的治疗方案的无助有关。

三、预期目标

1. 患者贫血被及时纠正。

2. 患者获得有关子宫肌瘤的知识,能正确地认识疾病。

3. 患者焦虑减轻或消失,选定治疗方案并配合医护人员完成治疗。

四、护理措施

1. 一般护理　嘱患者注意休息,加强营养,注意保暖。指导患者保持外阴清洁干燥,防止感染。

2. 症状护理　鼓励贫血的患者进食高蛋白、高维生素和含铁量丰富的食物。协助完成血常规、血型及凝血功能检查,并交叉配血备用。黏膜下肌瘤如脱出至阴道者,每天用消毒液行外阴冲洗。肿瘤压迫膀胱出现排尿障碍、尿潴留时应给予导尿;压迫直肠引起便秘者,可给缓泻剂软化粪便或进行灌肠等处理。

3. 用药护理　遵医嘱选择及应用药物,对患者讲明药物的名称、作用原理、剂量、用药方法、可能出现的不良反应及应对措施,告知服药过程中不能擅自停用以免出现撤退性出血等。亮丙瑞林等不宜长期使用,应用时应注意观察有无出现绝经期综合征、骨质疏松等不良反应。

4. 病情观察

(1)阴道出血:严密监测患者生命体征,了解有无头晕、乏力、视物模糊、面色苍白等症状;观察阴道出血的时间、量、色及性状,注意收集会阴垫以正确评估阴道出血量。

(2)腹痛:注意观察腹痛的部位、性质、程度。如患者有浆膜下肌瘤病史,突然出现剧烈腹痛时应考虑肌瘤蒂扭转,应立即报告医师处理,并做好急症手术的准备。

5. 手术患者护理　观察患者阴道出血量及阴道分泌物,患者的生命体征、尿量及颜色变化。密切观察患者手术切口及血常规变化,发现感染征象时及时通知医师。

6. 心理护理　主动热情关心患者,鼓励患者说出担忧和感受,让患者尽快适应病区环境,建立良好的护患关系。讲解子宫肌瘤的有关知识,帮助患者正确认识此种疾病,使患者确信子宫肌瘤属于良性肿瘤,恶变率低;对采取手术治疗的患者,讲解术后的效果。与患者及家属交流,帮助患者分析住院期间及出院后可以利用的资源与支持系统,减轻其无助感,增强康复信心,也有利于家属参与患者的治疗和护理。

五、健康教育

1. 知识宣教　宣传月经的相关知识,指导患者正确使用雌激素,增强妇女的自我保健意识,鼓励其定期接受妇科检查,做到以预防为主,及时发现和诊治疾病。

2. 定期随访　采取随访观察者应3~6个月复查一次。让患者明确随访的目的、时间,不可忽视定期检查,应按时接受随访指导,以便根据病情需要及时修正治疗方案。

3. 出院指导　告知患者任何时候出现不适或异常情况均需及时随诊。手术患者出院1个月后应到门诊复查,了解术后康复情况。指导患者术后性生活及自我保健知识。

第三节　子宫颈癌

子宫颈癌是最常见的妇科恶性肿瘤,高发年龄为 50~55 岁。近年来由于子宫颈细胞学筛查的广泛使用,子宫颈癌得到了早诊断与早期治疗,子宫颈癌的发病率和病死率明显下降。

一、护理评估

1.临床表现　早期子宫颈癌常无明显症状和体征,随病情发展可出现以下临床表现。

(1)症状

1)阴道流血:早期表现为性生活或妇科检查后少量阴道出血,称接触性出血。也可表现为不规则阴道流血,或经期延长、经量增多。老年患者常表现为绝经后不规则阴道出血。子宫颈癌合并妊娠者常因阴道流血就诊。一般外生型癌出血早,量多,内生型癌出血较晚。

2)阴道排液:常出现在阴道流血后。子宫颈癌早期可表现阴道分泌物增多,白色或血性,无臭味。随着癌组织破溃,阴道分泌物增多,稀薄如水样或米汤样,有腥臭味。晚期癌组织坏死继发感染时,则排出大量脓性或米汤样恶臭白带。

3)晚期症状:若出现疼痛,表示子宫颈旁已有明显浸润。癌肿侵犯邻近器官神经及淋巴时,可出现尿频、尿急、尿痛、血尿、便秘、便血、下肢水肿等症状。压迫输尿管可导致肾盂积水,严重可致尿毒症。癌症晚期患者出现消瘦、贫血等恶病质表现。

(2)体征:早期子宫颈癌局部无明显病灶,或呈子宫颈糜烂等一般慢性子宫颈炎的表现;随着病程的发展可见外生型、内生型或溃疡型等子宫颈癌的病变,可扪及子宫旁组织增厚、结节状,有时形成冰冻骨盆。

2.辅助检查

(1)子宫颈刮片细胞学检查:用于筛查子宫颈癌,特异度高但灵敏度较低。筛查应在性生活开始 3 年后开始,或 21 岁以后开始并定期进行。注意在子宫颈转化区和子宫颈管取材镜检,用巴氏 5 级染色法,结果分 5 级,Ⅲ级以上者应重复刮片细胞学检查并行子宫颈活检。

(2)高危型人乳头瘤病毒 DNA 检测:相对于细胞学检查灵敏度较高但特异度较低。可与细胞学检查联合应用于子宫颈癌筛查。用于 30 岁以上的女性。

(3)阴道镜检查:当子宫颈刮片检查分级Ⅲ级以上,使用阴道镜观察。阴道镜利用放大原理,可直接观察子宫颈表面有无变异上皮,一般可发现早期病变,并选择病变部位进行取材活检,以提高诊断率。

(4)子宫颈活体组织检查:临床确诊和鉴别子宫颈癌最可靠的方法。肉眼可见病灶均做单点或多点活检,无明显病变者在子宫颈转化区 3:00、6:00、9:00、12:00 处做多点活检或碘试验,阴道镜下取材以提高确诊率。

(5)其他检查:子宫颈锥切术、胸部 X 线检查、静脉肾盂造影、膀胱镜、直肠镜检查等。

3.与疾病相关的健康史

(1)病因:子宫颈癌的病因目前尚不完全清楚。流行病学调查发现子宫颈癌与人乳头瘤病毒(HPV)感染、多个性伴侣、性生活过早(<16岁)、性传播疾病、吸烟、经济状况低下及免疫抑制等因素有关。

(2)健康史:询问患者婚姻史、生育史、性生活状况及与高危男子的性接触史等,询问患者有无未治疗的慢性子宫颈炎病史。了解月经情况,询问有无不规则阴道流血史,尤其要重视接触性阴道出血病史。

4.心理-社会状况　子宫颈癌患者被确诊后会经历否认、愤怒、妥协、忧郁、接受等心理反应阶段。几乎所有的患者都会出现恐惧、绝望等心理,迫切希望能够采取各种方法减轻痛苦,延长生命。子宫颈癌手术范围大,留置导尿管时间长,恢复较慢,使患者较长时间不能履行各种角色职能,患者常出现焦虑情绪。

二、护理诊断/问题

1.恐惧　与子宫颈癌的确定及手术治疗有关。

2.疼痛　与晚期癌浸润或手术创伤有关。

3.自我认同紊乱　与手术切除子宫有关。

三、预期目标

1.患者恐惧感减轻,接受目前治疗方案,积极配合治疗。

2.患者能说出减轻疼痛的方法,疼痛感减轻;术后排尿功能恢复正常。

3.患者合理营养,营养不良得以纠正;能正确面对疾病,接受现实。

四、护理措施

1.一般护理

(1)评估患者的营养状况,纠正患者的不良饮食习惯,促使患者主动摄入足够营养,提高机体抵抗力。必要时与营养师联系,制订合理的饮食计划,以多样化食谱满足患者需要,保证热量供应,维持体重不继续下降。

(2)保持会阴清洁,勤换会阴垫,每天冲洗会阴两次,防止发生感染。指导患者注意个人卫生,协助患者勤擦身、更衣,保持床单位清洁,促进舒适,注意室内空气流通。

(3)阴道有活动性出血,需要用消毒纱布填塞止血时,要认真交班,按时如数取出或更换;发生阴道大出血时立即向医师汇报,并备好急救用物,协助处理。

(4)有贫血、消瘦、发热及恶病质等表现者应加强护理,高热时用物理降温,预防肺炎、口腔感染等并发症发生。

2.病情观察　监测阴道出血量及全身情况,注意观察阴道排液的性状、气味。观察晚期子宫颈癌患者下腹部、腰骶部疼痛程度。

3.不同治疗方法的护理

(1)手术患者的护理

1)术前准备:按腹部手术前护理内容进行常规术前准备,尤其注意术前3天选用消毒液消毒阴道及子宫颈,手术前晚行清洁灌肠,保证肠道呈清洁、空虚状态。

2)协助术后恢复:按腹部手术后护理内容进行常规护理。子宫颈癌根治术范围大、时间长,要注意加强术后护理。每0.5~1小时观察并记录生命体征及出入量1次,平稳后再改为每4小时测量1次。注意保持导尿管、腹腔各种引流管及阴道引流的通畅,认真观察引流液的性状及量。通常按医嘱于术后48~72小时去除引流管,术后7~14天,甚至21天拔除导尿管。拔除导尿管前3天开始定期夹管,训练膀胱功能,促使恢复正常的排尿功能。拔管后嘱患者1~2小时排尿1次,排尿后测残余尿。如残余尿超过100mL,应及时给患者再留置导尿管3~5天,再行拔管,测残余尿,直至残余尿在100mL以下。

(2)放疗患者的护理:注意观察放疗不良反应。放疗的近期反应有直肠炎和膀胱炎,但一般均能自愈。晚期并发症多于放疗后的1~3年出现,主要是因缺血引起直肠溃疡、狭窄及血尿,甚至形成直肠-阴道瘘及膀胱-阴道瘘等。其他按放疗有关护理方法进行护理。

(3)化疗护理:按化疗患者的护理常规进行护理。

4.心理护理　利用挂图、实物、宣传资料等向患者介绍子宫颈癌的有关知识,与患者多交流,让患者及家属了解病情、治疗方法及效果,为患者提供安全、隐蔽的环境,鼓励患者提问,一起寻找引起不良心理反应的原因。帮助患者消除恐惧,树立战胜疾病的信心,积极配合治疗。

五、健康教育

1.提供预防保健知识,提倡晚婚、少育,开展性卫生教育,普及防癌知识,尤其要注意防治人乳头瘤病毒感染。积极治疗慢性子宫颈炎,及时诊治宫颈上皮内瘤变(CIN),以阻断子宫颈癌的发生。

2.指导妇女定期普查,做到早发现、早诊断、早治疗。凡30岁以上妇女至妇科门诊就诊者,应常规做子宫颈刮片细胞学检查,一般妇女应每1~2年普查1次,已婚妇女尤其是绝经过渡期及绝经后妇女有异常阴道流血或接触性出血者应及时就诊。

3.子宫颈癌手术患者出院前护士应与患者及家属一起制订出院康复计划,要求患者做到定期随访。出院后第2年内每3个月复查1次;出院后第3~5年,每半年复查1次;第6年开始每年复查1次。如有异常情况随时检查。

第四节　子宫内膜癌

子宫内膜癌是发生于子宫内膜的一组上皮性恶性肿瘤,以腺癌为主。为女性生殖器官常见的三大恶性肿瘤之一,占女性生殖道恶性肿瘤的20%~30%。平均发病年龄60岁。近年来发病率有上升趋势。

一、护理评估

1.临床表现

(1)症状:约90%的患者出现阴道流血或阴道排液症状。

1)阴道流血:绝经后不规则阴道流血为最典型的症状。量一般不多,呈持续性或间歇性。未绝经患者可表现为经期延长、经量增多或月经紊乱。

2)阴道排液:早期子宫内膜癌呈浆液性或浆液血性白带,晚期合并感染时出现脓性或脓血性排液,并有恶臭。

3)疼痛:晚期癌肿浸润周围组织,或压迫神经时可引起下腹及腰骶部疼痛,并向下肢及足部放射。当癌瘤侵犯子宫颈堵塞子颈管致子宫腔积脓时,可出现下腹胀痛及痉挛性腹痛。

4)其他:晚期患者可出现贫血、消瘦、发热、恶病质等表现。

(2)体征:早期无明显异常。晚期可有子宫增大,稍软。晚期时,可见癌组织自子宫颈口脱出,质脆,触之易出血。若合并子宫腔积脓,子宫明显增大,极软。癌组织向周围浸润时,子宫固定,可于子宫旁扪及结节状不规则肿块。

2.辅助检查

(1)诊断性刮宫术:最常用,是确诊子宫内膜癌的方法。如果临床怀疑有子宫颈转移,应行分段诊刮,先环刮子宫颈管,再进入子宫腔刮子宫内膜,标本分瓶做好标记,送病理学检查。

(2)宫腔镜检查:可直接观察子宫内膜病灶的生长情况,并可取内膜组织送病理学检查。

(3)其他检查:如阴道 B 超检查、CT 检查及血清 CA125 检测等。

3.与疾病相关的健康史

(1)病因:确切病因尚不清楚。目前认为子宫内膜癌有两种发病类型。Ⅰ型是雌激素依赖型,其发生可能是在无孕激素拮抗的雌激素长期作用下发生子宫内膜增生症,继而癌变。临床上可见于无排卵性疾病如无排卵性功血和多囊卵巢综合征,分泌雌激素的卵巢肿瘤如颗粒细胞瘤,长期服用雌激素的绝经后妇女及长期服用他莫昔芬的妇女。这种类型均为子宫内膜样腺癌,比较多见,预后好。且患者较年轻,常伴有肥胖、高血压、糖尿病、不孕及绝经延迟。Ⅱ型是非雌激素依赖型,发病与雌激素无明确关系,较少见。多见于老年体瘦妇女,肿瘤恶性程度高,预后不良。约有 10%的子宫内膜癌与遗传有关。

(2)健康史:评估患者有无肥胖、高血压、糖尿病等高危因素。评估患者有无不孕、绝经延迟等病史,是否用过激素替代治疗及有无家族史。

4.心理-社会状况 确诊疾病时患者会出现焦虑和恐惧,担心疾病预后、治疗费用及连累子女等。部分患者需接受放、化疗,因治疗时间长、不良反应重,患者及家属往往对治疗缺乏信心。

二、护理诊断/问题

1.恐惧 与担心疾病预后有关。

2.疼痛 与晚期癌肿浸润或手术创伤有关。

3.知识缺乏 缺乏疾病及手术的相关知识。

三、预期目标

1. 患者消除恐惧情绪,心理负担减轻。

2. 患者疼痛减轻,舒适感增加。

3. 患者获得与子宫内膜癌疾病及治疗的相关知识。能配合检查和治疗。

四、护理措施

1. 一般护理　保持外阴清洁,尤其对大量阴道排液患者应每天冲洗外阴 1~2 次。给予高蛋白、高维生素饮食。进食不足或全身营养状况极差者应按医嘱给予支持疗法,静脉补充营养。指导和协助患者适当活动。

2. 病情观察　出现恶病质应加强观察,记录出入量,遵医嘱补液。手术患者术后 6~7 天阴道残端羊肠线吸收或感染可致残端出血,需严密观察并记录阴道出血情况,如发生大出血,应立即向医师汇报,并协助纱条填塞等止血措施的实施。化疗和放疗的患者需严密观察有无不良反应。

3. 孕激素用药护理

(1)教会患者口服药物的方法。常用甲羟黄体酮 200~400mg/d;己酸黄体酮 500mg,每周 2 次。

(2)孕激素治疗一般用药剂量大,至少 12 周才能评价疗效,鼓励患者耐心配合治疗。

(3)治疗过程中注意观察不良反应,此药可引起药物性肝炎、水钠潴留、水肿等,一般不良反应较轻,停药后会逐渐好转。

4. 心理护理

(1)向患者介绍有关疾病的知识,让患者正确认识疾病。给患者及家属讲明子宫内膜癌虽是一种恶性肿瘤,但转移晚,预后较好,缓解其恐惧、焦虑心理,增强治病信心。

(2)住院期间给患者介绍病室,提供安静、舒适的睡眠环境,减少夜间不必要的治疗程序,必要时按医嘱使用镇静剂以保证患者夜间连续睡眠 7~8 小时。

(3)鼓励患者选择积极有效的应对方式,如听音乐,分散注意力,向家人、朋友或医护人员诉说心理感受等。

五、健康教育

1. 大力宣传定期进行妇科检查的重要性　中年妇女每 1~2 年接受 1 次防癌普查。对子宫内膜癌高危人群应增加检查次数,尤其注意体重、血压、血糖的监测。对雌激素替代治疗者应严格用药指征,加强用药期间的监护。绝经过渡期月经紊乱及绝经后阴道流血患者应进行排除子宫内膜癌检查,及早接受正规治疗。

2. 做好出院指导　手术后 2~3 个月避免性生活,3~6 个月避免重体力劳动。术后定期随访,及时确定有无复发。75%~95%复发在术后 2~3 年内,因此随访时间为术后 2~3 年内,每 3 个月 1 次;3 年后,每 6 个月 1 次;5 年后,每年 1 次。如有异常情况随时检查。

第十章　外阴、阴道手术患者的护理

第一节　外阴、阴道手术患者手术前后护理

外阴手术主要有处女膜切开术、前庭大腺切开引流术、外阴癌根治切除术等；阴道手术则包括阴道局部手术及经阴道的手术，如尿瘘修补术、子宫黏膜下肌瘤摘除术、阴式子宫切除术等。针对其手术的特殊性，应特别关注外阴、阴道手术患者手术前后的护理。

一、术前准备

1. 心理支持　外阴、阴道手术患者常担心手术会损伤其身体的完整性，手术切口瘢痕可能导致将来性生活的不和谐。由于病变在隐私部位会加重患者的心理负担，护士应理解、认同患者的情感，以亲切和蔼的语言耐心解答患者的疑问，以取得患者的信任。鼓励患者倾诉内心的感受，给予针对性的心理疏导；帮助患者选择积极的应对措施，消除患者的紧张情绪。解答患者提出的各种问题，给予患者信任感。进行术前准备、检查和手术时应注意遮挡患者，尽量减少暴露部位，保护患者的自尊心，减轻患者的羞怯感，帮助患者树立信心。

2. 皮肤准备　患者术前要特别注意外阴清洁，每天清洗外阴，有炎症、溃疡者需要用药并保持局部干燥，促进创面愈合。手术前1天行皮肤准备，备皮范围上至耻骨联合上10cm，下至会阴部、肛门周围、腹股沟区及大腿内侧上1/3，备皮后洗净皮肤。

3. 阴道准备　为防止术后感染，于手术前3天开始进行阴道准备。常用1：5000的高锰酸钾溶液、0.02%的聚维酮碘或1：1000苯扎溴铵溶液等行阴道灌洗或坐浴，每天2次。术前用消毒液行阴道擦洗，必要时涂甲紫。

4. 肠道准备　术前3天进无渣或少渣饮食，必要时术前1天禁食。按医嘱给肠道抗生素、甲硝唑等抑制肠道细菌。术前1天晚上及术晨行清洁灌肠。

5. 其他准备　根据术式，术前可留置导尿管或嘱患者排空膀胱，将无菌导尿管带入手术室，待手术结束后使用。另外根据手术的需要做好各种用物的准备，包括软垫、支托、阴道模型、丁字带、绷带等。

6. 健康教育

（1）详细介绍相关手术的名称及过程，解释术前准备的内容、目的、方法及主动配合的技巧等；讲解相关知识，如保持外阴、阴道清洁的重要性、方法及拆线时间等。

（2）由于术后卧床时间较长，床上排便的可能性大。因此，应让患者术前进行床上使用便器排便的训练。同时，教会患者床上锻炼肢体的方法，以预防术后并发症的发生。

（3）积极配合治疗内科各种并发症如糖尿病、高血压、心脏病、贫血等，以提高患者对手术的耐受力。注意有无月经来潮，一般手术在月经干净后3~5天进行，指导患者使其

掌握正确咳痰的方法。

二、术后护理

1. 体位　根据手术不同,护士指导患者采取相应的体位。处女膜闭锁及有子宫的先天性无阴道患者,术后采取半卧位,利于经血的引流;行阴道前后壁修补的患者应以平卧位为宜,禁止半卧位,以降低外阴、阴道张力,促进伤口愈合;外阴癌行根治术后的患者应采取半卧位,双腿外展,膝下垫软枕,减少腹股沟及外阴部的张力,减轻患者的疼痛,并有利于伤口的愈合。

2. 切口的护理　护士每天给患者进行会阴擦洗,保持外阴清洁、干燥。随时观察会阴切口的愈合情况,注意有无渗血、红肿、热、痛等炎症反应;观察局部皮肤的颜色、温度、湿度,有无黏膜或皮肤组织坏死;注意阴道分泌物的量、性状、颜色及有无异味,发现异常及时汇报医师。外阴部手术需要加压包扎或阴道内留置纱条压迫止血,纱条一般在术后12~24 小时取出,注意核对数量。术后 3 天可进行外阴烤灯,保持伤口干燥,促进血液循环,有利于伤口愈合。

3. 管道的护理　管道主要有导尿管与引流管。外阴、阴道手术后一般保留导尿管5~7 天,注意保持导尿管的通畅,观察尿量、尿色,特别是尿瘘修补术的患者,如发现导尿管不通需及时查找原因并予以处理,必要时给予膀胱冲洗。拔导尿管前应定时开放导尿管,训练膀胱功能。拔除导尿管后应嘱患者尽早排尿,如有排尿困难应给予诱导、热敷等措施帮助排尿,必要时重新留置导尿管。伤口放置引流管者,要防止引流管扭曲、受压、堵塞等,观察并记录引流液的量及性质,定时更换引流袋。

4. 肠道护理　为便于手术及避免术后排便对伤口的影响,应控制首次排便的时间,以利于伤口的愈合。术前 3 天一般给予少渣或无渣饮食,术前禁食 1 天。术后遵医嘱给予抑制肠蠕动药物,以控制术后 5 天不排便。排便前后给予粪便软化剂,避免排便困难影响手术伤口愈合。

5. 减轻疼痛　由于会阴部神经末梢密集,外阴、阴道手术后患者疼痛感明显,护士应正确评估患者对疼痛的耐受性,针对患者的个体差异,采用不同的方法缓解疼痛,如认同患者的感受,提供一个良好的休养环境,采取恰当的体位减轻伤口的张力,遵医嘱及时给予镇痛药,应用自控镇痛泵等。同时,应注意观察用药后的镇痛效果。

6. 出院指导　指导患者出院后保持外阴清洁、干燥;注意休息,外阴癌患者至少休息3 个月,禁止性生活及盆浴,避免重体力劳动及增加腹压的动作,如下蹲、用力大便、咳嗽等。指导患者逐渐增加活动量,术后根据病情定期随访。

第二节　外阴、阴道损伤

女性生殖器官损伤极为常见,尤以外阴和阴道损伤为著,多发生于妇女分娩时,但也可在非分娩期因各种不同原因引起。外阴和阴道损伤可发生会阴、阴道及其深部组织的裂伤和血肿,此处组织单薄,神经敏感,血管丰富,受伤后损害重且疼痛,严重时出现失血性休克。

一、护理评估

1. 临床表现 外阴、阴道损伤较轻时只有皮肤、黏膜的擦伤,局部红、肿,出血不多。若损伤严重,患者往往疼痛难忍,外阴、阴道可有血肿形成,大小不一,局部组织突起,皮肤、黏膜常呈紫蓝色;局部有开放性伤口时,可见活动性出血,量多时,患者可出现血压下降、脉搏细速等休克表现。若是锐器伤,可伴有直肠、膀胱穿透伤。

2. 辅助检查 出血多者红细胞计数及血红蛋白值下降。合并感染时,白细胞总数增加,中性粒细胞计数增加,可达80%以上。

3. 与疾病有关的健康史

(1)病史:评估导致损伤的诱因,是外伤或暴力所致,还是性交后阴道出血;评估分娩方式、阴道裂伤的严重程度;评估出血量、处理经过及效果等。

(2)一般状况:注意患者的生命体征,有无血压下降、脉搏细速或出冷汗等休克表现,评估患者有无发热,局部有无红、肿、热、痛等感染征象。评估疼痛程度及患者耐受程度。

(3)妇科检查:评估局部损伤程度,外阴、阴道有无血肿及大小,有无开放性出血及出血量,注意是否有处女膜裂伤、外阴裂伤或外阴、阴道血肿。注意观察血肿大小、部位,伤口有无红、肿及脓性分泌物。应注意局部创伤有无穿透膀胱、直肠,甚至腹腔等。

4. 心理-社会状况 发生外阴、阴道损伤时,由于发病突然,或出血较多时,患者及家属感到极度不安、恐惧。外阴神经末梢丰富,患者痛感明显,增加了患者的焦虑程度,患者及家属担心损伤对今后的生活造成影响而顾虑重重。由于损伤部位的特殊性,患者常出现羞怯心理,尽量掩饰自己的病情。护士要收集多方面的信息,评估患者及家属对损伤的反应,采取的应对措施等。

二、护理诊断/问题

1. 恐惧 与突发损伤有关。
2. 疼痛 与外阴、阴道损伤有关。
3. 潜在并发症 失血性休克。

三、预期目标

1. 患者恐惧程度减轻,配合治疗护理。
2. 患者自述疼痛逐渐减轻或消失,患者表情自然。
3. 患者在24小时内血容量得到补充,生命体征平稳。

四、护理措施

1. 非手术治疗患者的护理

(1)指导患者做好自我护理:损伤较轻的患者尽量卧床休息,避免活动减轻疼痛,保持外阴清洁卫生,可用1∶5000高锰酸钾溶液清洗外阴或坐浴,促进局部水肿尽快消退和预防感染。必要时可遵医嘱给予镇痛药物,如发现局部疼痛加重或有肿块形成应及时到医院就诊。

（2）严密观察，预防和纠正休克：损伤严重患者应住院治疗。护士要严格观察患者血压、脉搏、呼吸等生命体征及尿量变化，并准确记录。注意观察血肿有无增大。对于较大血肿，伴面色苍白或有大量外出血时应指导患者立即平卧、给予吸氧，遵医嘱补充血容量及抗生素预防感染。同时，做好会阴部护理，保持外阴清洁干燥。

（3）血肿的处理：血肿较小者，24小时内冷敷，24小时后可采用热敷或理疗，促进血肿吸收。疼痛明显者遵医嘱给予镇痛药。血肿有增大倾向者，应局部加压包扎，并使用止血药。

2. 手术治疗患者的护理

（1）术前准备：需紧急手术的患者，应遵医嘱迅速做好术前准备。向患者及家属讲解手术的必要性、手术的过程，取得患者的理解和配合。

（2）术中配合：协助医师进行血肿的清除、缝合术，或裂伤的修补术，严格遵守无菌原则，避免感染发生。术中给予患者心理支持，疼痛明显者，遵医嘱使用镇痛药。

（3）术后护理

1）一般护理：协助患者采取仰卧位，外展屈膝，以减轻外阴部张力，减轻疼痛。外阴包扎或阴道填塞的纱条取出后，应每天用聚维酮碘擦洗外阴2次。每次大小便后用温水清洗外阴，然后及时用聚维酮碘擦洗。卧床期间应做好患者的生活护理，给予心理支持。

2）病情观察：观察外阴伤口有无渗血、阴道流血情况、外阴皮肤颜色，有无水肿及严重程度等，询问患者有无进行性疼痛加重等。注意损伤部位有无再次出血或血肿形成，密切观察患者生命体征变化，发现异常及时汇报医师，并协助处理。

3）拆线护理：一般外阴、阴道手术后5天拆线，外阴癌术后12~14天拆线。护士要指导患者尽量减少活动，避免伤口出血及裂开。

3. 心理护理 突然的创伤、出血、疼痛，导致患者恐惧、家属担忧，护士应理解患者，鼓励患者面对病情，鼓励家属积极给予患者支持，使患者积极配合治疗。

五、健康教育

外阴、阴道损伤可见于各年龄段的妇女，尤其是青春期和育龄女性。所以，要大力宣传教育，帮助女性认识到生活中的危险因素，注意安全，避免损伤。临产的产妇，应到正规医院分娩，尽量避免因接生技术不熟练而导致的外阴、阴道损伤。

第三节 外阴癌

外阴癌多见于60岁以上的女性，占女性恶性肿瘤的3%~5%，具有转移早、发展快、恶性程度高等特点，外阴癌包括外阴鳞状细胞癌、外阴恶性黑色素瘤、外阴基底细胞癌等，其中以外阴鳞状细胞癌最多见，占80%~90%，其癌前病变称为外阴上皮内瘤样病变，包括外阴上皮不典型增生及原位癌。

一、护理评估

1. 临床表现

（1）症状：早期主要为外阴持续瘙痒，各种不同形态的肿物如结节状、菜花状、溃疡状。外阴皮肤可变白，如肿块破溃、感染或较晚期癌肿可有出血、脓性分泌物，伴有疼痛。侵犯尿道时可有尿痛、尿频、血尿及排尿困难。

（2）体征：癌灶最多见于大阴唇，其次是小阴唇、阴蒂、会阴及阴道，直径为 0.5～0.8cm，颜色可呈白色、灰色、粉红色及暗红色。早期表现为局部丘疹、结节或小溃疡；晚期呈不规则肿块，伴或不伴破溃或呈乳头状肿瘤，若发生转移，可扪及一侧或双侧腹股沟淋巴结肿大、质硬、活动度差，外阴多有色素沉着。

2. 辅助检查　外阴活体组织检查为外阴癌的确诊证据。采用 1%甲苯胺蓝涂抹外阴病变部位，待干后用 1%醋酸洗去染料，在蓝染部位活检。为了提高阳性率，也可利用阴道镜协助定位活检。

2. 与疾病相关的健康史

（1）病史：评估患者外阴瘙痒发生的时间、治疗经过和效果，外阴有无赘生物、溃疡；评估阴道分泌物的量及性质；有无尿频、尿急、尿痛或排尿困难等；评估患者有无糖尿病、高血压、冠心病等疾病史；评估患者对疾病认知程度。

（2）身体状况：了解患者出现外阴瘙痒的时间和程度；评估肿块的部位、大小和形态，有无破溃、感染或出血，是否伴随疼痛。早期癌肿表现为局部丘疹、结节或小溃疡；晚期呈不规则肿块，伴或不伴破溃或呈乳头状肿瘤。触诊了解有无腹股沟淋巴结增大等转移征象，同时还要评估患者有无尿痛、尿频、血尿及排尿困难等泌尿系统受侵犯表现。

4. 心理-社会状况　外阴癌多见于老年患者，由于外阴瘙痒久治不愈，患者烦躁、焦虑不安，在得知患癌症需要手术治疗时，担心不能耐受手术和化疗，术后外阴严重变形，伤口不愈合，癌肿扩散等而感到自卑绝望，甚至有放弃治疗的想法。护士应仔细评估患者及其家属的心理状态，了解患者的家庭情况和经济情况，家属对疾病的态度。

二、护理诊断/问题

1. 恐惧　与癌症的治疗及预后有关。

2. 营养失调——低于机体需要量　与术前术后禁食、术前肠道准备，术后不能过早排便，流质饮食时间长有关。

3. 有外阴感染的危险　与机体抵抗力低、手术范围大，伤口距肛门、尿道较近等有关。

三、预期目标

1. 患者情绪稳定，对疾病及手术带来的创伤有正确认识。

2. 患者营养状况改善，自述舒适感增加。

3. 患者无感染发生，伤口无红、肿及渗血，体温正常。

四、护理措施

1. 一般护理　手术患者按阴道手术常规做好术前准备,如阴道、肠道准备。若需要外阴植皮,应对植皮部位进行剃毛、消毒后用无菌治疗巾包裹。放疗前应擦洗外阴,保持外阴清洁干燥。同时给予患者心理支持,缓解患者的焦虑情绪。

2. 缓解症状

(1)体位:协助患者取平卧位,双腿屈曲外展,以减轻伤口疼痛。协助患者活动上肢,促进血液循环,预防压疮发生。

(2)皮肤损伤的护理:放疗后 8~10 天可出现皮肤干燥、瘙痒疼痛等不良反应,护士应根据损伤程度做好相应的护理:①轻度:对局部瘙痒者,除加强皮肤护理外,可给予无刺激性软膏,或可的松霜以减轻皮肤干燥和瘙痒;②中度:皮肤出现湿疹性皮炎,如严重烧伤后出现水疱、溃烂,此时应停止治疗,勿刺破水疱,可涂甲紫,或无菌凡士林纱布换药,注意保持皮肤清洁、干燥、避免感染;③局部皮肤损伤严重者可发生溃疡,应中断治疗待其痊愈。除保持局部清洁外,可用生肌散或抗生素软膏交替换药。

(3)遵医嘱用药:为避免手术后过早排便,遵医嘱给予患者阿片全碱 3~5 天。术后第 5 天,给予液状石蜡 30mL 口服,每天 1 次,连续 3 天以软化粪便。大便时勿取蹲位,以免造成伤口裂开,排便后及时清洗伤口。

(4)手术伤口的护理:①保持外阴清洁干燥。按时擦洗会阴,及时更换敷料,保持伤口干燥;②密切观察伤口愈合情况。注意有无红、肿、热、痛等感染征象;有植皮者应注意皮瓣的湿度、温度和颜色等,如有脓性分泌物时可用过氧化氢溶液冲洗后更换敷料;③促进伤口愈合。术后第 2 天可采用红外线照射,每天 2 次,每次 20 分钟;④加强管道护理。保持伤口引流管的通畅,并记录引流液的量、颜色、性状等,同时做好导尿管的护理;⑤拆线后护理。外阴部手术后第 5 天开始间断拆线;腹股沟切口第 7 天拆线;重建外阴术后一般 12~14 天拆线,观察切口愈合情况。同时嘱患者减少活动,避免伤口渗血或裂开。

五、健康教育

1. 指导患者注意清洁卫生、合理饮食及休息,并按医嘱定期随访。第 1 年前 6 个月每月 1 次,后 6 个月每 2 个月 1 次;第 2 年每 3 个月 1 次;第 3~4 年每半年 1 次;第 5 年及以后每年 1 次。

2. 女性外阴癌生长缓慢,且多有癌前病变,可以做到早发现、早诊断。指导患者积极进行自我体检,积极治疗外阴瘙痒、性传播疾病或感染性疾病,外阴出现结节、溃疡或白色病变,应及时就医,不要延误治疗。

第十一章 小儿呼吸系统疾病患者的护理

第一节 总论

小儿呼吸系统疾病包括上下呼吸道急慢性感染性疾病、呼吸道变态反应性疾病、胸膜疾病、呼吸道异物、呼吸系统先天性畸形及肺部肿瘤等。其中急性呼吸道感染最为常见,占儿科门诊的60%以上,在住院患儿中,上、下呼吸道感染占60%以上,绝大部分为肺炎,且是全国5岁以下儿童第一位的死亡原因。因此需要积极采取措施,降低呼吸道感染的发病率和病死率。

一、临床特点

1.解剖特点

(1)上呼吸道

1)鼻腔:相对短小,鼻道狭窄。婴幼儿鼻黏膜柔嫩并富于血管,感染时黏膜肿胀,易造成堵塞,导致呼吸困难或张口呼吸。

2)鼻窦:儿童各鼻窦发育先后不同,新生儿上颌窦和筛窦极小,2岁以后迅速增大,至12岁才充分发育。额窦和蝶窦分别在2岁及4岁时出现。因此,婴幼儿较少发生鼻窦炎,由于鼻窦黏膜与鼻腔黏膜相连续,鼻窦开口相对大,故急性鼻炎常累及鼻窦,学龄前期幼儿鼻窦炎并不少见。

3)鼻泪管和咽鼓管:幼儿鼻泪管短,开口接近于内眦部,且瓣膜发育不全,故鼻腔感染常易侵入结膜引起炎症。婴儿咽鼓管较宽,且直而短,呈水平位,故鼻咽炎时易致中耳炎。

4)咽喉:咽部较狭窄而垂直。扁桃体包括腭扁桃体及咽扁桃体,腭扁桃体1岁末才逐渐增大,4~10岁发育达高峰,14~15岁时逐渐退化,故扁桃体炎常见于年长儿,婴儿则少见。咽扁桃体又称腺样体,6个月已发育,位于鼻咽顶部与后壁交界处,严重腺样体肥大是小儿阻塞性睡眠呼吸暂停综合征的重要原因。

5)喉:以环状软骨下缘为标志。喉部呈漏斗形,喉腔较窄,声门狭小,软骨柔软,黏膜柔嫩而富有血管及淋巴组织,故轻微炎症即可引起声音嘶哑和吸气性呼吸困难。

(2)下呼吸道

1)气管、支气管:婴幼儿的气管、支气管较成人短且较狭窄,黏膜柔嫩,血管丰富,软骨柔软,因缺乏弹力组织而支撑作用差,因黏液腺分泌不足易导致气道干燥,因纤毛运动较差而清除能力差。故婴幼儿容易发生呼吸道感染,一旦感染则易于发生充血、水肿,导致呼吸道不畅。左主支气管细长,由气管向侧方伸出,而右主支气管短而粗,为气管直接延伸,故异物较易进入右主支气管。毛细支气管平滑肌在出生5个月以前薄而少,3岁后才明显发育,故小婴儿呼吸道梗阻主要是黏膜肿胀和分泌物堵塞引起。

2)肺:肺泡数量少且面积小,弹力组织发育较差,血管丰富,间质发育旺盛,致肺含血量多而含气量少,易于感染。感染时易致黏液阻塞,引起间质炎症、肺气肿和肺不张等。

3)胸廓:婴幼儿胸廓较短,前后径相对较长,呈桶状;肋骨呈水平位,膈肌位置较高,胸腔小而肺相对较大;呼吸肌发育差。因此,在呼吸时,肺的扩张受到限制,尤以脊柱两旁和肺的后下部受限更甚,不能充分换气,故当肺部病变时,容易出现呼吸困难。小儿纵隔体积相对较大,周围组织松软,在胸腔积液或气胸时易导致纵隔移位。

2.生理特点

(1)呼吸频率与节律:小儿呼吸频率快,年龄越小,频率越快。新生儿及生后数月的婴儿,呼吸极不稳定,可出现深、浅呼吸交替,或呼吸节律不整、间歇、暂停等现象。

(2)呼吸类型:婴幼儿呼吸肌发育不全,肌纤维较细,间质较多且肌肉组织中耐受疲劳的肌纤维所占的比例少,故小儿呼吸肌肌力弱,容易疲劳,易发生呼吸衰竭。小儿膈肌较肋间肌相对发达,且肋骨呈水平位,肋间隙小,故婴幼儿为腹式呼吸。随年龄增长,膈肌和腹腔脏器下降,肋骨由水平位变为斜位,逐渐转化为胸腹式呼吸。7岁以后逐渐接近成人。

(3)呼吸功能特点

1)肺活量:小儿肺活量为 $50\sim70mL/kg$。在安静情况下,年长儿仅占用肺活量的 12.5% 来呼吸,而婴幼儿则需用 30% 左右,说明婴幼儿呼吸储备量较小。小儿发生呼吸障碍时其代偿呼吸量最大不超过正常的 2.5 倍,而成人可达 10 倍,因此易发生呼吸衰竭。

2)潮气量:小儿潮气量为 $6\sim10mL/kg$,年龄越小,潮气量越小;无效腔/潮气量比值大于成人。

3)每分通气量和气体弥散量:前者按体表面积计算与成人相近;后者按单位肺容积计算与成人相近。

4)气道阻力:由于气道管径细小,小儿气道阻力大于成人,因此小儿发生喘息的机会较多。随年龄增大,气道管径逐渐增大,从而阻力减低。

3.免疫特点　小儿呼吸道的非特异性和特异性免疫功能均较差。例如,咳嗽反射及纤毛运动功能差,难以有效清除吸入的尘埃和异物颗粒;肺泡吞噬细胞功能不足,婴幼儿辅助性 T 细胞功能暂时性低下,分泌型 IgA、IgG,尤其是 IgG 亚类含量低微。此外,乳铁蛋白、溶菌酶、干扰素及补体等的数量和活性不足,故易患呼吸感染。

二、护理评估

1.健康史　详细询问发病情况,了解有无反复呼吸道感染史,发病前是否有麻疹、百日咳等呼吸道传染病史;询问出生时是否是足月顺产,有无窒息史;生后是否按时接种疫苗,患儿生长发育是否正常,家庭成员是否有呼吸系统疾病病史。

2.现病史　评估患儿主要症状、体征,发病时间、诱因、发病缓急。评估有无发热、咳嗽、咳痰、咳血的情况,体温增高的程度、热型,咳嗽咳痰的性质;有无咯血,区分咯血和咳血;有无呼吸增快、肺部啰音;有无气促、端坐呼吸、鼻翼扇动、三凹征及口唇甲床有无发绀等症状和体征;有无循环、神经、消化系统受累的临床表现。

3. 治疗经过　评估患儿接受的辅助检查及实验室检查结果如血常规、血液生化、胸部 X 线、胸部 CT、B 超、气管镜检查、病原学等结果。评估治疗方法、疗效及不良反应等情况。

4. 心理社会状况　了解患儿既往是否有住院经历,家庭经济状况,父母文化程度、对疾病认识程度等。评估患儿是否因发热、缺氧等不适及环境陌生产生焦虑和恐惧,是否有哭闹、易激惹等表现。评估家长的心理状态,患儿家长是否因患儿住院时间长、知识缺乏等产生焦虑不安、抱怨的情绪。

三、护理诊断/问题

1. 有窒息的危险　与喉梗阻有关。
2. 气体交换受损　与肺部炎症有关。
3. 清理呼吸道无效　与呼吸道分泌物过多、黏稠,患儿体弱、无力排痰有关。
4. 低效性呼吸形态　与支气管痉挛、气道阻力增加有关。
5. 体温过高　与上呼吸道感染有关。
6. 营养失调——低于机体需要量　与摄入不足、消耗增加有关。
7. 舒适的改变——咽痛、鼻塞　与上呼吸道炎症有关。
8. 焦虑　与哮喘反复发作有关。
9. 潜在并发症　心力衰竭、中毒性脑病、中毒性肠麻痹。
10. 知识缺乏　缺乏相关疾病知识。

四、护理措施

1. 发热护理　卧床休息,保持室内安静、温度适中、通风良好。衣被不可过厚,以免影响机体散热。依病情选用适合的降温措施。如冰袋物理降温、温水擦浴、降温毯等。患儿出汗后应及时擦干汗液,更换被服,避免着凉,保持舒适。加强口腔护理,避免感染,保持舒适。密切监测体温变化,及时准确记录,注意观察降温效果,发热伴随症状,防止惊厥及体温骤降。如有虚脱表现应给予保暖,饮热水,严重者遵医嘱补液。

2. 咳嗽,咳痰　评估咳嗽发生的急缓、性质,是否伴痰液、持续时间、发作程度和频率,痰的数量、外观、黏稠度、气味、能否有效排除、与体位的关系;室内空气应保持清新、湿润。给予体位指导,舒适坐位或半坐位,脊柱挺直,有利于膈肌运动和肺扩张,促进腹肌收缩和增加腹压,有利于咳嗽、排痰。痰液黏稠不易排出时可遵医嘱雾化吸入稀释痰液,并配合叩背或震动排痰机叩背治疗。鼓励患儿经常变换体位,并指导有效咳嗽,必要时给予体位引流。

3. 呼吸困难　根据患儿呼吸困难、发绀程度或血气分析结果选择合适的给氧方式。经鼻导管给氧呼吸困难仍明显时,应酌情考虑头罩给氧或短时间的高频给氧或气管内插管人工辅助呼吸。患儿取头高脚低位或半卧位,使横膈下降,胸腔容积增大以减轻呼吸困难。保持呼吸道通畅,遵医嘱雾化吸入的同时配合叩背吸痰。呼吸困难严重的患儿应常规鼻饲饮食,以减少吸吮致呼吸费力而做功。

4.饮食护理　给予易消化和富含维生素的清淡饮食。有呼吸困难者应少食多餐。婴儿应取头高位抱起喂养,呛咳患儿用滴管或小勺慢慢喂养,可适当增加食物黏稠度,减少呛咳发生,必要时遵医嘱予鼻饲。除病情需要严格限制入量的患儿外,应保证充足水分摄入,补充因发热和呼吸增快损失的大量水分,以利于呼吸道保持湿润,防止分泌物干结,利于痰液排出。对于过敏性哮喘患儿,应避免食用诱发哮喘食品,明确过敏食物的应避免食用。

5.环境护理　保持室内安静、整洁、阳光充足、空气新鲜、定时通风,避免对流风。维持室温18~22℃,相对湿度50%~60%。不同病原体感染者应分室居住,避免交叉感染。对于过敏性哮喘患儿环境应简单,不放花草,不摆放毛绒玩具,避免接触过敏源。

6.活动　注意休息,减少活动,尽量避免哭闹,以减少氧的消耗。经常帮助患儿翻身,更换体位或抱起患儿以有利于分泌物排出,减轻肺部淤血和防止肺不张。

7.口腔护理　保持口腔清洁,及时清除鼻腔及咽喉分泌物。

8.并发症的护理

(1)心力衰竭:患儿出现烦躁不安、面色苍白、呼吸加快(>60次/分),且心率>160~180次/分,心音低钝、奔马律,肝在短时间内急剧增大时,是心力衰竭的表现,应及时报告医师,并减慢输液速度,准备强心药、利尿药,做好抢救准备,遵医嘱给予吸氧、镇静、利尿、强心、应用血管活性药物。

(2)缺氧中毒性脑病:密切观察体温、脉搏、呼吸、血压、神志、瞳孔变化,如血压增高伴头痛、喷射性呕吐,多为颅压增高,应立即通知医师,降颅压处理。如患儿出现抽搐,应立即给予镇静药,并保护肢体及口唇、舌头,专人看护,必要时保护性约束,注意观察瞳孔及呼吸,以防因抽搐致脑疝形成及呼吸骤停。保持呼吸道通畅,予平卧位或半卧位,头偏向一侧,防止呕吐误吸。

五、健康教育

指导家长做好家庭护理,室内空气应流通,光照充足,合理安排休息对疾病的康复十分重要。加强患儿营养,培养良好卫生习惯。积极参与户外活动,增强体质,改善呼吸功能。婴幼儿及呼吸道疾病高发季节,尽量减少出入公共场所,尽可能避免接触呼吸道感染者。有营养不良、佝偻病、贫血及先天性心脏病的患儿,应积极治疗,增强体质,减少呼吸道疾病的发生。根据天气变化增减衣服,避免着凉。有过敏性疾病的患儿避免接触过敏源。定期健康体检,按时预防接种。

第二节　急性上呼吸道感染

急性上呼吸道感染简称上感,俗称"感冒",是鼻腔、咽或咽喉部急性炎症的总称,是儿童时期常见疾病。全年都可发病,以冬春季及气候骤变时多见。各种病毒或细菌均可引起,90%以上为病毒所致,主要为鼻病毒、呼吸道合胞病毒、流感病毒、副流感病毒、腺病毒、柯萨奇病毒、埃可病毒、冠状病毒、单纯疱疹病毒、EB病毒等。可继发细菌感染,常见细菌为溶血性链球菌,其次为肺炎球菌、流感嗜血杆菌等。肺炎支原体也可引起感染。一般通过飞沫或直接接触传播,偶尔通过肠道。婴幼儿上呼吸道解剖生理和免疫特点,使其更易患呼吸道感染。儿童生活环境不良如居室拥挤、通风不良、被动吸烟等,或患有维生素 D 缺乏性佝偻病、营养不良、贫血等疾病,易反复发生上呼吸道感染或迁延不愈。

一、临床特点

临床症状轻重不一,与年龄、病原体、机体抵抗力不同有关,轻症持续 1 周左右自愈。一般年长儿较轻,婴幼儿重症较多见。轻症表现为卡他症状,如流清鼻涕、鼻塞、喷嚏、流泪、轻咳或咽部不适;如感染涉及鼻咽部,常有发热、咽痛、扁桃体炎或咽后壁淋巴组织充血和增生,淋巴结轻度肿大;重症体温可达 39~40℃ 或更高,伴有冷感、头痛、全身乏力、食欲锐减、睡眠不安、频繁咳嗽、咽部红肿等,如扁桃体出现滤泡性脓性渗出物,则咽痛和全身症状加重。如治疗不及时,易合并鼻窦炎、中耳炎和颈部淋巴结炎等。血常规:病毒感染时白细胞总数正常或偏低,淋巴细胞比例偏高。细菌感染时白细胞总数可偏高,中性粒细胞增多或核左移。支原体感染时血常规无明显改变。C-反应蛋白,在合并细菌感染时上升,升高程度与感染严重程度呈正比。

二、治疗原则

1. 一般治疗 病毒性上呼吸道感染为自限性疾病,无须特殊治疗。注意休息,多饮水,补充维生素 C 等,做好呼吸道隔离,预防并发症。

2. 病因治疗 病毒感染者可给利巴韦林等抗病毒药物,3 天为 1 个疗程。流行性感冒可在病初应用磷酸奥司他韦口服,3 天为 1 个疗程,如病情严重,继发细菌感染或发生并发症者,可加用抗菌药物,常用青霉素类、头孢菌素类及大环内酯类。如为链球菌感染或既往有肾炎或风湿热病史者,青霉素疗程应为 10~14 天。病毒性结膜炎可用 0.1%阿昔洛韦滴眼,每 1~2 小时 1 次。

3. 对症治疗 高热者给予物理降温或药物降温,高热惊厥者给予镇静、止惊处理,咽痛者可口服咽喉片。

三、护理评估

1. 评估患儿健康史、发病史。了解有无营养不良、先天性心脏病及免疫功能低下等疾病,有无高热惊厥史。近期有无受凉感冒,或与类似疾病患者接触史。评估患儿体温,是否发热,了解热度、热型、持续时间,有无畏寒、皮肤发花,皮疹及热性惊厥表现。评估患儿有无咳嗽、咳痰、咽部充血、疼痛,咽颊部有无疱疹,有无眼结膜炎及颈部、耳后、颌下淋巴结肿大伴触痛表现。评估患儿有无心悸、乏力、胸闷及胸痛表现。

2. 评估患儿血常规、胸部 X 线等检查结果。

3. 评估患儿及家长对本病护理知识的了解程度及需求,患病后家长及患儿的主要心理问题。

四、护理措施

1. 环境护理 见本章总论内容。

2.活动　见本章总论内容。

3.口腔护理　见本章总论内容。

4.发热护理　见本章总论内容。

5.用药护理

(1)抗病毒药物:遵医嘱应用抗病毒药物,用药期间观察药物疗效及不良反应,监测血常规及肝肾功能。

(2)镇静药物:惊厥发作应用镇静药物时,保证剂量抽取正确,观察止惊效果及药物不良反应,如呼吸抑制等。

6.并发症护理

(1)热性惊厥:监测生命体征,观察患儿有无神志及瞳孔改变。惊厥发作时口腔内垫牙垫,防止舌部咬伤。手掌心垫纱布,腋下垫毛巾,以隔绝皮肤,防止皮肤摩擦损伤。正确使用床栏,避免发生坠床。如惊厥发作时间长或频繁发作,要警惕发生脑水肿并发症,配合医师进行抢救。

(2)中耳炎:观察患儿是否有听力减退、外耳道流脓或头痛、脓涕、鼻窦压痛等表现,警惕中耳炎和鼻窦炎,及时通知医师给予处理。患中耳炎后,嘱家长及患儿不要用力擤鼻涕,病程中观察有无听力减退、耳痛、耳鸣及外耳道流脓表现,及时发现中耳炎并发症,通知医师给予处理。

(3)鼻窦炎:鼻窦炎主要表现为持续较重的上呼吸道感染症状,如鼻塞、脓涕、头痛等,加强鼻部护理,遵医嘱治疗鼻腔的急性炎症。

(4)喉炎:评估咽喉部充血、水肿情况,如有声嘶、犬吠样咳嗽、吸气性喉鸣等表现,警惕喉炎,因喉部解剖呈漏斗形,喉腔窄,局部富有血管和淋巴组织特点,轻微的炎症即可引起喉头水肿、狭窄,进而出现声嘶和呼吸困难表现,及时通知医师给予处理。

(5)支气管炎、肺炎:观察患儿精神、进食表现,呼吸频率、节律及深浅度,有无精神倦怠、食欲缺乏、咳嗽、咳痰、气促、喘息、发绀等进行性加重表现,警惕支气管炎、肺炎并发症。痰液较多患儿慎用镇咳药物,以免抑制自然排痰。

(6)病毒性心肌炎:观察患儿心率、节律改变情况,如出现心悸、胸闷、胸痛、乏力等表现,警惕病毒性心肌炎并发症,遵医嘱给予保心肌治疗。

(7)年长儿如合并链球菌感染,应警惕急性肾炎、风湿热并发症。

7.心理护理　当患儿全身症状较重时,常合并精神倦怠、食欲缺乏表现,家长及患儿往往焦虑。护理人员应了解病情,根据患儿及家长的理解、接受能力进行本病相关知识、用药、护理等方面的指导,做到耐心讲解,关爱患儿,以取得信任,使家长及患儿积极主动配合医疗工作,有效落实居家护理。

五、健康教育

1.饮食护理　鼓励患儿多饮水,选择富含纤维素、清淡易消化饮食,多食蔬菜水果以补充维生素 C。咽喉部充血及咽痛患儿,给予流质或半流质饮食,避免硬质及辛辣刺激食物。鼻塞严重影响进食时,要少量多餐,耐心哺喂,保证营养摄入。小婴儿哺喂时避免呛咳,必要时可使用滴管或小勺喂养。提倡母乳喂养。

2. 休息与活动　为患儿提供舒适、安静、温湿度适宜的房间,每天定时开窗通风,保持空气清新,避免对流通风。避免烟尘及有害气味刺激,过敏患儿要远离过敏源。保持规律的生活方式,进行适宜的身体锻炼,经常户外活动,多晒太阳,以增强体质。

3. 用药护理

(1)本病多为病毒感染所致,遵医嘱应用抗病毒药物,用药期间观察药物疗效及不良反应。必要时遵医嘱复诊,监测血常规及肝肾功能。

(2)注意药品存放,避免污染并妥善保存于安全位置,警惕年幼儿误食,年长儿丢弃药物。要在家长看护下用药,以保证药物疗效及正确使用。

4. 疾病相关护理

(1)发热护理:观察患儿精神状态、呼吸及面色,有无口周发绀、皮肤苍白或发花、畏寒等表现,每4小时测量体温并记录。常用降温方法为温湿敷、温水浴、冰袋降温及药物降温。伴畏寒、寒战患儿为体温上升期表现,给予盖被保暖,禁忌冰袋降温,高热时避免捂汗及乙醇擦浴降温。高热患儿药物降温30分钟后,要及时复测体温以观察降温效果。降温过程中注意患儿表现,鼓励多饮水,避免大量出汗、体温骤降引起虚脱。药物降温后出汗较多,随时更换衣服,避免受凉,加强口腔护理,保持口腔清洁。有高热惊厥史患儿,体温达38℃时,及时给予药物降温,预防惊厥发生。

(2)鼻部护理:加强鼻部护理,鼻腔有分泌物时,嘱患儿及家长不要用力擤鼻,应堵塞一侧鼻孔擤净鼻腔分泌物,再堵塞另一侧鼻孔擤净鼻腔分泌物,遵医嘱及时治疗鼻腔的急性炎症,观察药物疗效及症状改善情况。

(3)咽喉部护理:加强口腔护理,晨起、睡前、饭后及时漱口或刷牙,鼓励多饮水,以保持口腔及咽喉部清洁舒适。避免剧烈哭闹、说话过多刺激咽喉部,年幼儿及时满足需求。

(4)预防感染:呼吸道疾病高发季节,应避免去人多拥挤地方,避免与患儿群接触。易患呼吸道感染患儿,寒冷季节或气候骤变外出时注意保暖,避免受凉。病情允许,每年接种流感疫苗预防流感。有条件可配备鼻冲洗器,合作患儿进行鼻冲洗治疗,每天2次,减少鼻黏膜定植菌的数量,预防感冒。

(5)遵医嘱按疗程用药,如症状不能缓解或有加重表现,随时就诊,复诊时戴口罩预防感染。

第三节　支气管炎

急性支气管炎在婴幼儿时期发病较多、较重,常并发或继发于呼吸道其他部位的感染,为麻疹、百日咳、伤寒和其他急性传染病的一种临床表现。发生支气管炎时,气管大多同时发炎,如果涉及毛细支气管炎,则其病理与症状均与肺炎相仿。慢性支气管炎指反复多次的支气管感染,病程超过2年,每年发作时间超过3个月,有咳、喘、炎、痰四大症状,肺气肿等改变。

一、临床特点

急性支气管炎主要为感染,病原为病毒、肺炎支原体、细菌或为其混合感染。病毒感染中以鼻病毒、冠状病毒、流感、腺病毒流感病毒及呼吸道合胞病毒等占多数。肺炎支原体也不少见,凡可引起上呼吸道的病毒都可成为支气管炎的病原体,在病毒感染的基础上,致病性细菌可以引起继发感染。较常见的细菌是肺炎链球菌、β 溶血性链球菌 A 群、葡萄球菌及嗜血流感杆菌,有时为百日咳杆菌、沙门菌属或白喉杆菌。发病大多先有上呼吸道感染症状,也可忽然出现频繁而较深的干咳,以后渐有支气管分泌物。在胸部可闻干、湿啰音,以不固定的中等水泡音为主,偶尔可限于一侧,婴幼儿不会咳痰,多经咽部咽下。症状轻者无明显病容,重者发热 38～39℃,偶尔达 40℃,多在 2～3 天退热,感觉疲劳,影响睡眠食欲,甚至发生呕吐和腹泻、腹痛等消化道症状。年长儿可诉头痛及胸痛,咳嗽一般延续 7～10 天,有时迁延 2～3 周或反复发作。如不经适当治疗可引起肺炎,白细胞计数一般正常或稍低,升高者可能有继发细菌感染。身体健壮的少儿并发症少见,先天呼吸道畸形、慢性鼻咽炎、佝偻病等患儿中易并发肺炎、中耳炎、喉炎、副鼻窦炎等。

单纯慢性支气管炎在儿童很少见,一般与慢性鼻窦炎、增生体炎、原发性或继发性呼吸道纤毛功能异常等有关联。可继发于重症腺病毒肺炎、麻疹肺炎、毛细支气管炎和肺炎支原体感染之后,也可由于长期吸入有害尘烟,削弱了呼吸道防御功能而发生。临床表现约有半数患儿生长发育落后于同龄儿,体力较差。多在冬季发病,早晚加重,尤以夜间为甚。常在感冒后产生持久性咳嗽,多日不愈,或伴轻度至中度喘息,痰量或多或少,咳出后才舒服。患儿常感胸痛,如不积极治疗,则频发和加重,病程拖延,体质更弱,甚至夏季也可发病。最终因支气管或肺间质破坏,可并发肺不张、肺气肿、支气管扩张等不可逆性损伤。

二、治疗原则

1. 急性支气管炎　可给祛痰药物,应避免给予喷托维林、异丙嗪类或含有阿片、可待因等成分的镇咳药物,以免抑制分泌物的排出。当急性支气管炎发生痉挛时可给予支气管扩张药。也可以采取中医治疗方法,轻者按"实热喘"处理,重者参考毛细支气管炎及支气管哮喘的治疗方法。

2. 慢性支气管炎　必须注意营养,加强户外活动和体格锻炼,对有关病因如鼻窦炎、增生体炎等积极根治,要重视季节性变化和避免可能存在的过敏源以减少发作次数。其次,可以采取中医治疗。慢性支气管炎急性发作大多是由细菌感染引起的,故采用抗菌药物治疗。

三、护理评估

1. 评估患儿生长发育和营养状况,了解有无呼吸道传染病接触史及喘息发作史。有无湿疹,是否为过敏体质。评估患儿是否有发热及发热的类型,有无高热惊厥史,有无烦躁不安、前囟膨隆、肌张力增高或降低。评估患儿是否存在中枢神经系统障碍。评估患儿面色、口唇、甲床颜色,有无呼吸困难、气促、咳嗽、咳痰表现,痰量、性状及咳痰能力。

2. 评估患儿实验室检查,如血常规、生化、胸部 X 线片、CT 等检查结果。

3. 评估患儿及家长的心理状况,有无恐惧、焦虑、自卑等不良心理反应;了解患儿家庭成员对疾病相关知识的认识程度、对疾病的态度、关心程度,评估社会支持系统是否健全。

四、护理措施

1. 呼吸道护理　注意观察患儿呼吸频率节律的变化,有无呼吸困难的表现。若有呼吸困难及发绀及时给予氧气吸入,流量 1~2L/min,并通知医师给予相应的处理。及时清理呼吸道分泌物,经常变换体位,拍击背部,指导并鼓励患儿进行有效咳嗽,有利于痰液排出。

2. 饮食护理　给予营养丰富易消化的清淡饮食。鼓励患儿多饮水,使痰液稀释易于咳出。鼓励患儿进食,但应少量多餐,以免因咳嗽引起呕吐。

3. 环境护理　保持室内空气清新,温湿度适宜,以减少对支气管黏膜的刺激,利于排痰。

4. 口腔护理　保持口腔清洁,婴幼儿可在进食后喂适量温开水,以清洁口腔。年长儿应在晨起、餐后、睡前洗漱口腔。

5. 用药护理

(1)抗生素:静脉点滴抗生素前根据患儿有无过敏史,给予皮试实验,皮试结果阴性方可用药。输液时注意输液速度,不可过快,注意观察患儿用药后的反应,如皮疹、恶心、呕吐及腹部不适。出现异常反应及时通知医师,遵医嘱予相应措施。

(2)退热剂:监测体温变化,避免出汗过多体温骤然下降引起虚脱。物理降温可应用乙醇擦浴、温水擦浴法,根据患儿的具体情况加以选择。

(3)糖皮质激素:重症患儿可使用糖皮质激素治疗。注意观察不良反应,如高血压、消化性溃疡、骨质疏松等。静脉点滴糖皮质激素期间注意口服钙剂,每天应用糖皮质激素时间要固定。住院期间注意患儿安全,避免剧烈活动,防止骨折。局部吸入药可基本避免不良反应。

(4)祛痰剂:严重喘憋者给予支气管解痉药。注意用药后有无恶心呕吐的现象。口服止咳糖浆后不宜立即饮水,以免减弱药物的作用。

6. 并发症的护理

(1)肺炎:观察患儿体温变化,减少活动,注意休息,保证充足的水分及营养的供给。通过体温曲线判断基础体温及热型,体温超过 38.5℃时遵医嘱抽取双份血培养。遵医嘱给予药物降温,监测体温的变化并警惕高热惊厥的发生。根据医嘱给予雾化治疗。雾化后叩背吸痰,协助患儿进行有效排痰,观察患儿痰液的性状、量,必要时留取痰液标本。

(2)肺不张:注意监测生命体征变化,注意观察患儿咳痰量、性状,有无发绀、心悸等表现,病情变化及时通知医师,采取措施。遵医嘱给予氧气吸入及雾化治疗,及时清理呼吸道,保持呼吸道畅通。必要时给予患儿雾化后叩背吸痰。鼓励患儿咳嗽,经常变换体位或采用体位引流促进痰液的排出,使肺迅速复张。

（3）中耳炎：让患儿有充分的安静与休息，尽可能垫高头颈部，减少其充血肿胀。避免患儿躺着喝奶，因为婴儿的欧氏管较短、较宽、较水平，躺着喝奶有时会倒溢入中耳腔，而将鼻咽部的病原菌带入。患儿滴药后要侧卧，待药液渗入组织后再起来活动，平时要保持患儿外耳道及耳前皮肤的清洁，如有脓性分泌物要及时清理。患儿发热时，应给予充足的水分，因为发热会使体热散失而致脱水。注意患儿全身状况，如情况未改善，有嗜睡、颈僵硬现象，及时通知医师给予相应的处理措施。

（4）喉炎：监测患儿生命体征变化，及时给予氧气吸入，流量 1~2L/min。遵医嘱给予糖皮质激素雾化治疗。糖皮质激素有抗炎、抗过敏及减轻全身中毒症状的作用。保持患儿呼吸道畅通，必要时给予患儿雾化后吸痰，保持呼吸道通畅。建立静脉通道给予抗菌或抗病毒药物。同时注意补充水分，嘱患儿多饮水，因为脱水会使呼吸道分泌物黏稠，使痰更难排出，从而加重喘憋症状。饮食要清淡，避免辛辣刺激性食物。

（5）心力衰竭：严密监测生命体征变化，记录 24 小时出入量。如患儿出现烦躁不安、面色苍白、气喘加剧、心率大于 160 次/分、肝在短时间急剧增大等心力衰竭的表现，及时通知医师，给予氧气吸入并减慢输液速度，遵医嘱给予强心、利尿药物，以增强心肌收缩力、减轻心脏负荷。

7. 心理护理　患儿住院后烦躁不安，家长产生焦虑的心理。入院后护士要与患儿及家长建立良好的护患关系，主动向患儿及家长介绍病区环境及疾病的健康宣教，使用通俗易懂的语言，使患儿及家长消除对疾病的恐惧心理，树立战胜疾病的信心。在检查治疗中，护士要向患儿说明检查的目的，检查治疗的部位、治疗过程，使患儿能很好地配合完成检查。住院期间护士尽量感受和理解患儿的情绪，并用语言和行为表达对患儿的理解，用和蔼的态度去建立感情，取得患儿及家长的信任。

五、健康教育

1. 饮食指导　给予患儿清淡、易消化、高维生素饮食。少食多餐，多食蔬菜水果，避免暴饮暴食。忌生冷辛辣饮食，对于肝功能异常的患儿需减少脂肪及动物蛋白的摄入，平时注意饮食卫生，餐具每天消毒，不要食用隔夜或变质的食物。

2. 休息与活动　根据患儿疾病恢复情况适当增加活动量，劳逸结合，保持良好的生活习惯、生活规律，避免接触呼吸道疾病人群，不去人多的公共场所。

3. 用药指导　向患儿及家长宣教口服糖皮质激素治疗目的及重要性，服用激素期间要防止骨质疏松，及时补充钙剂，生活中避免磕碰及剧烈活动。在口服止咳祛痰药后不要立即饮水，以免降低药物疗效。混悬剂久置会产生沉淀，每次使用前将其充分摇匀。口服颗粒剂时可以直接吞服，也可以冲入水中饮用。要警惕年长儿藏药、弃药，不能擅自更改剂量或停止口服，每天口服药物的时间要固定。

4. 疾病相关知识

（1）教会家长普及疾病知识，讲解服用激素药物的注意事项及正确的停药方法，以及如何观察用药后的不良反应。

（2）指导患儿及家长如何进行有效的排痰，掌握正确的排痰方法及手法。

（3）嘱患儿及家长体温出现发热时不要紧张。体温发热小于38.5℃时可采取物理降温方法，如温水浴、温湿敷、冰袋物理降温等，当体温大于38.5℃时采取药物口服降温。嘱家长正确掌握口服药物剂量，降温后及时测量体温，监测体温变化。发热期间嘱患儿多饮水，避免因为脱水引起虚脱。

（4）指导家长为患儿提供一个清洁、安全的家庭环境，加强个人卫生，少去人多的公共场所，避免与患儿群接触，避免各种感染。

（5）根据患儿情况，2周后门诊就诊，复查血常规及胸部X线片。门诊就诊佩戴口罩，避免交叉感染。

第四节　毛细支气管炎

毛细支气管炎是一种婴幼儿较常见的下呼吸道感染，冬春季节高发。发病年龄主要为2岁以下婴幼儿，尤以6个月内为多。主要病原为呼吸道合胞病毒，其次为流感病毒、副流感病毒、腺病毒等，少数病例由肺炎支原体引起。病变主要累及毛细支气管，发病与该年龄支气管解剖学特点有关，因微小的管腔易由黏性分泌物、水肿及肌收缩而发生梗阻，并可导致肺气肿或肺不张，其临床症状如肺炎，且喘憋更著。有早产史、支气管肺发育不良、先天性心脏病、免疫抑制、神经肌肉病等患儿，易患呼吸道合胞病毒感染。另外，居住环境拥挤、室内烟雾污染，有哮喘或特应性疾病家族史等因素，与患严重呼吸道合胞病毒感染相关。

一、临床特点

临床症状轻重不等，呼吸道初始症状可有流涕、咳嗽等上呼吸道感染表现；2~3天后出现持续干咳和发作性呼气性呼吸困难、喘憋，咳嗽与喘憋同时发生为本病特点；体温一般不超过38.5℃，症状在5~7天消失。重者呼吸困难发展较快，表现为呼吸浅快，常伴有呼气性喘鸣，明显鼻翼及三凹征，脉快而细；重症患儿有明显梗阻性肺气肿，伴有二氧化碳潴留，出现呼吸性酸中毒，动脉血氧分压降低，可合并急性呼吸衰竭、脑水肿、心力衰竭，甚至出现呼吸暂停、窒息而导致死亡。肺部听诊可闻及广泛喘鸣音，重症呼吸音明显减低或完全消失。血常规白细胞计数及分类多在正常范围。胸部X线检查以肺纹理增粗、肺气肿为主要改变，或有小片阴影和肺不张。肺功能可表现为小气道阻塞性通气功能障碍。

二、治疗原则

1.一般治疗　保持呼吸道通畅，雾化吸入稀释痰液后叩背吸痰，促进分泌物排出，清除气道分泌物。抬高头部或胸部以减轻呼吸困难。烦躁患儿予镇静。因患儿食欲缺乏和呼吸急促丢失水分，注意补充液体，可静脉或口服补液。

2.氧疗　纠正低氧血症，一般使用30%~40%浓度的氧。氧疗后使患儿氧分压维持在70~90mmHg(9.30~12.0kPa)，必要时予持续正压通气(CPAP)。

3.平喘解痉　可应用支气管扩张剂雾化吸入，如效果仍不明显，可用甲泼尼龙静脉点滴。

4.抗病毒治疗　对病毒感染引起者一般用抗病毒治疗;临床应用干扰素雾化疗法,对本病及喘息性支气管炎均有疗效。

三、护理评估

1.评估患儿健康史、发病史,了解有无营养不良、先天性心脏病及免疫功能低下等疾病,有无高热惊厥及过敏史,近期有无上呼吸道感染病史。评估患儿呼吸频率、节律、深浅度,有无咳嗽、咳痰及呼吸困难表现,观察痰液性质、颜色、量,排痰能力。评估患儿是否发热,了解热度、热型、持续时间,有无畏寒、皮肤发花、皮疹及热性惊厥表现。评估患儿心功能,安静状态下心率及节律变化,有无心排血量不足、体循环及肺循环淤血表现,警惕合并心力衰竭。评估患儿精神、意识等神经系统表现,警惕脑水肿并发症。

2.评估患儿血常规、胸部 X 线或胸部 CT 及病原学等检查结果。

3.评估患儿及家长对本病护理知识的了解程度及需求,患病后家长及患儿的主要心理问题。

四、护理措施

1.环境护理　注意呼吸道隔离,患儿物品单独使用,接触患儿戴口罩,并加强手部卫生,每天进行空气消毒,防止病原体播散。

2.基础护理　肥胖患儿皱褶部位、消瘦患儿骨隆嵴部位尤其需加强护理,预防护理并发症。

3.饮食护理　病情允许鼓励多饮水,给予营养丰富、易消化的流质或半流质饮食,哺喂时少量多餐,耐心喂养,避免呛咳。重症不能自行进食患儿,遵医嘱鼻饲喂养,喂养前观察肠胃消化情况,避免饱腹加重呼吸困难及反流风险。

4.呼吸道护理　患儿安静,采取坐位或半卧位,以减轻呼吸困难。遵医嘱雾化吸入稀释痰液。①选择餐前进行,雾化后协助患儿变换体位并进行叩背;②叩背方法为五指并拢、稍向内合掌,呈空心状,由下向上、由外向内叩拍背部,避开脊柱部位,叩背力度适中,以不引起患儿疼痛为宜,叩背时间为 10 分钟;③鼓励患儿咳嗽,借重力和震荡作用促使呼吸道分泌物排出;④排痰无力或不能自行咳痰患儿,行负压吸痰,吸痰时夹闭负压进入呼吸道,吸痰压力应维持<40.0kPa,避免压力刺激加重喘息及呼吸道黏膜损伤。

5.吸氧　病情较重者需要氧疗。一般幼儿可采用鼻导管吸氧,婴幼儿氧气流量为0.5~1L/min,氧浓度不超过 40%。重症可用面罩给氧,氧流量为 2~4L/min,氧浓度为50%~60%,动脉血氧分压<60mmHg 或血氧饱和度<92%,可考虑应用 CPAP。持续鼻导管吸氧患儿,每天更换鼻导管,防止鼻导管堵塞,并保持鼻腔黏膜清洁。氧疗过程中注意加温和湿化,以利于呼吸道分泌物的稀释和排出。观察吸氧装置是否通畅,有无漏气,以保证有效吸氧。观察呼吸、面色及缺氧改善情况,必要时进行动脉血气分析,遵医嘱经鼻持续气道正压通气(NCPAP)。

6.NCPAP　观察患儿呼吸频率、节律、深浅度,有无咳嗽、气促、喘息、鼻翕、三凹征等呼吸困难加重表现,观察痰液性质、颜色、量,排痰能力,警惕合并呼吸衰竭、肺气肿并发症,及时通知医师给予处理。当出现呼吸困难、发绀逐渐加重、烦躁不安、疲乏无力等表现,常提示为肺功能不全晚期,遵医嘱 NCPAP 通气,根据年龄及病情调节呼气末正压(PEEP)、氧浓度及流量参数。常规参数设定为呼气末正压(PEEP)4~6cmH$_2$O,氧浓度40%~60%,流量 8~12L/min。使用前选择合适鼻导管,各管路连接紧密并做到 U 形固定,避免管路冷凝水进入呼吸道。采取患儿头稍后仰体位,保持呼吸道通畅,使用弹力绷带进行管路固定,松紧适宜,或选用水胶体敷料粘贴需固定部位,再做管路固定,避免面部皮肤发生粘贴损伤。氧疗过程中观察并发症:①因正压作用可致吞咽反射功能不协调或因患儿哭闹气体吞入消化道引起腹胀,遵医嘱肛管排气或胃肠减压;②当气体不能有效呼出时,可致肺泡内残留气体增多,致二氧化碳潴留,观察呼吸、面色,监测血氧饱和度,并进行动脉血气分析;③影像检查提示肺泡过度通气,应停用呼吸支持,避免引发气胸。呼吸困难持续不能缓解患儿,采用机械通气或其他呼吸支持。

7. 发热护理 见本章总论。

8. 用药护理

(1)雾化吸入药物:雾化吸入药物具有起效快、用药量少、局部用药浓度高、全身不良反应少等优点。①支气管扩张剂:主要用于解除支气管痉挛,常用药物有异丙托溴铵、沙丁胺醇。异丙托溴铵不良反应较少见。沙丁胺醇使用中会出现心悸、骨骼肌震颤等不良反应,有器质性心脏病、高血压、甲亢患儿慎用。上述两种药物联合应用具有协同作用,可提高药物疗效;②糖皮质激素:具有局部高效和全身安全特点,局部抗炎作用显著,常用药物布地奈德,雾化后要协助患儿漱口、洗脸,必要时做口腔护理,防止药液沉积在颜面部及口鼻腔,引发口腔及咽峡部黏膜念珠菌感染。

(2)降颅压药物:合并颅高压时,遵医嘱快速滴入甘露醇进行降颅压治疗,甘露醇在发挥脱水利尿作用的同时,可引起水电解质平衡紊乱。输注过程中观察患儿精神、意识及肌张力改善情况,监测电解质,观察尿量、尿色,及时记录 24 小时出入量。观察穿刺局部,及时发现药液外渗、局部红肿等表现。

(3)强心药物:合并心力衰竭时,遵医嘱应用洋地黄类药物治疗,该类药物具有增强心肌收缩力、减慢心率、增加心排血量作用。因治疗量与中毒量接近,抽取药物要做到剂量精准,服用或输注时要严格遵医嘱执行,不可随意加量、减量或改变间隔时间。监测心率、节律变化及血药浓度,观察药物疗效及不良反应,如出现恶心、呕吐、腹泻、腹痛、头痛、头晕、色视、复视等表现,及时通知医师给予处理。

9. 并发症护理

(1)呼吸衰竭、心力衰竭:观察患儿安静状态下心率及节律改变情况,如心率增快>160 次/分,呼吸浅快>60 次/分,突然烦躁不安,面色苍白或发灰,呼吸困难、发绀突然加重,肝短时间内迅速增大,心音低钝或出现奔马律,尿少,下肢水肿等表现,警惕心力衰竭并发症,婴幼儿常表现为呼吸浅快,喂养困难,烦躁多汗,哭声低弱,肺部闻及干啰音或哮鸣音,肝进行性增大,颜面、眼睑水肿等,严重者鼻唇三角区发绀。保持患儿安静,采取坐位或半卧位,减慢输液速度,给予吸氧,通知医师并配合抢救。应用洋地黄类药物过程中,注意监测心率、节律变化及血药浓度,观察药物疗效及不良反应,记录 24 小时出入量,并观察出、入液量是否平衡。

(2)脑水肿:观察患儿精神、意识等神经系统表现,如有烦躁或嗜睡、惊厥、呼吸不规则,小婴儿前囟饱满、易激惹、哭声尖直、拒食或呕吐等表现,警惕脑水肿并发症,及时通知医师并配合抢救。监测生命体征,惊厥发作时正确使用床挡,避免发生坠床,必要时进行约束,避免强行按压。口腔内垫牙垫,防止舌部咬伤。手掌心垫纱布,腋下垫毛巾以隔绝皮肤,防止皮肤摩擦损伤。呕吐时头偏向一侧,避免误吸,观察呕吐物性质及呕吐量。

10.心理护理　患儿病情重且进展快,家长心理负担重,焦虑明显。护理人员应了解病情,根据患儿及家长的理解、接受能力进行本病相关知识、用药、护理等方面的指导,做到耐心讲解并关爱患儿,以取得信任,使家长及患儿能够积极主动配合医疗工作,有效落实居家护理。

五、健康教育

1.饮食护理　见急性上呼吸道感染。

2.休息与活动　见急性上呼吸道感染。

3.用药护理

(1)抗病毒药物:毛细支气管炎多为病毒感染,遵医嘱应用抗病毒药物,用药期间观察药物疗效及不良反应,必要时遵医嘱复诊,监测血常规及肝肾功能。

(2)抗生素:合并细菌感染时,遵医嘱抗生素治疗,坚持按疗程用药,不得随意停用或加减药物,以免影响治疗效果。用药期间观察药物疗效及不良反应,如皮疹、恶心、呕吐等,如出现异常表现及时就诊。

(3)雾化吸入药物:用药过程中观察药物疗效及不良反应。沙丁胺醇使用中可出现心悸、骨骼肌震颤表现,遵医嘱规范用药,抽取剂量准确。激素类药物雾化后要协助患儿漱口、洗脸,年幼儿可用棉签蘸清水行口腔护理或少量饮水,以减少药液在颜面部及口鼻腔残留而诱发感染。雾化面罩使用后,应用含氯消毒液浸泡消毒,冲洗晾干备用。

(4)注意药品存放,避免污染并妥善保存于安全位置,警惕年幼儿误食,年长儿丢弃药物。要在家长看护下用药,以保证药物疗效及正确使用。

4.疾病相关护理

(1)发热护理:见急性上呼吸道感染。

(2)气道护理:教会家长雾化吸入及叩背排痰方法。①雾化操作选择餐前进行,保持患儿安静,采取坐位或半卧位。面罩扣住口鼻部,合作患儿可嘱深吸气,使药液充分吸入达肺泡,以发挥最大药效;②雾化后叩背,叩背力度适中,以不引起患儿疼痛为宜,叩背时间为10分钟;③叩背方法为五指并拢、稍向内合掌,呈空心状,由下向上、由外向内轻叩背部,避开脊柱部位。勤变换体位,并鼓励咳嗽,借重力和震荡作用促使呼吸道分泌物排出;④观察患儿咳痰性质、颜色、量。

(3)预防感染:呼吸道疾病高发季节,应避免去人多拥挤地方,避免与患儿群接触。预防"病从口入",做到勤洗手,注意饮食及食具卫生,食具可用消毒柜或煮沸方式消毒。易患呼吸道感染患儿,寒冷季节或气候骤变外出时注意保暖,避免受凉。病情允许,每年接种流感疫苗预防流感。

（4）定期复诊：遵医嘱用药，按照医师要求做检查，如胸部 X 线片、肝肾功能等，依据病情变化及治疗效果，调整治疗方案。门急诊就诊时戴口罩预防感染。

第五节 支气管哮喘

支气管哮喘简称哮喘，是由多种炎症细胞（如嗜酸性粒细胞、肥大细胞、T 淋巴细胞、嗜中性粒细胞、气道上皮细胞等）和细胞组分参与的气道慢性炎症性疾病。这种慢性炎症导致气道高反应性增加，并引起反复发作性喘息、气急、胸闷或咳嗽等症状，常在夜间和（或）清晨发作、加剧，通常出现广泛多变的可逆性气流受限，多数患儿可自行缓解或经治疗缓解。哮喘是当今世界威胁公共健康最常见的慢性肺部疾病。

一、临床特点

1. 症状

（1）发作时症状：患儿烦躁不安，出现呼吸困难，往往不能平卧，坐位时耸肩屈背，呈端坐样呼吸困难。患儿面色苍白、鼻翼翕动，口唇、指甲发绀，甚至冷汗淋漓，面容惊恐不安，往往显示危重状态，应予积极处理。

（2）发作间歇期症状：此时虽无呼吸困难，表现如正常儿童，但仍可自觉胸部不适。由于导致支气管易感性的病理因素依然存在，在感染或接触外界过敏源时可立即触发哮喘发作。

（3）慢性反复发作症状：哮喘本身为一慢性疾病，由于长期支气管痉挛，气道阻力增加而致肺气肿。无急性发作时，活动后也常感胸闷气急，严重者有程度不等的心肺功能损害，甚至发生肺源性心脏病。

2. 体征

（1）中重度哮喘发作时胸廓饱满呈吸气状，颈静脉怒张。严重呼吸困难时呼吸音反而减弱，哮鸣音消失。叩诊两肺呈鼓音，心浊音界缩小，提示已发生肺气肿，并有膈下移，致使可触及肝脾。

（2）听诊全肺布满哮鸣音，可闻及干啰音。

（3）严重持续哮喘气道阻塞可出现桶状胸。无并发症时较少有杵状指。

3. 体格检查 可见胸部呈桶状，前后径加大，肺底下移，心脏相对浊音界缩小。肺部常可闻及哮鸣音。

4. 临床分期

（1）急性发作期：以喘息为主，患儿烦躁不安，出现呼吸困难，以呼气困难为著，往往不能平卧，坐位时耸肩屈背，呈端坐样呼吸困难。有时喘鸣音可传至室外。患儿面色苍白，鼻翼翕动，口唇、指甲发绀，甚至冷汗淋漓，面容惊恐不安，往往显示危重状态，应予积极处理。

（2）慢性持续期：此时虽无呼吸困难，表现如正常儿童，但仍可自觉胸部不适。在感染或接触外界过敏源时可立即触发哮喘发作。

(3)临床缓解期:症状消失,并维持 4 周以上。

二、治疗原则

治疗原则为急性发作时采用多种措施缓解支气管痉挛,改善肺通气功能,控制感染。急性发作的治疗主要包括吸氧、支气管扩张药和皮质类固醇。

三、护理评估

1.评估患儿营养及饮食情况,有无喂养困难;液体摄入量、尿量、近期体重变化;睡眠情况(有无呼吸困难的发生)。

2.评估患儿咳嗽、咳痰的程度和性质。观察患儿有无发绀,监测体位改变对患儿缺氧的影响。有无其他伴随症状,如胸痛、呼吸困难。

3.评估患儿的呼吸情况,记录性质、频率、形态、深度,有无鼻翼翕动、三凹征、端坐呼吸等,听诊患儿的呼吸音,监测患儿生命体征。必要时监测、记录患儿的动脉血气分析值。

4.评估患儿心理、精神因素,有无焦虑、恐惧。评估患儿及其家属心理-社会状况,评估患儿及其家属对疾病知识的了解程度、对治疗及护理的配合程度、经济状况等。

5.采用患儿压疮 Braden 评分表判断患儿发生压疮的危险程度。

四、护理措施

1.消除呼吸窘迫,维持呼吸道通畅

(1)体位:采取半坐卧位或坐位以利肺部扩张。

(2)保证休息:给患儿提供一个安静、舒适的环境以利于休息,护理操作应尽可能地集中进行。

2.病情观察　监测患儿是否有烦躁不安、气喘加剧、心率加快、肝短时间内急剧增大及血压变化等情况,警惕心力衰竭及呼吸骤停等并发症的发生。呼吸困难加重时,注意有无呼吸音及哮鸣音的减弱或消失、心率加快等。患儿活动前后,监测其呼吸和心率,活动时如有气促、心率加快可给予持续吸氧并给予休息。根据病情逐渐增加活动量。

3.吸氧　患儿哮喘时大多有缺氧现象,故应给予氧气吸入,以减少无氧代谢,预防酸中毒。氧气浓度以 40% 为宜。

4.呼吸道护理　给予雾化吸入,应用支气管扩张剂后立即进行吸痰处理,吸痰过程中保持动作轻柔,技巧娴熟,若呼吸严重不畅,应用无创正压通气治疗。

5.用药护理

(1)支气管扩张剂:嘱患儿使用时充分摇匀药物,按压喷药于咽喉部,然后闭口屏气 10 秒后,用鼻缓缓呼气,最后清水漱口,将获得较好效果。

(2)用药无缓解应停用,常见不良反应主要有心动过速、血压升高、虚弱、恶心、过敏反应及反常的支气管痉挛。

(3)急性发作者,如口服无效,可由静脉推注,以 5%～10% 葡萄糖液稀释,在 30 分钟内缓慢注入。如已运用氨茶碱治疗（在 6 小时内），应将剂量减半，以后可给予维持量。1~9 岁小儿，可选择氨茶碱静脉滴注，有条件时应测氨茶碱血浓度，治疗哮喘的有效血浓度为 10~20μg/mL，每 6~8 小时给药一次。有条件的单位应监测氨茶碱血浓度的峰值与谷值，寻找最佳投药方案。病情稳定后，可每隔 2~3 个月监测一次浓度。

（4）肾上腺皮质激素类：长期使用可产生较多不良反应，如二重感染、肥胖、高血压等。当患儿出现身体形象改变时要做好心理护理。

6.化检查护理

（1）外周血检查：晨起空腹抽血检查。抽完血后，用棉签或止血工具按压针孔部位 3 分钟以上，以压迫止血。不要按揉针孔部位，以免造成皮下血肿。抽血后出现晕血症状，如头晕、视物模糊、乏力等应立即平卧。

（2）肺功能检查：适用于 5 岁以上的儿童。检查时要求：儿童可能会对检查害怕，在检查前与检查时要给予安抚和引导。

7.并发症护理

（1）呼吸衰竭：重度哮喘时因呼吸道严重痉挛，气流出入受阻，同时因为哮喘发病时患儿紧张、用力呼吸等导致体力消耗，耗氧量和二氧化碳产生量增加，吸入气体量减少可引起低氧血症，而呼出气体量降低则导致体内二氧化碳潴留，出现Ⅱ型呼吸衰竭。密切观察患儿的呼吸变化，呼吸>40 次/分或心率突然减慢，原有的哮鸣音减弱或消失，血压降低等症状，应立即通知医师。

（2）气胸：哮喘急性发作时因肺泡内压力增高，对于有肺大疱或严重肺气肿的患儿，有时会导致肺泡破裂，气体进入胸膜腔而出现气胸。患儿出现烦躁不安，发绀，大汗淋漓，气喘加剧，心率加快，呼吸音减弱等情况，应立即报告医师并积极配合抢救。

8.心理护理 哮喘患儿年龄尚小，患儿家属多有紧张、焦虑心理，护理人员应充分与患儿家属沟通，缓解其悲伤、焦虑情绪，让其做好思想准备，沟通过程中应掌握好语言技巧和语速，切忌急躁处理。要帮助患儿保持愉快的心情，如给年幼的患儿讲故事、玩玩具、听音乐、分散其注意力，对年龄较大的患儿要根据其心理活动讲道理，争取患儿的配合，以达到最佳治疗状态。若患儿身体状况许可，应鼓励其在户外活动，加强体育锻炼，增强抗病能力。特别对首次哮喘发作的患儿应耐心解释，通过护理干预缓解患儿的紧张心理。精神紧张是诱发小儿哮喘的因素之一，所以心理护理是小儿支气管哮喘护理中不可忽视的内容之一。

五、健康教育

1.饮食 给予富含维生素、易消化的食物，应尽量避免食用诱发哮喘的食品，如鱼、虾、蛋、奶等含蛋白质丰富的食物。应少食多餐。保证营养搭配均衡，以利病情康复，家属要经常细心观察患儿的饮食，找到对致敏的食品。随着患儿年龄的增长，病情的好转，尤其是机体免疫功能逐渐增强，食物过敏的种类也就随之减少。因此，也要不断地解除某些限吃的食品。

2.休息与活动 协助患儿的日常生活。指导患儿活动，避免易导致情绪激动及紧张的活动。

3. 用药知识　告知家属雾化的意义及注意事项:复方异丙托溴铵(可比特)可使平滑肌松弛并减轻支气管炎症,使支气管平滑肌扩张,并使呼吸道内分泌物减少,松弛呼吸道平滑肌,降低呼吸道阻力,增强纤毛清除黏液能力,抑制呼吸道神经、降低血管通透性,减轻了呼吸道黏膜水肿,从而缓解喘憋,能迅速有效地解除呼吸道痉挛。布地奈德(普米克)对呼吸道具有局部抗炎、抗过敏作用,并可收缩呼吸道血管,减少黏膜水肿及黏液分泌,可以达到平喘、改善通气的效果,缓解喘息的症状。因此先做复方异丙托溴铵雾化扩张支气管,再做布地奈德局部抗炎平喘,达到改善通气、消除炎症的效果。

喷剂应用后用清水漱口防止咽部真菌感染。糖皮质激素应于饭后口服,减少对胃肠道刺激。勿自行减药停药。

4. 疾病相关知识　哮喘发作分为三度:①轻度:pH 正常或稍高,PaO_2 正常,$PaCO_2$ 稍低,提示哮喘处于早期,有轻度过度通气,支气管痉挛不严重,口服或气雾吸入平喘药可使之缓解;②中度:pH 正常,PaO_2 偏低,$PaCO_2$ 仍正常,则提示患儿通气不足,支气管痉挛较明显,病情转重,必要时可加用静脉平喘药物;③重度:pH 降低,PaO_2 明显降低,$PaCO_2$ 升高,提示严重通气不足,支气管痉挛和严重阻塞,多发生在哮喘持续状态,需积极治疗或给予监护抢救。

5. 出院指导

(1)患儿居住的环境要空气清新,室温恒定,杜绝一切致敏源,如花草、猫狗等小动物;蚊香、真菌类及刺激性气味,如气温寒冷也易引起哮喘。

(2)加强锻炼,增强机体抗病能力,坚持户外锻炼,如跑步、跳绳等运动,增加肺活量,对预防哮喘的发作具有积极的作用。

(3)哮喘在发作前多有前驱症状,最常见眼鼻发痒、打喷嚏、流涕、流泪、咳嗽等,一旦出现上述症状时,应及时就诊及用药,避免诱发哮喘发作。

(4)指导呼吸运动:指导进行腹式呼吸、向前弯曲运动及胸部扩张运动。

(5)防护知识

1)增强体质,预防呼吸道感染。

2)协助患儿及家属确认诱发哮喘发作的因素,避免接触致敏源,祛除各种诱发因素。

3)患儿及家属能辨认哮喘发作先兆、症状,并能简单及时自我护理(哮喘发作时家属要镇静,给患儿安全感,立即吸入支气管扩张剂——万托林气雾剂,室内通风,避免烟雾刺激,患儿坐位或半卧位)。

4)提供出院后使用药物的资料。

5)指导患儿和家属使用长期预防及快速缓解的药物,并做到正确安全的用药。

6)及时就医,以控制哮喘严重发作。

7)哮喘的随访计划:急性发作期(住院或留院观察);慢性持续期(每月随访一次,检查指导用药);缓解期(3 个月随访一次,复查肺功能)。

第十二章 口腔疾病患者的护理

第一节 牙体及牙髓病

一、龋病

龋病是在以细菌为主的多种因素影响下,牙体硬组织发生慢性进行性破坏的一种疾病。

(一)病因与发病机制

目前被普遍接受的龋病病因学说是四联因素理论,即将龋病的发生归结为微生物(细菌)、食物、宿主和时间共同作用的结果。细菌的存在是龋病发生的先决条件。口腔中的主要致龋菌是变形链球菌,其次为某些乳杆菌属和放线菌属。蔗糖和糖类为细菌提供营养,其终末产物又可造成牙的破坏。牙的形态、结构、排列和成分受到遗传、环境与生活习惯等因素的影响,在龋病发病过程中也起到重要作用。唾液可维护口腔正常 pH,保持牙面完整性,促进已脱矿牙的再矿化。牙面上的附着物形成获得性膜,可促进菌斑形成。从细菌代谢糖类产酸到釉质脱矿等过程均需要一定时间,这对龋病的预防工作有着重要的意义。

龋病是牙对牙菌斑及其代谢产物的反应。菌斑中的致龋菌产生有机酸,有机酸导致牙中的矿物质发生溶解,即脱矿。若菌斑致龋菌不断产酸,则釉质表面下脱矿继续进行,而修复过程不能与之同步,最终导致牙体结构广泛损伤、崩溃,龋洞形成。

(二)护理评估

1. 健康史

(1)患者有无全身性疾病,有无家族史、过敏史等。

(2)患病后的诊疗经过,有无其他并发症。

(3)口腔卫生状况及卫生习惯。

2. **身体状况** 龋病的主要症状及特点表现在牙体硬组织的色、形、质各方面均发生变化。临床上常按病变深度分为浅龋、中龋、深龋。

(1)浅龋:浅龋位于牙冠部时,一般为釉质龋。釉质龋可分为窝沟龋和平滑面龋。窝沟龋的早期表现为龋损部位色泽变黑,黑色素沉着区下方为龋白斑,呈白垩色改变;平滑牙面上的早期浅龋一般呈白垩色点或斑,继续发展可变为黄褐色或褐色斑点,殆面的平滑面龋早期不易察觉。浅龋位于釉质内,患者一般无主观症状,当遭受外界的物理和化学刺激(如冷、热、酸、甜刺激)时也无明显反应。

(2)中龋:龋病进展到牙本质,容易形成龋洞。患者对酸甜饮食敏感,过冷、过热饮食也能产生酸痛感觉,冷刺激尤为显著。颈部牙本质龋的症状较为明显。去除刺激后症状立即消失。由于个体差异,有的患者可完全没有主观症状。

(3)深龋:龋病进展到牙本质深层时为深龋。临床上可见较深的龋洞,患者遇冷热和化学刺激时产生的疼痛较中龋时更加剧烈。殆面深龋及有些隐性龋洞,外观仅略有色泽改变,洞口很小,而病变进展很深,临床较难发现。

3.心理-社会状况　患者对治疗预后的期望值,对疾病治疗的配合程度、依从性及经济状况。

4.辅助检查　温度刺激测验、X线检查等可协助诊断。

(三)治疗原则

尽早治疗龋病,恢复牙的形态、功能及美观,并维护邻近牙硬组织的正常解剖关系。一般来说,早期釉质龋可采用非手术治疗方法,有组织缺损时采用修复治疗方法。修复材料有银汞合金、复合树脂和玻璃离子等。深龋接近牙髓组织时应采取保护牙髓的措施,然后再进行修复。

(四)护理诊断/问题

1.有误吞/误吸的危险　与患者体位或医护人员操作不当有关。

2.疼痛　与龋病的程度有关。

3.舒适的改变　与龋病程度与诊疗时间长有关。

4.焦虑　与担心疾病预后有关。

5.知识缺乏　缺乏龋病相关知识。

(五)护理目标

1.患者疼痛得到减轻或消除。

2.患者了解配合治疗的方法,焦虑恐惧情绪得到缓解或消除。

3.无细小器械、碎屑、冲洗液误入气管或食管,未发生口腔黏膜损伤。

4.患者掌握口腔保健知识,能主动改变不良的口腔卫生习惯。

(六)护理措施

1.心理护理　向陪诊人员及患者介绍龋病的治疗方法,做好解释工作,消除患者对治疗的恐惧心理,使其积极配合。

2.药物治疗的护理　进行药物治疗时遵医嘱备好所需药物,协助医师,隔湿,吹干牙面。涂布氟化钠时,让患者切勿吞入,因该药有一定毒性。用硝酸银涂布时,需使用还原剂,使其生成黑色或灰白色沉淀物。硝酸银有较强的腐蚀性,操作时注意勿损伤患者口腔黏膜。

3.窝沟封闭术的护理　见相关章节。

4.复合树脂黏结修复术的护理　见相关章节。

(七)健康指导

1.养成良好的口腔卫生习惯　饭后漱口、早晚刷牙,尤其是睡前刷牙更为重要,以减少菌斑及食物残渣的滞留时间。刷牙方法要正确,应选择保健牙刷,采用上下竖刷法。避免横刷以预防牙龈萎缩及楔状缺损。

2. 定期进行口腔检查 一般 2～12 岁半年检查一次,12 岁以上每年检查一次,以便早期发现龋病。

3. 采取有效的防护措施 根据需要,使用含氟牙膏及点隙窝沟封闭等,以提高牙齿的抗龋能力。

4. 养成合理的饮食习惯 儿童和青少年要少吃零食、少吃甜食,使用蔗糖代用品如木糖醇等,以防止和降低龋病的发生。

二、牙髓炎

牙髓炎是指由于感染、外伤、理化等因素刺激导致牙髓组织的炎症反应。按临床经过,分为急性牙髓炎与慢性牙髓炎。

(一)病因

牙髓炎多由细菌感染引起,深龋是引起牙髓感染的主要途径;其次是牙周组织疾病引起的逆行感染。此外,外伤、化学药物及物理因素如温度、电流刺激也可引起牙髓炎。

(二)护理评估

1. 健康史

(1)由细菌感染引起,感染主要来自深龋。龋洞内的细菌及毒素可通过牙本质小管侵入牙髓组织或经龋直接进入牙髓而引起牙髓炎。

(2)牙周组织疾病引起的逆行感染。

(3)外伤、化学药物及物理因素,如温度、电流刺激也可引起牙髓炎。

2. 临床表现

(1)急性牙髓炎:①自发性、阵发性剧烈疼痛;②夜间及温度刺激疼痛加剧;③疼痛部位不定,患者常不能准确指出患牙;④对热刺激极为敏感,而遇冷刺激则能缓解疼痛(见于牙髓化脓时);⑤检查时常见患牙有深的龋洞、探痛明显。

(2)慢性牙髓炎:①无明显自发疼痛;②食物嵌入龋洞中或长期温度刺激可使疼痛加剧;③检查可见穿髓孔或牙髓息肉,有轻微叩痛。

3. 心理-社会状况 在龋病阶段,疼痛较轻,不为患者所重视。当急性牙髓炎发作时,剧烈疼痛使患者难以忍受,常急诊就医。有迫切要求医师立即解除其痛苦,但又惧怕钻牙的心理。

(三)治疗原则

1. 应急处理 开髓引流,减压镇痛。

2. 盖髓术 保存活髓,如对于年轻恒牙且炎症只波及冠髓或部分冠髓者,常采用盖髓术或冠髓切断术,保存活的根髓。

3. 干髓术 保存患牙,如不能保存活髓应尽量保存患牙,可行根管治疗和牙髓塑化治疗等。

（四）护理诊断/问题

1. 疼痛　与牙髓炎症有关。
2. 焦虑　与疼痛反复发作及惧怕钻牙有关。
3. 睡眠形态紊乱　与疼痛干扰睡眠导致患者无法获得充足休息有关。
4. 知识缺乏　患者缺乏牙病早期治疗的相关知识。

（五）护理措施

1. 对症护理　急性牙髓炎主要症状是难以忍受的疼痛,故应首先镇痛。

（1）开髓减压:是最有效的镇痛方法。开髓前,应对患者进行心理安慰,稳定情绪,说明钻牙的目的,取得患者的合作。在局部麻醉下,医师用牙钻开髓后可见脓血流出,护士抽取温0.9%氯化钠溶液协助冲洗髓腔,备丁香油小棉球置于龋洞内,以起到镇痛、防食物堵塞根管口和保持引流通畅的作用,开放引流。

（2）药物镇痛:用丁香油或樟脑酚棉球置于龋洞内暂时镇痛,同时口服镇痛药。

2. 治疗护理

（1）保存牙髓治疗的护理(以盖髓术为例)

1）操作前准备:①口腔检查的基本器械、暂封器械、调拌器械;②氢氧化钙盖髓剂、氧化锌丁香油糊剂等材料。另备局部麻醉药物。

2）操作中护理:①局部麻醉护理;②去腐及备洞:高速手机装上合适的车针递给医师制备洞型,必要时递锐利挖匙去除腐坏组织;③调拌盖髓剂;④盖髓:传递探针或充填器供医师取盖髓剂置于患牙处,遵医嘱调拌氧化锌丁香油糊剂暂封窝洞,递镊子夹一小湿棉球以清除多余的暂封材料。注意严格执行无菌操作,避免发生感染。

（2）保存患牙治疗的护理(以根管治疗术为例):根管治疗术是通过根管器械及药物清除根管内的炎性牙髓和其他病原物,用无毒的充填材料严密地充填根管,促进根尖周病变的愈合或防止其发生根尖周病的一种治疗方法。根管治疗术的目的是保存患牙。

1）操作前准备:①窝洞预备器械、暂封材料及器械、揭髓顶车针;②根管预备器械有根管锉或扩大针、拔髓针、根尖定位仪、唇钩、纸尖、尺子;③根管预备冲洗液有0.9%氯化钠溶液、3%过氧化氢、2.5%次氯酸钠、10%乙二胺四乙酸(EDTA)等;④根管充填器械有光滑髓针及手柄、根充侧压器、挖器、酒精灯、打火机等;⑤根管充填材料有根充糊剂、氧化锌丁香油糊剂等,各种型号牙胶尖。

2）操作中护理:②根管预备:准备根尖定位仪,放在医师操作方便的位置上,连接唇钩,打开电源,协助医师进行根管工作长度的测量。根据根管锉工作长度做好标记并逐号排放在治疗盘中。每更换一次不同型号的根管器械,配合用3%过氧化氢或2.5%次氯酸钠与0.9%氯化钠溶液交替冲洗根管一次,并及时吸唾。根管预备完成后,用0.9%氯化钠溶液冲净根管内的碎屑。若根管较细小难以操作时,按医嘱递10%EDTA液辅助疏通、润滑根管;②根管封药:用纸尖或光滑髓针卷好棉捻,递给医师干燥根管,按医嘱准备合适的根管消毒小药球如樟脑酚、甲醛、甲酚,待医师将药物放入髓腔后,递氧化锌丁香油糊剂暂封,嘱1周后复诊;③根管充填:调拌根充糊剂(常用氧化锌碘仿丁香油糊剂)。

根据根管的工作长度和根管预备后的主尖锉的型号选择合适型号的牙胶尖。递送已装上手柄的光滑髓针进行根管内糊剂的充填,再递主、副牙胶尖及根充侧压器。根管充填完成后,及时递送已烧热的挖器,切断多余的牙胶尖。最后递氧化锌丁香油糊剂暂封。递送挖器时注意不要触及患者口腔组织,以免烫伤。嘱患者到放射科拍摄根充牙片,协助医师诊断以观效果。

3)操作后护理:向患者解释术后几天如有轻度疼痛或不适感,是机体的正常反应,应避免用患牙咀嚼。若疼痛剧烈可随时就诊。如无不适,1周后复诊。

(六)健康指导

向患者宣传牙病早期治疗的重要性。对患者治疗后有针对性地进行健康指导,如盖髓治疗后若出现自发痛、夜间痛等症状,表明病情已向牙髓炎发展,应随时复诊,改用其他治疗方法;根管充填后约1周复诊进行牙体修复,若长时间未做牙体修复,暂封物松动或脱落产生渗漏,将影响根充效果。

三、牙隐裂

牙隐裂是指牙冠表面的非生理性细小裂纹,常不易被发现。牙隐裂是引起牙痛的原因之一。临床上比较多见,而裂纹又容易被忽略。牙隐裂发生在上颌磨牙(尤其是上颌第一磨牙)最多,其次是下颌磨牙和上颌前磨牙。

(一)病因

牙隐裂易发生在牙结构薄弱点(如窝、沟、裂),因牙尖斜度越大,牙隐裂机会越多。发生原因与创伤性殆力有关。

(二)护理评估

1. 健康史

(1)患者有无全身性疾病,有无家族史、过敏史等。

(2)口腔卫生状况及卫生习惯。

2. 身体状况 隐裂位置与殆面某些窝沟的位置重叠,并可向一侧或两侧边缘嵴延伸。表浅隐裂常无明显症状;较深时有咬合不适感或敏感症状;深隐裂已达到牙本质深层时,多伴牙髓炎症状。出现症状而患牙无深龋洞或深牙周袋、牙面上探不到过敏点时,可用辅助检查协助诊断。

3. 心理-社会状况 患者因牙齿感觉过敏、疼痛引起焦虑;对就诊的期望值和对疾病知识的需求程度。

4. 辅助检查

(1)用尖锐探针检查,可伴有疼痛感。

(2)如隐裂不明显,可涂以碘酊使其渗入裂隙染色。

(3)将棉签置于可疑牙齿的牙尖上嘱患者咬合,若有隐裂则出现短暂的撕裂样疼。

(4)透照法:有助于牙隐裂的诊断。用光导纤维照明器的光源透照受试牙,当光线与牙折线呈一定角度时,近光源一侧的牙折片发亮,远光源的部分发暗。

(5)X线检查:可以了解牙齿、根尖周病变情况。

(三)治疗原则

1.调牙合 排除牙合干扰,降低牙尖斜度以减少劈裂力量。

2.均衡全口牙合力负担 治疗或拔除其他患牙,修复缺失牙。

3.隐裂牙的处理 浅裂纹可备洞充填修复,较深裂纹或有牙髓病变的应行根管治疗,同时制作带环保护患牙,完成根管治疗后做全冠修复。

(四)护理诊断/问题

1.疼痛 与牙齿感觉过敏、牙髓炎症有关。

2.发生并发症的危险 与可能发生牙髓病变有关。

(五)护理目标

1.患者能够掌握正确的刷牙方法。

2.患者疼痛等不适症状减轻或消除。

(六)护理措施

根据所采用的治疗方法行相应的护理。

(七)健康指导

指导患者避免进食过硬过热过冷和酸甜食物。需行根管治疗者,未完成冠修复前勿用患侧牙咀嚼。

四、牙本质过敏症

牙本质过敏症又称过敏性牙本质,各种原因造成牙本质的暴露,当受到外界刺激,如温度、化学物质及机械作用等所引起的酸痛症状。特点是发作迅速,疼痛尖锐,时间短暂。

(一)病因

牙本质过敏症不是一种独立疾病,而是各种牙体疾病伴随的症状。有理论认为,作用于牙本质的外部刺激引起牙本质小管内容物向内或向外流动,这种异常的流动可刺激牙本质小管内或邻近牙髓组织的神经末梢,从而产生疼痛。

(二)护理评估

1.健康史

(1)患者有无全身性疾病,有无家族史、过敏史等。

(2)口腔卫生状况及卫生习惯。

2.身体状况

(1)刺激痛为主要症状,刷牙、咬硬物,以及酸、甜、冷、热等刺激均可引起酸痛,对机械刺激尤为敏感。

（2）伴有磨损、楔状缺损、牙折、龋病、牙隐裂等牙体疾病或牙龈萎缩致牙颈部暴露。

3.心理–社会状况　患者因牙齿酸疼不适而焦虑；对就诊的预期目标。

（三）治疗原则

1.脱敏治疗　原理是根据流体动力学说，封闭牙本质小管，减少或避免牙本质小管内的液体流动。常用的脱敏药物及方法有氟化物、氯化锶、氟化氨银、碘化银、树脂类脱敏剂、激光等。

2.修复治疗　多次脱敏无效者可考虑充填术或人工冠修复，必要时要考虑根管治疗。

（四）护理诊断/问题

1.疼痛　与牙齿感觉过敏或牙髓炎症有关。

2.知识缺乏　缺乏正确的刷牙方法等相关知识。

3.牙齿完整性受损　与牙齿硬组织磨耗有关。

（五）护理目标

1.患者的酸痛不适症状减轻或消除。

2.患者掌握正确的刷牙方法及药膏类型的选择。

（六）护理措施

1.涂擦法

（1）用物准备：遵医嘱选用脱敏剂，如75%氟化钠甘油、氟化氨银、10%～30%硝酸银液、树脂类脱敏剂，小棉棒或数个小棉球。

（2）护理配合：备棉卷递给医师给患牙隔湿、吹干，小棉棒或小棉球蘸上脱敏剂递给医师反复涂擦过敏区1～2分钟，及时吸唾液保持术区干燥，最后递棉球擦去药液，嘱患者彻底漱口。因硝酸银有强腐蚀性，使用时要注意安全，药棉不可过湿，以防流溢灼伤牙龈，禁用于牙颈部脱敏。使用树脂类脱敏剂，应按照产品使用说明，如效果不佳可反复进行多次。按需准备光固化灯照射。

2.电离子透入法

（1）用物准备：2%氟化钠液、直流电疗器。

（2）护理配合：嘱患者手握电疗器正极，负极以氟化钠液湿润，接触过敏区，电流强度调节为0.5～1.0mA，以患者无不适感觉为限度，通电时间10分钟。

3.激光脱敏　常用的激光器有 CO_2 激光器、He–Ne 激光器和 Nd–YAG 激光器。清洁、隔湿、干燥牙面，用墨水标记过敏区，照射过敏区每次0.5秒，10～20次为1个疗程。

（七）健康指导

指导患者采用正确的刷牙方法，选用脱敏牙膏。饮食的温度适宜，不宜过冷、过热，避免进食酸、甜和过硬食物。

第二节 牙周疾病

牙周疾病是指发生在牙周支持组织(牙龈、牙周膜、牙槽骨和牙骨质)的各种疾病。这些疾病包括两大类,即牙龈病和牙周炎。牙龈病是指只发生在牙龈组织的疾病,而牙周炎则是累及4种牙周支持组织的炎症性、破坏性疾病。牙龈病与牙周炎在病因、发病机制、临床表现和治疗护理上多有相似之处,但预后是不同的。牙龈病的病变可逆转,一旦病因被除去,炎症可以完全消退,牙龈组织恢复正常。但如果病因未去除,炎症未被控制,一部分牙龈病可进一步发展成为牙周炎。牙周病是多因素疾病,菌斑是主要的局部病因,是引发牙周病必不可少的始动因子,但它又受其他局部因素和全身因素的影响,全身因素可改变宿主对局部因素的反应。龈缘附近牙面上堆积的牙菌斑是慢性龈炎的始动因子,牙石、食物嵌塞、不良修复体等均可促使菌斑积聚,引起或加重龈缘炎症。

一、牙龈炎

(一)病因

牙龈病是由多种因素引起的只侵犯牙龈组织的一组疾病。常见的是牙龈炎。引起牙龈炎的因素有多种,牙菌斑是引起牙龈炎的最初原因,它是黏附在牙面的未矿化的细菌性沉积物,长期作用于牙龈引发炎症。另外,食物嵌塞、不良修复体、全身性的因素均可引起牙龈炎的发生。

(二)护理评估

1. 健康史

(1)患者有无全身性疾病,有无家族史、过敏史等。

(2)口腔卫生状况及卫生习惯。

(3)牙龈炎的治疗史,患者有无长期服用激素类避孕药病史等。

2. 身体状况

(1)牙龈改变:龈乳头变为圆钝肥大,点彩消失,表面光滑发亮;质地变得松软脆弱,缺乏弹性。

(2)龈沟深度:龈沟探诊可加深达3mm以上,形成假性牙周袋。

(3)探诊出血:轻触(或探诊)即出血。

(4)龈沟液增多:龈沟液渗出增多,重者牙龈沟溢脓。

(5)自觉症状:常有刷牙或咬硬物时出血,并有口臭、局部牙龈发痒、肿胀等不适。

3. 心理-社会状况

(1)了解患者是否因牙龈慢性红肿、出血、口臭等产生压抑自卑心理。妊娠者担忧疾病会影响到胎儿的健康和发育,极易产生焦虑。

(2)评估患者对疾病的治疗程序、配合方法、费用、预后的了解程度及对口腔卫生保健掌握情况等。

4.辅助检查　X线检查可以了解有无牙槽骨吸收。

(三)治疗原则

控制菌斑,消除炎症,恢复牙周组织的生理形态和功能,维持长期疗效,防止复发。

(四)护理诊断/问题

1.牙龈组织受损　与牙龈炎症有关。

2.舒适的改变　与牙龈红肿、出血等有关。

3.自我形象紊乱　与口臭、牙龈红肿有关。

4.知识缺乏　与缺乏牙龈疾病及自我护理的相关知识有关。

5.焦虑　与担心疾病预后有关。

(五)护理目标

1.患者了解牙龈病特点、治疗方法及预后。

2.患者能掌握正确的刷牙方法和自我控制菌斑的方法。

3.牙龈炎症逐渐减轻或消失,口臭消除。

4.青春期龈炎患者纠正用口呼吸的习惯。

(六)护理措施

1.用药护理　去除致病因素,口腔内有不良修复体者,协助医师取下,消除食物嵌塞。协助医师用3%过氧化氢溶液与0.9%氯化钠溶液交替冲洗龈沟,涂布碘甘油,病情严重者,遵医嘱指导患者服用抗生素及维生素。

2.洁治术的护理

(1)术前准备:①向患者说明洁治术的目的及操作方法,使患者能够合作;②根据病情做血液检查,如血常规、血小板计数、出凝血时间等,如有血液疾病或局部急性炎症,不宜手术;③用漱口液(如复方氯己定含漱液)嘱患者含漱1~3分钟,消毒口腔;④准备好消毒的洁治器或超声波洁牙机。

(2)术中配合:①用1%碘酊消毒手术区;②根据患者牙位及医师使用器械的习惯摆放好所需的洁治器;③术中协助牵拉唇、颊及遮挡舌体,及时吸唾,保证术野清晰,若出血较多用1%肾上腺素棉球止血;④随时观察患者一般情况,如表情、面色等。如果患者很疲劳,需休息一下,再行洁治;⑤洁治完毕,备好磨光膏,低速手机装上杯状刷及橡皮杯,递给医师抛光牙面,龈下刮治则用锉形器磨光根面;⑥遵医嘱用3%过氧化氢溶液及0.9%氯化钠溶液交替冲洗龈袋,并嘱患者漱口,备棉球拭干牙龈表面水分或气枪吹干,用镊子夹持碘甘油置于龈沟内。全口洁治应分区进行,以免遗漏。

(七)健康指导

1.指导患者采取正确的刷牙方法及其他保持口腔卫生的措施,如牙线及牙签的正确使用;宣传早晚刷牙的重要性,养成良好的口腔卫生习惯。

2.让患者了解牙龈炎是可预防可治疗的,但是牙龈炎不及时治疗发展到牙周炎时,对口腔健康带来严重危害,增强患者防病意识。

二、牙周炎

(一)病因

牙周炎是牙龈、牙周膜、牙槽骨和牙骨质这4种牙周支持组织的炎症性破坏性疾病。微生物是引发牙周炎的始动因子。堆积在龈牙结合部的牙面和龈沟内的菌斑微生物及其产物可引发牙龈的炎症和肿胀,更有利于一些厌氧菌的生长。牙石、食物嵌塞、不良修复体可加重和加速牙周炎的进展。当炎症扩延到深部牙周组织,引起牙槽骨吸收和牙周膜纤维的破坏,导致牙周袋的形成。

(二)护理评估

1. 健康史

(1)患者有无全身性疾病,有无家族史、过敏史等。

(2)口腔卫生状况及卫生习惯。

(3)牙周疾病的病史。

2. 身体状况

(1)慢性牙周炎:有牙龈炎症、牙周袋形成、牙槽骨吸收和牙齿松动四大典型表现。重度牙周炎还伴有牙龈退缩、牙根暴露、根面暴露、根面龋、牙周脓肿、牙周溢脓、口臭、食物嵌塞及逆行性牙髓炎等。

(2)侵袭性牙周炎:早期口腔卫生状况一般较好,牙周组织破坏程度与局部刺激物的量不成正比。早期出现牙齿松动和移位,病程进展很快。20岁左右牙齿松动严重,自动脱落或需拔除。

(3)牙周脓肿:可有急性面容、体温升高、淋巴结肿大等。口腔局部情况:急性牙周脓肿发病突然,在患牙的唇颊侧或舌腭侧牙龈形成椭圆形或半球状肿胀,牙龈发红、水肿,表面光亮。脓肿的早期炎症浸润广泛,组织张力较大,疼痛较剧烈,可有搏动性疼痛。因牙周膜水肿,患牙有"浮起感"、叩痛、松动明显。脓肿的后期脓液局限,扣诊有波动感,疼痛稍减轻。慢性牙周脓肿一般无明显症状,可见牙龈表面有窦道开口,挤压时有少许脓液流出。

3. 心理-社会状况　患者因口臭、牙龈红肿、出血可有自卑、焦虑心理,因疼痛患者可出现烦躁、性格变化等。

4. 辅助检查　X线检查示慢性牙周炎牙槽嵴顶高度降低,有水平及垂直骨吸收;侵袭性牙周炎可见第一磨牙殆面有垂直型骨吸收,在切牙区多为水平骨吸收。

(三)治疗原则

通过洁治术、刮治术,彻底清除牙石,平整根面,控制菌斑,改善咀嚼功能,镇痛,控制感染,脓肿切开引流,牙周手术。

(四)护理诊断/问题

1. 牙周组织受损　与牙周组织炎症有关。

2. 舒适的改变　与牙齿松动、牙根暴露、牙列缺失有关。

3. 自我形象紊乱　与牙龈红肿,牙齿松动、移位、脱落、戴义齿等有关。

4. 营养失调　与牙齿松动脱落及拔牙影响进食,致机体摄入减少有关。

(五)护理目标

1. 牙周炎症减轻或消失,口臭消除。

2. 患者掌握保持口腔卫生、控制牙菌斑的方法。

3. 正常饮食,营养状况得到改善。

(六)护理措施

1. 一般护理　指导患者加强营养,增加维生素 A、维生素 C 的摄入,以利于牙周组织的愈合,禁烟酒。

2. 药物护理　遵医嘱全身使用抗生素,嘱患者正确使用 0.2%氯己定液、0.1%氯己定液等抗菌类漱口液,保持口腔清洁。协助医师用 3%过氧化氢液冲洗牙周袋,拭干后用探针或镊子夹取少许碘甘油或碘酚置于袋内,涂擦碘酚时,应避免烧灼邻近黏膜组织。

3. 手术护理　协助医师做好洁治术及牙周手术的护理,取出口腔内不良修复体,消除食物嵌塞等局部刺激因素。

(1)术前准备:嘱患者用漱口液(如 0.2%氯己定液)含漱 3 分钟,消毒口腔。准备好洁治器、刮治器或超声波洁牙机。另备磨光用具、冲洗液及冲洗空针、低速手机、橡皮磨光杯、杯状刷、磨光膏。遵医嘱备好局部麻醉药(如 2%利多卡因),牙周手术时需用 75%乙醇消毒口周皮肤、铺消毒巾。

(2)术中护理:术中协助医师牵拉唇、颊及遮挡舌体,及时吸唾、止血,保证术野清晰。洁治完毕,备好磨光膏,低速手机装上杯状刷及橡皮杯,递给医师抛光牙面。遵医嘱用0.9%氯化钠溶液及 3%过氧化氢溶液冲洗龈袋或牙周袋,并嘱患者漱口。备棉球拭干牙龈表面水分或气枪吹干,用镊子夹持碘甘油置于龈沟或牙周袋内。

(3)术后护理:牙周手术后,嘱患者 24 小时内不要漱口、刷牙,进温软饮食,注意保护创面,术后 1 周拆线,术后 6 周勿探测牙周袋,遵医嘱服用抗生素以防止感染。

(七)健康指导

1. 保持良好的口腔卫生习惯,每天早晚两次彻底刷牙,每次 3 分钟。饭后漱口,少食糖类食物,不能口含食物睡觉。

2. 采用正确的刷牙方法,并定期到医院检查、治疗,及时清除菌斑。

3. 掌握牙线的正确使用方法。

4. 去除和控制与牙周疾病关系密切的不良因素,如积极改善食物嵌塞,对𬌗创伤的牙齿进行调𬌗;有吸烟嗜好者应戒烟;预防和矫治错𬌗畸形。

5. 需定期检查预防复发。牙周治疗完成后,一般 2~3 个月后复查;每 6~12 个月做一次洁治术,维护牙周组织健康。

6. 保持均衡饮食,经常补充富含蛋白质、维生素 A、维生素 D、维生素 C 及钙和磷的营养食物,增强牙周组织对致病因子的抵抗力和免疫力。

第三节　口腔黏膜病

口腔黏膜病是指发生在口腔黏膜及软组织上种类繁多疾病的总称。口腔黏膜病患者的护理是在口腔内科常规护理的基础上,重点注重心理护理和药物护理。

一、单纯疱疹

单纯疱疹是由单纯疱疹病毒(HSV)所致的皮肤黏膜感染性疾病。临床上以出现簇集性小水疱为特征,具有自限性,易复发。

(一)病因病理

病毒入侵上皮细胞,显示出特殊的细胞学改变。口腔单纯疱疹病毒感染的患者及无症状的病毒携带者为传染源,主要通过飞沫、唾液及疱疹液直接接触传播,经呼吸道、口腔、鼻、眼结膜、生殖器黏膜或破损皮肤进入人体。单纯疱疹病毒初次进入人体引起原发性感染,其 DNA 进入宿主细胞核,造成宿主细胞的急剧溶解破坏,形成病损。当单纯疱疹病毒在口腔黏膜造成原发损害后,病毒沿三叉神经鞘进入半月神经节细胞或周围细胞内潜伏。当全身状况改变影响免疫系统功能,或局部受到外伤、过度日照等刺激时,引起局部的复发性疱疹损害。

(二)护理评估

1. 健康史

(1)患者有无全身性疾病,有无家族史、过敏史等。

(2)患者发病前的前驱症状。

(3)口腔黏膜状况及卫生习惯。

(4)患者患病后是否曾做过诊治,使用何种药物,疗效如何。

2. 身体状况

(1)全身状况

1)原发性疱疹性口炎:以 6 岁以下儿童多见,尤其是 6 个月至 2 岁更多。发病前多有发热、头痛、疲乏不适、全身肌肉疼痛,甚至咽喉肿痛等急性症状,颌下及颈上淋巴结肿大、触痛。患儿流涎、拒食、烦躁不安。

2)复发性疱疹性口炎:患者可感到轻微的疲乏与不适。

(2)口腔局部状况:口腔黏膜充血、水肿,特别是牙龈充血、水肿明显,随后黏膜出现簇集性小水疱,疱破后成为表浅溃疡。溃疡一般 10~14 天愈合,不留瘢痕。原发性疱疹感染后有 30%~50%的病例可能发生复发性损害。一般复发感染的部位在口唇或接近口唇处。病损区皮肤水肿、发红,继而出现成簇小水疱,疱很快破裂、结痂,从开始到愈合约 10 天,不留瘢痕,但可有色素沉着。

3. 心理-社会状况　患者因口腔黏膜充血、水肿,影响到进食,表现出烦躁不安、焦虑、悲观等心理反应。

4. 辅助检查

（1）非特异的疱疹病毒检查：包括水疱组织涂片染色观察有无含嗜酸性包涵体的多核巨细胞，电镜检查受损细胞中是否含有不成熟的病毒颗粒等。

（2）特异性疱疹病毒检查：①病毒分离培养；②应用荧光素标记或酶标记的单克隆抗体直接对病损涂片进行染色；③应用原位核酸杂交法和聚合酶链反应（PCR）法检测标本中的疱疹病毒 DNA，以区分 HSV1 和 HSV2 感染等。

（三）治疗原则

全身抗病毒治疗。目前认为核苷类药物是抗 HSV 最有效的药物，主要有阿昔洛韦、伐昔洛韦、泛昔洛韦和更昔洛韦。口腔局部可选用 0.1%~0.2%氯己定漱口液，3%阿昔洛韦局部涂擦。疼痛剧烈或有全身症状者可给予镇痛等对症治疗和支持疗法。

（四）护理诊断/问题

1. 疼痛　与疱破裂形成溃疡有关。

2. 潜在并发症　感染。

3. 口腔黏膜异常　与黏膜的病理改变有关。

4. 知识缺乏　缺乏疱疹相关疾病与自我护理知识。

（五）护理目标

1. 患者疼痛症状减轻，焦虑情绪缓解。

2. 减少或避免感染的发生。

3. 患者及家属掌握该病的注意事项及预防保健知识。

（六）护理措施

1. 心理护理　向患者介绍单纯疱疹感染的病因、治疗方法、疗效及预后良好，消除患者的紧张情绪，配合治疗。

2. 口腔局部护理　保持口腔卫生，可用 0.2%氯己定溶液含漱，有消炎防腐作用。有唇部及口周病损者可局部湿敷，每天 2~3 次。告诉患者不可用手撕痂皮，防止感染。

3. 药物护理　护士应熟悉常用抗病毒药物和免疫调节剂的作用原理、剂型、剂量，遵医嘱向患者说明药物的用量和用法，切勿滥用药物，忌用皮质类固醇激素。

4. 对症护理　婴幼儿高热时可冰敷或按医嘱服用水杨酸类药物退热；疼痛剧烈者按医嘱在含漱剂中添加适量 2%利多卡因，含漱 1~2 分钟，以减轻疼痛。必要时可服镇痛药。

（七）健康指导

告知患者家属应休息隔离，原发性单纯疱疹感染幼儿应避免接触其他婴幼儿。

二、口腔念珠菌病

口腔念珠菌病是由念珠菌感染所引起的口腔黏膜急性、亚急性及慢性真菌感染，是人类最常见的口腔真菌感染。

(一)病因病理

念珠菌是一种常见的条件致病菌,是否发病取决于其毒力、数量、入侵途径与机体的适应性、机体的抵抗能力及其他相关因素。引起人类念珠菌病的主要是白色念珠菌、热带念珠菌,占60%~80%。其病理特征是增厚的不全角化上皮,其中有白色念珠菌菌丝侵入,称为上皮斑。

(二)护理评估

1. 健康史

(1)患者有无全身性疾病,如营养不良、内分泌紊乱、白血病、肿瘤化疗后等慢性消耗性疾病,有无家族史、过敏史等。

(2)患者有无长期使用抗生素和免疫抑制剂。

(3)患儿有无接触被白色念珠菌污染的人工哺乳器具。

2. 身体状况

(1)全身状况:全身反应一般较轻,患儿可有轻度发热、烦躁不安、啼哭、哺乳困难。

(2)口腔局部状况:新生儿急性假膜型念珠菌口炎(又称鹅口疮或雪口病),患儿颊、舌、软腭及唇损害区黏膜有出血及厚、白、能揭去的假膜。成年患者舌背乳头萎缩、口腔黏膜可有白色凝乳状斑膜、黏膜发红、口角湿白潮红、皲裂、糜烂、斑块及结节状增生等。

3. 心理-社会状况 患者因口腔黏膜症状影响到进食,表现出烦躁不安、焦虑等。

4. 辅助检查 包括涂片法、分离培养、组织病理学检查、免疫学和基因诊断等。

(三)治疗原则

1. 局部药物治疗 应用碱性液体(如3%~5%碳酸氢钠水溶液)、抗真菌药物溶液含漱或局部涂布。

2. 全身抗真菌药物治疗 口服抗真菌药物,如制霉菌素、酮康唑、氟康唑等。

3. 增强机体免疫力 对于身体衰弱、有免疫缺陷或与之有关的全身性疾病,或长期使用免疫抑制剂的念珠菌感染患者,需辅以增强免疫力的治疗措施。

4. 手术治疗 对于念珠菌白斑轻、中度上皮异常增生的癌前损害,若治疗效果不明显或患者不能耐受药物治疗,则考虑手术切除。

(四)护理诊断/问题

1. 疼痛 与病损皲裂、糜烂有关。

2. 口腔黏膜异常 与疾病有关。

3. 知识缺乏 缺乏口腔念珠菌相关疾病及自我护理知识。

(五)护理目标

1. 患者疼痛缓解或消失,紧张心理缓解或消除。

2. 患者按医嘱坚持用药,定期复诊,配合治疗。

3. 患者掌握口腔卫生及局部护理知识。

(六)护理措施

1. 维护良好卫生的心理状态。

2. 老年患者若有活动义齿,可指导用 2%~4%碳酸氢钠溶液浸泡义齿及漱口。唇红部及口周皮肤损害者用抗真菌霜剂或糊剂局部涂擦。

3. 服用抗真菌药物,注意观察有无不良反应。建议在症状和体征消失后仍需维持用药 1 周,防止复发。制霉菌素不易被肠道吸收,可将药物在口腔内含化后吞服,可能出现肠道反应、食欲减退等情况;酮康唑在体内吸收快,不良反应少,可对肝产生损害,停药后可恢复。

4. 有疼痛症状的可用氯己定液加适量 2%利多卡因与碳酸氢钠液交替漱洗,可减轻疼痛和消除白色念珠菌的协同致病菌。

(七)健康指导

对于念珠菌白斑中的轻、中度上皮异常增生者应定期复查,密切观察白斑的变化。告知家长要重视喂养卫生,喂养用具可用消毒碗柜或煮沸 30 分钟消毒;哺乳前后注意洗手,并用 2%~4%碳酸氢钠溶液洗净乳头,哺乳完后擦拭或洗涤口腔,并嘱其擦洗时防止幼儿误吞。

三、多形性红斑

多形性红斑又称多形性渗出性红斑,是黏膜皮肤的一种急性渗出性炎症性疾病。多发生在春秋季节,发病急,具有自限性和复发性。黏膜和皮肤可以同时发病,或单独发病。病损表现为多种形式,如红斑、丘疹、疱疹、糜烂及结节等。

(一)病因病理

一般认为多形性红斑与变态反应有关,药物、蛋白、花粉、灰尘、精神情绪紧张、病毒细菌感染、恶性肿瘤等因素均可作为变应原而引发此病。根据临床表现为疱、斑或丘疹等,一般可见皮肤的表皮和真皮黏膜的上皮及结缔组织均有细胞间及细胞内水肿,上皮下有疱形成,且有炎症细胞浸润。

(二)护理评估

1. 健康史

(1)患者有无全身性疾病,有无家族史、过敏史、变态反应史等。

(2)口腔黏膜状况及皮肤完整性。

2. 身体状况

(1)全身状况:轻型患者一般无全身症状,个别患者偶有轻度头痛、低热、乏力、关节痛等前驱症状。重型患者常有高热、全身无力、肌肉痛、关节痛等全身症状。

(2)口腔局部状况:口腔黏膜病损分布广泛,好发于唇、颊、舌、腭等部位。黏膜充血、水肿、红斑及水疱,大量渗出物形成厚的假膜。唇部出血常形成血痂,患者唾液增多,口臭明显,颌下淋巴结肿大、有压痛。

(3)皮肤病损:常对称散在分布,好发于颜面、头颈、手掌、足背及四肢伸侧,躯干也可发生。常见病损为红斑、丘疹、水疱,典型的为虹膜状红斑,即直径 0.5cm 的圆形红斑的中心有粟粒大小的水疱,又称靶形红斑。重型患者皮肤病损除红斑外还出现大疱、丘疹、结节等。疱破后形成大片糜烂,疼痛很明显,可伴有眼、生殖器、肛门等多个器官损害。

3. 心理-社会状况　患者因口腔黏膜及全身皮肤的表现,出现烦躁不安、焦虑等。

(三)治疗原则

1. 隔离可疑变应原,积极治疗口腔炎症及其他全身疾病,去除诱发因素。

2. 激素、抗组织胺药物治疗,如苯海拉明、氯苯那敏、阿司咪唑等口服,病情较重者可用皮质激素类药物。

3. 营养支持。

4. 中医中药辅助治疗,采取清热祛湿的方法。

(四)护理诊断/问题

1. 疼痛　与黏膜病损有关。

2. 口腔黏膜异常　与自身免疫系统高致敏状态有关。

3. 潜在并发症　感染。

4. 营养失调　低于机体需要量。

5. 知识缺乏　缺乏多形性红斑相关疾病及自我护理知识。

6. 自我形象紊乱　与病损广泛分布及病变致口臭有关。

7. 体温过高　与自身免疫反应有关。

8. 自理能力下降　与疾病致严重的全身症状有关。

(五)护理目标

1. 患者及家属充分了解本病为变态反应性疾病,能积极配合治疗。

2. 患者能采取有效口腔清洁方法。

3. 患者了解致病因素,掌握预防保健知识。

(六)护理措施

1. 心理护理　向患者介绍本病的病因、诱发因素、治疗过程及今后如何预防。消除其焦虑情绪,积极配合医护治疗。

2. 口腔局部护理　保持口腔卫生,指导用软毛刷刷牙,在进餐前后及睡前用 2%～4% 碳酸氢钠或 0.2%氯己定漱口液含漱。病情严重者可用棉签蘸漱口水轻拭口腔黏膜及牙齿,以防口腔炎及呼吸道感染。进行口腔检查时动作要轻柔,尽量避免引起出血和继发感染。唇红部及口角病损可用 0.1%依沙吖啶溶液、0.05%氯己定溶液等唇部湿敷,局部涂抹含抗生素、肾上腺皮质激素等消炎、防腐、镇痛药膏。

3. 药物护理　按医嘱合理用药,避免使用致病的药物。

4. 对症护理　含漱剂中添加适量 2%利多卡因,在进餐前 30 分钟含漱 1～2 分钟,可缓解疼痛,帮助进食。疼痛难忍者,必要时可按医嘱服用镇痛药。

5. 饮食护理　避免食用致敏的食物如鱼、虾等,鼓励其进食营养丰富、富含维生素的食物。

6. 皮肤护理 维护皮肤清洁,保持干燥;及时修剪指甲,预防感染;禁止用手搔抓皮肤,避免外伤。有渗出糜烂者可外用涂布新霉素糠馏油糊剂等。

(七)健康指导

指导患者寻找病因,减少接触;若必须接触,则应让患者做好预防措施,注意观察,出现症状随时就诊。

四、复发性阿弗他溃疡

复发性阿弗他溃疡又称为复发性阿弗他性口炎、复发性口腔溃疡。发病率约 20%,具有周期性、复发性、自限性特征,溃疡灼痛明显。表现为反复发作的圆形或椭圆形溃疡。

(一)病因病理

复发性阿弗他溃疡的发病可能与免疫、遗传、感染、环境等因素有关。病理表现为病损的早期黏膜上皮细胞内及细胞间水肿,形成上皮内疱。上皮内及血管周围有密集的淋巴细胞、单核细胞浸润,随后有多形核白细胞、浆细胞浸润,上皮溶解破溃脱落,形成溃疡。

(二)护理评估

1. 健康史

(1)患者有无糖尿病、胃十二指肠溃疡、肝胆疾病及由寄生虫引起的各种消化道疾病或功能紊乱,有无吸烟史、戒烟史、家族史等。

(2)口腔黏膜状况及口腔卫生习惯。

(3)患者病程长短,溃疡发作的频率、疼痛程度,有无自限性及复发性,是否与睡眠、饮食、劳累、消化等因素相关,女性患者与月经周期有无关系。

2. 身体状况

(1)全身状况:轻型复发性阿弗他溃疡一般无明显的全身症状与体征。重型复发性阿弗他溃疡和疱疹样复发性阿弗他溃疡常伴有低热、乏力、头痛等全身不适症状和病损局部区域的淋巴结肿痛等症状。

(2)口腔局部状况

1)轻型复发性阿弗他溃疡:好发于唇、舌、颊、软腭等无角化较差的黏膜,附着龈及硬腭等角化黏膜很少发病。复发性阿弗他溃疡初起为局灶性黏膜充血、水肿,呈粟粒状红点,灼痛明显,继而形成浅表溃疡,圆形或椭圆形,直径<5mm。溃疡 7~10 天愈合,不留瘢痕。一般为 3~5 个,散在分布。溃疡复发的间隙期从半月至数月不等,有的病程呈迁延不断。

2)重型复发性阿弗他溃疡:也称复发性坏死性黏膜腺周围炎或腺周口疮。溃疡大而深,愈合后可形成瘢痕或组织缺损,故也称复发性瘢痕性口疮。好发于青春期。溃疡大、面积深,似"弹坑",直径可大于 1cm,周围组织红肿微隆起,基底微硬,表面有灰黄色假膜或灰白色坏死组织。溃疡期持续时间较长,可达 1~2 个月或更长。通常是 1~2 个溃疡,但在愈合过程中又可出现数个小溃疡。疼痛剧烈,愈后可留瘢痕。初始好发于口角,其后有向口腔后部移行的发病趋势,在舌腭弓、软硬腭交界处等口腔后部可造成组织缺损,影响言语及吞咽。

　　3)疱疹样复发性阿弗他溃疡:也称口炎型口疮,多发于成年女性,好发部位及病程与轻型相似。但溃疡直径较小,约 2mm,溃疡数目多,可达十几个或几十个,散在分布,似"满天星"。相邻的溃疡可融合成片,黏膜充血发红、剧痛、唾液分泌增加。

　　3. 心理-社会状况　患者因口腔黏膜溃疡反复发作,出现烦躁不安、焦虑等。

(三)治疗原则

　　目前对复发性阿弗他溃疡患者的治疗原则是减少复发次数、延长间歇期、减轻疼痛、促进愈合。

　　1.局部治疗　局部治疗是改善复发性阿弗他溃疡症状的有效方法,常用的剂型有膜剂、软膏或凝胶、含漱剂、含片等;对经久不愈或疼痛剧烈者可用曲安奈德混悬液或醋酸泼尼松龙混悬液加等量 2%利多卡因溃疡黏膜下局部封闭。

　　2.全身治疗　对因治疗,减少复发,争取缓解。常用的药物有皮质激素及免疫抑制剂,如细胞毒类药物和沙利度胺等;免疫增强剂,如转移因子、左旋咪唑等;中医中药治疗等。

(四)护理诊断/问题

　　1.疼痛　与自身发病机制有关。
　　2.口腔黏膜异常　与黏膜的病理改变有关。
　　3.潜在并发症　感染。
　　4.营养失调　低于机体需要量。
　　5.知识缺乏　缺乏疾病自我护理知识。

(五)护理目标

　　1.患者疼痛症状减轻或消失。
　　2.患者了解本病相关卫生知识,积极配合治疗。
　　3.掌握用药的方法,减少诱发因素。

(六)护理措施

　　1.心理护理　耐心解释,让患者了解复发性阿弗他溃疡具有自限性、不传染、不恶变的良性病损特点,虽不能根治,但通过适当、长期的治疗是可以控制的,以减轻患者的心理负担。

　　2.口腔局部护理　保持口腔清洁,防止继发感染。常用 0.2%的氯己定液漱口。

　　3.药物护理　指导患者正确用药,介绍药物的作用和不良反应,嘱如出现不良反应及时就医,以调整药物及药量。

　　4.对症护理　同多形红斑。

5. 饮食护理　合理饮食,补充维生素及微量元素。

(七)健康指导

提倡健康的生活方式,不过度劳累,不酗酒,保证良好的睡眠与休息。

五、天疱疮

天疱疮是一类严重的、慢性黏膜-皮肤自身免疫性大疱性疾病。临床上根据皮肤损害特点,可以分为寻常型、增生型、落叶型和红斑型,本病可发生于任何年龄,临床上最多见于 40~60 岁的人群,少年儿童少见。无性别差异,或女性较男性稍多。

(一)病因病理

目前有关病因多趋向于自身免疫学说。各型天疱疮的组织病理学改变是以上皮内棘细胞层松解和上皮内疱(或裂缝)为特征。病损的早期,在棘细胞层深部上皮细胞间水肿,细胞间桥消失,从而形成裂隙或水疱,裂隙扁平并横向分开。

(二)护理评估

1. 健康史

(1)患者有无全身性疾病,如高血压、糖尿病、肝肾疾病等,有无家族史、变态反应史等。

(2)口腔黏膜状况及口腔卫生习惯。

2. 身体状况

(1)全身状况:患者可有发热、无力、厌食等全身症状,身体瘦弱,甚至恶病质。

(2)口腔局部状况:口腔是早期出现病损的部位,口腔黏膜表现为薄壁水疱,水疱易破,破后留有残留的疱壁,并向四周退缩;若将疱壁撕去,常连同邻近外观正常的黏膜一并无痛性地撕去,并遗留下一鲜红的创面,这种现象被称为揭皮试验阳性。若在糜烂面的边缘处将探针轻轻置入黏膜下方,可见探针无痛性伸入,这是棘层松解的现象。用舌触及黏膜,可使外观正常的黏膜表层脱落或撕去,这种现象称为尼科尔斯基征,即尼氏征。口腔糜烂面不易愈合,病情严重者口内难以找到正常黏膜。糜烂面易感染,继发感染则疼痛加重。由于长期的糜烂面存在,患者咀嚼、吞咽,甚至说话均有困难。伴有非特异性口臭,淋巴结肿大,唾液增多并带有血迹。

(3)皮肤:前胸、躯干,以及头皮、颈、腋窝、腹股沟等易受摩擦处有 1~2 个水疱,用手指侧向推压外表正常的皮肤或黏膜,即可迅速形成水疱,挤压水疱能使其在皮肤上移动。除口腔外,鼻腔、眼、外生殖器、肛门等处黏膜均可发生与口腔黏膜相同的病损,往往不易恢复正常。

3. 心理-社会状况　患者可有悲观、忧郁、失望、焦虑等。

4. 辅助检查　直接免疫荧光检查、脱落细胞学涂片检查可以作为辅助诊断方法。

(三)治疗原则

1. 支持疗法　给予高蛋白富含营养的食物,进食困难者可由静脉补充。

2.皮质激素　是治疗该病的首选药物。根据用药过程,可动态地分为起始、控制、巩固、维持4个阶段。泼尼松具体用量可视病情而调整,但切忌由低量再递加。待病情明显缓解,病损大部分愈合(80%)后泼尼松才可递减。为预防和减轻激素治疗的并发症,应适当给予辅助药物,如钙片以预防骨质疏松,给予硫糖铝、氢氧化铝保护胃黏膜,适当补钾,给予碱性液漱口,防止白色念珠菌感染。对于严重的天疱疮患者,为加快显效时间,降低不良反应,可以选用冲击疗法,即短期内静脉给予大剂量皮质类激素。

(四)护理诊断/问题

1.疼痛　与口腔黏膜病损破溃有关。

2.口腔黏膜异常　与疾病的病理改变有关。

3.潜在并发症　感染。

4.营养失调——低于机体需要量　与口腔病变影响进食有关。

5.焦虑　与疼痛、病程长、难以痊愈有关。

6.自我形象紊乱　与病损累及皮肤和长期应用激素治疗有关。

(五)护理目标

1.患者疼痛症状缓解或消失。

2.患者了解本病相关卫生知识,焦虑情绪减轻,积极配合治疗。

3.患者掌握正确的用药方法,了解病损外观及药物不良反应。

(六)护理措施

1.心理护理　关心体贴、安慰和鼓励患者,劝导其以良好的心境对待疾病,减轻患者心理负担。

2.口腔局部护理　保持口腔清洁,指导患者进食前后均用清水漱口。发生口腔溃疡时可局部涂擦口内膏,合并念珠菌感染时用2%~4%碳酸氢钠溶液含漱。

3.药物护理　嘱患者按医嘱坚持服药,不可擅自改变药物剂量或突然停药。注意监测皮质激素的各种不良反应,常见的有消化性溃疡、糖尿病、高血压、骨质疏松、各种感染等。定期检查血压、血糖、尿糖、电解质、白细胞计数等。

4.对症护理　同多形红斑。

5.皮肤护理　尽可能保持皮肤干燥清洁。水疱直径超过2cm者,用无菌注射器进行抽液处理,使疱壁紧贴创面起保护作用;创面较大者可用具有收敛作用的含漱液湿敷。

6.饮食护理　进食富含各种维生素、营养丰富的流质或半流质饮食,视病情可少量多餐,注意色、香、味合理调配,增进患者食欲,保持机体的营养需要和水电解质平衡,增强机体抵抗力,促进康复。

7.预防感染　各项治疗护理技术操作均严格无菌,合理应用抗生素,有效控制感染,防止并发症。

(七)健康指导

嘱患者保持充足睡眠和愉快情绪,防止受凉和感染。

六、口腔扁平苔藓

口腔扁平苔藓是一种常见的口腔黏膜慢性炎性疾病,患病率约为 0.51%。该病好发于中年人,女性多于男性。皮肤及黏膜可单独或同时发病。因其长期糜烂,病损有恶变现象,WHO 将其列入癌变状态。

(一)病因病理

可能与心理因素、内分泌因素、免疫因素等密切相关,也有学者认为与糖尿病、肝炎有关。上皮过度不全角化变性、基底层液化、固有层有密集的淋巴细胞呈带状浸润为口腔扁平苔藓的典型病理表现。

(二)护理评估

1. 健康史

(1)患者有无全身性疾病,如糖尿病、高血压、消化道功能紊乱等系统性疾病,有无家族史、过敏史等。

(2)口腔黏膜状况及口腔卫生习惯。

2. 身体状况

(1)全身状况:无明显不适。

(2)口腔局部状况:口腔扁平苔藓病损可发生在口腔黏膜的任何部位,以颊部最为多见。病损为小丘疹连成的线状白色、灰白色花纹,白色花纹可组成网状、树枝状、环状或半环状等多种形状,也可表现为白色斑块状。病损大多左右对称,黏膜同时表现多样病损,相互交错和转变。病损区黏膜充血、糜烂、溃疡、萎缩和水疱等。口腔扁平苔藓患者遇刺激食物时感灼痛,自觉黏膜粗糙、发涩、口干和烧灼感。

(3)皮肤:紫红色或暗红色的扁平丘疹,发生在头皮时破坏毛囊可致秃发。皮损痊愈后可遗留褐色色素沉着,或因色素减少而成为稍微萎缩的淡白色斑点。

3. 心理-社会状况　因病情反复,患者可有悲观、忧郁、失望、焦虑等不健康的心理。

4. 辅助检查　舌缘及舌腹部充血、糜烂病损,并伴有自发性疼痛者,应注意观察并进行活体组织检查。

(三)治疗原则

1. 心理治疗　身心调解在治疗口腔扁平苔藓中的作用,目前已越来越受到重视。

2. 局部治疗　去除局部刺激因素,消除感染性炎症。对于角化程度高的患者可用维A 酸类药物局部涂擦。糜烂溃疡型可在病损区黏膜下基底部选用醋酸泼尼松或曲安奈德加入等量 2%利多卡因注射有较好疗效,对迁延不愈的应注意有白色念珠菌感染的可能。

3. 全身治疗

(1)免疫抑制剂:可慎重考虑采用口服肾上腺皮质激素、雷公藤与昆明山海棠、羟氯喹(氯喹)等。

（2）免疫调节剂：临床常用的有胸腺素肠溶片、左旋咪唑、转移因子和多抗甲素等。

（3）中医中药治疗：常采用滋阴养血、益气健脾、疏肝解郁的方法。

（四）护理诊断/问题

1. 疼痛　与黏膜病损有关。

2. 口腔黏膜异常　与疾病的病理改变有关。

3. 潜在并发症　感染。

4. 知识缺乏　与缺少疾病自我护理知识有关。

5. 焦虑　与疾病迁延反复及担心恶变有关。

（五）护理目标

1. 患者疼痛得到缓解。

2. 患者了解疾病的相关知识，掌握正确的用药方法。

3. 患者了解本病预防保健知识，自觉定期门诊复查，坚持治疗。

（六）护理措施

1. 心理护理　基于本病与全身状态尤其是神经、精神因素有关，护理人员应与患者进行良好的沟通，告诉其扁平苔藓病情虽反复迁延，但是一种预后较良好的慢性疾病，解除患者的思想顾虑和情绪波动。若产生悲观等心理反应，只会加重病情。鼓励自我身心调节，有利于缓解病情，促进恢复。

2. 口腔局部护理　可使用氯己定漱口液或碳酸氢钠液含漱，预防合并白色念珠菌感染。对糜烂型口腔扁平苔藓应协助医师局部封闭，严格执行"三查、七对"制度和无菌技术操作原则。

3. 用药护理　注意观察药物的疗效和不良反应，如硫酸羟氯喹可能会有头晕、耳鸣、视物模糊等不良反应，嘱患者出现上述症状及时报告医护人员，以便调整药量或治疗方案。嘱患者坚持用药，定期检查血常规变化。

4. 对症护理　病损局部敏感、灼痛症状者应避免辛辣、热、酸、咸味食物刺激。

5. 皮肤护理　禁止用手搔抓皮肤，预防感染。

6. 饮食护理　戒烟，限制饮酒，避免辛辣等刺激性食物。

（七）健康指导

告诫患者在病情控制症状缓解后仍应遵循治疗方案，定期检查。注意调节睡眠、月经状况，纠正高黏血症等。

七、灼口综合征

灼口综合征是以舌部为主要发病部位、以烧灼样疼痛为主要表现的一组综合征，又称舌痛症、舌感觉异常、口腔黏膜感觉异常等。常不伴明显的临床损害体征。成人多见，尤以中年女性居多。在20~69岁人口中，其发病率约3.7%，女性发病数是男性发病数的7倍。

(一)病因病理

病因复杂,尚无统一观点,但精神因素占突出位置。局部因素如牙石、残根残冠、不良修复体,舌部微循环障碍及频繁地伸舌自检,过度运动造成的舌肌筋膜紧张或拉伤引起的疼痛等因素。在更年期或绝经前后妇女中发病率高。因此有人倾向该病属心理疾病或更年期综合征的表现之一。另外,此类患者常属于多焦虑型、抑郁型性格,情绪不稳定,恐癌心理严重,造成病情进一步加重。

(二)护理评估

1. 健康史

(1)患者有无全身性疾病,如糖尿病、贫血等,有无家族史、过敏史等。

(2)口腔卫生状况及卫生习惯。

(3)患者病程,有无逐渐加重,少数患者有明确的突发病史。有无伸舌自检等不良习惯。更年期或绝经期前后的妇女有无更年期综合征的症状。

2. 身体状况

(1)全身状况:患者可有失眠、疲乏、潮热、易怒、多汗、注意力不集中、性欲降低、阴道灼热感等。

(2)口腔局部状况:舌烧灼样疼痛为最常见的临床症状,有麻木感、刺痛感、味觉迟钝、钝痛不适等感觉异常。疼痛部位多发于舌根部,其次为舌缘、舌背和舌尖。以单个部位发病多见,但也可累及 2 个以上部位。伴随口干症状,局部舌乳头萎缩,黏膜上皮充血、发红、水肿。临床检查无明显阳性体征,临床症状与体征明显不协调。

3. 心理-社会状况　患者正常生活受到影响,出现烦躁、焦虑,甚至抑郁的情绪。

4. 辅助检查　血糖、性激素水平等检查有助于发现系统性发病因素。

(三)治疗原则

1. 对因处理　消除局部刺激因素,如纠正患者伸舌自检不良习惯。积极治疗糖尿病等系统性疾病。更年期症状明显者可在妇科医师指导下协助治疗。

2. 对症处理　疼痛明显者可做局部神经封闭,但不可长期频繁使用;唾液黏稠口干者可用氯己定口服或用人工唾液含服。

3. 心理治疗

(1)心理疗法:又称精神治疗,可减轻症状和提高治疗效果。

(2)认知疗法:对灼口综合征患者的症状有所改善。

(四)护理诊断/问题

1. 疼痛　与神经感觉异常有关。

2. 焦虑　与恐癌心理有关。

3. 知识缺乏　缺乏疾病自我护理知识。

(五)护理目标

1. 患者疼痛症状缓解或消失。

2. 患者了解灼口综合征相关知识,改善心理状态和行为方式,紧张心理缓解或消除。

3. 患者能保持良好的治疗依从性。

(六)护理措施

1. 心理护理　患者常因灼痛或恐癌而精神高度紧张,甚至产生自杀心理。因此,护士要耐心倾听患者主诉,了解其家庭、生活、工作状况,并进行详尽的体检,讲解灼口综合征有关知识,帮助其纠正不良认识,解除思想上的负担,积极调动患者的正性情绪,以良好的心态配合治疗。

2. 口腔局部护理　指导患者勿伸舌自检,采取放松训练和音乐疗法松弛负性情绪,避免过分关注自己口腔内的不适感。

3. 用药护理　按医嘱准时规律服药,注意观察不良反应。

(七)健康指导

保证休息与营养,定期随访复查,消除恐癌心理。必要时可到心理专科门诊就诊配合治疗。

第四节　口腔修复

一、牙体缺损

牙体缺损是指各种牙体硬组织不同程度的质地和生理解剖外形的损坏或异常,常表现为正常牙体形态、咬合及邻接关系的破坏。因此,对咀嚼、发音、面容、牙髓、牙周组织,甚至对全身健康等产生不良影响。

牙体缺损是牙科的常见病和多发病。多数情况下,牙体缺损能够采用充填治疗方法进行修复。如果牙体缺损范围大,缺损程度严重或充填不易成功时,应采用修复体的黏固来完成治疗。这种修复方法属于固定修复,患者不能自行取戴。常用的修复体有嵌体、部分冠、全冠、桩冠等。

(一)病因

1. 龋病　龋坏严重者,可造成牙冠部分或全部破坏,形成残冠、残根。

2. 牙外伤　牙外伤所致牙体缺损称为牙折。牙外伤轻者表现为切角或牙尖嵴局部小范围折裂,重者可出现整个牙冠折裂或冠根折断。

3. 磨损　由于不良咀嚼习惯及夜磨牙等原因可造成病理性的磨损,全牙列重度磨损会造成垂直距离降低,导致颞下颌关节紊乱病。

4. 楔状缺损　又称牙颈部 V 形缺损,常伴有牙本质过敏、牙龈退缩,严重者可出现牙髓暴露,甚至发生牙折。

5. 酸蚀症　是牙长期受到酸雾作用而脱钙,造成牙外形损害。

6. 发育畸形　牙发育畸形及发育异常是在牙发育和形成过程中出现形态、结构或颜色异常。常见的发育畸形有釉质发育不全、斑釉牙及过小牙等。

(二)护理评估

1.健康史　询问患牙的缺损原因,了解患者的健康状况,有无慢性病史及药物过敏史。

2.身体状况　了解缺损部位,经过何种治疗,是否有牙体牙髓、牙周症状,是否有发音不清、偏侧咀嚼等。

3.辅助检查　X线检查,了解患者牙周、根尖周及根管治疗情况。

4.心理-社会状况　评估患者对牙体预备有无足够的思想准备,是否存在担忧、紧张情绪;评估患者对修复体功能及美观的期望程度。

(三)治疗原则

采用修复术将修复体黏固在患牙上以恢复牙体组织完整性。常用的修复体有嵌体、全冠、桩冠等。治疗的主要步骤包括牙体预备、模型制取、修复体试戴及黏固。

(四)护理诊断/问题

1.牙体组织完整性受损　由牙体缺损所致。

2.社交障碍　由前牙缺损所致发音不清、影响面容有关。

3.恐惧　与惧怕磨牙和缺乏修复治疗的相关知识有关。

(五)护理目标

1.患者担忧、紧张心理消除。

2.患者患牙恢复正常的生理功能,前牙的美观要求得以满足。

3.患者恢复正常的社会交往。

(六)护理措施

1.心理护理　进行治疗前,应了解患者对修复体的要求及期望值,结合患者口腔情况将预期效果逐一告知。如采用全瓷冠或金属烤瓷修复,修复体颜色和形态与天然牙几乎相似,一般情况下都能满足患者的美观要求。对惧怕磨牙的患者,如缺损牙已经过牙髓治疗,告知患者这类牙在切磨时不会疼痛;如预备牙为活髓牙,告知患者会在注射麻醉药无痛状态下进行,以消除患者恐惧、紧张心理,愉快配合治疗。

2.嵌体及全冠修复的护理　嵌体与全冠同属固定修复体,其护理配合基本相似。下述以全冠修复为例。全冠因其固位力强,对牙有很好的保护作用,损害牙体组织也较少,适用于各种牙体缺损的修复。在各类固定修复体中全冠占有的比例最大。全冠的种类如前所述,护理配合以临床上广泛应用的铸造金属全冠为例,其操作步骤包括牙体预备、蜡型制作、试戴和黏固。

(1)牙体预备及制取印模的护理

1)用物准备

常规用物:检查盘,口杯、手套、纸巾。

牙体预备用物:各型金刚砂钻针(尖形、轮形、柱形、火焰形等)、砂石针(刀边石、轮形石、倒锥石等）。

制取印模用物：托盘、印模材料（藻酸盐粉剂或糊剂、硅橡胶、聚醚橡胶等）、橡皮碗、调拌刀。

蜡颌记录用物：红蜡片或蜡条、雕刻刀、酒精灯、火柴。

其他用物：排龈线、局麻药物、注射器、75%乙醇、聚维酮碘、棉签、纱团等。

2）护理配合：安排患者，调节椅位及光源。让患者了解牙体预备（磨牙）的目的，消除患者紧张心理。告之患者，若有不适，可举手示意，切勿乱动或抓扯医师操作的手，以免钻针损伤口腔组织。若活髓牙需做局部麻醉时，询问患者有无药物过敏史。确定无过敏史时抽取麻醉药，供医师使用。

医师进行牙体组织切割时，放好吸唾器，及时吸出唾液及冷却液。协助牵拉口角，压住舌体，用气枪吹去口镜上的雾气，为医师提供清晰的操作视野。医师根据修复需要，对患牙的颊舌面、𬌗面、𬌗面、颈缘等部位进行制备。不同部位所需车针也不相同，护士应根据需要，及时准备并协助更换钻针。

牙体预备完成，制取印模。根据需要选择局部托盘或全牙列托盘，调拌印模材料制取印模。护士将印模材料置于托盘内，然后递少许材料给医师涂于患牙间隙及颈缘，再将托盘递予医师送入口内，这样可以防止产生气泡，保证印模的完整性。印模取出后，用清水冲洗，消毒后用人造石灌注。

点燃酒精灯，备蜡片或蜡条供医师在患者口内进行蜡𬌗记录。将完成的蜡𬌗置于冷水杯中，妥善保存。预约患者复诊时间。清理用物，消毒备用。

（2）蜡型制作：石膏模型硬固后，医师根据蜡𬌗记录的颌位关系在模型上进行铸造全冠的蜡型制作（可由技术员完成该步骤）。蜡型完成后即送制作中心包埋、铸造，完成铸造金属全冠的制作。

（3）试戴及黏固的护理

1）用物准备

常规用物：同牙体预备。

试戴用物：咬合纸、牙线、去冠器、金属厚度卡尺、各类砂石针及金刚砂钻针。

黏固用物：黏固剂（磷酸锌黏固剂、聚羧酸锌黏固剂等）、玻璃板、黏固粉调拌刀、抛光橡皮轮、绒轮、抛光粉。

2）护理配合：常规安排患者，检查盘内备好咬合纸、牙线、纱团及核对无误的修复体。医师试戴时，根据需要随时增添所需用物。修复体试戴就位，咬合调整合适，患者满意后，备橡皮轮、绒轮供医师打磨抛光，准备黏固。备75%乙醇小棉球、纱团供医师隔湿、消毒牙体组织，护士同时用75%乙醇清洗消毒修复体上残留的抛光粉及切割碎屑，并彻底吹干。

调拌黏固剂，将调拌完成的黏固材料取适量沿修复体组织面边缘盛入，均匀涂布于各面。注意黏固剂量不宜过多，以免增高咬合。然后将修复体迅速递与医师戴入患者口内，就位后医师用手指加压或在𬌗面上垫一纱团让患者紧咬。5~8分钟黏固剂凝固后取出纱团，去除溢出的多余黏固剂。清理用物，消毒备用。

3.烤瓷熔附金属全冠修复的护理　烤瓷熔附金属全冠又称金属烤瓷冠,其治疗过程包括牙体制备、试戴、黏固 3 个步骤。

（1）牙体预备及制取印模的护理

1）用物准备:除与铸造金属全冠相同外,另备暂时冠制作用物及黏固用物,包括自凝造牙粉、自凝牙托水、调拌杯、调拌刀、氧化锌丁香油黏固剂、玻璃板等。

2）护理配合:常规安排患者,向患者介绍治疗过程及所需时间,让患者了解操作步骤,并能按时复诊。进行活髓牙牙体制备时,抽取麻药,供医师做局部麻醉。注射前询问患者有无过敏史,并向患者讲明注射的目的,做好心理安慰,避免患者精神紧张,取得其合作。

烤瓷金属全冠的修复需磨除较多的牙体组织,以容纳金属及瓷粉的厚度,牙体预备的时间相对较长。在切割牙体组织的过程中,应仔细观察患者的反应,尤其是年龄较大的患者。如患者感不适,应停止操作。让患者稍作休息,必要时进行相应处理。切磨过程中,及时用吸唾器吸尽冷却液,根据医师需要,传递、更换钻针。

牙体制备完成后,协助医师排龈。选择合适的托盘制取工作印模及暂时冠印模,印模制取方法与铸造全冠相同。暂时冠印模用普通石膏灌注,工作印模用人造石灌注。

协助医师进行修复体的比色、选色。选色时注意:让患者处于自然光线下,通过面镜观察,选择比色板上与邻牙相近的色号并记录在设计卡上。如果患者涂有唇彩或服饰特别艳丽,请患者擦掉唇彩,用治疗巾遮住衣服再进行比色,防止色彩对牙色选择时的干扰。

暂时冠模型脱出后即用自凝塑料进行暂时冠制作。暂时冠完成,经打磨后医师在患者口内试戴。试戴完成进行暂时性黏固。与患者预约复诊时间。清理用物,消毒备用。

（2）试戴及黏固的护理:金属烤瓷冠的试戴及黏固与铸造金属全冠相同。值得注意的是,对烤瓷冠进行调磨时,应选用白色低速磨石,尽可能减少振动,取拿时防止跌落损伤瓷层。经试戴、调磨、修改外形后上釉,抛光暴露的金属部分,然后进行黏固。如预备体为活髓牙,黏固剂应选用对牙髓刺激性小的黏固剂。黏固时用指压就位,或用木质传力器轻击,以免造成烤瓷冠龂裂。

4.烤瓷核桩冠修复的护理　烤瓷核桩冠是临床上广泛应用的一种桩冠修复,其优点是冠的密合度高,一旦出现瓷裂,只需将烤瓷全冠取下,无须取出桩核。烤瓷核桩冠临床修复需经过以下步骤:①根面及根管制备,制作桩核蜡型;②试戴、黏固桩核,制取冠修复印模;③试戴、黏固烤瓷冠。

（1）根面及根管预备的护理

1）用物准备

常规用物及牙体预备用物:除与金属全冠相同外,另备 700 号直机裂钻及球钻。

药物:75%乙醇、液状石蜡。

制作桩核用物:嵌体蜡条、柳叶蜡刀、根管探针、金属丝（可用大头针代替）、酒精灯、火柴、牙胶棒。

2）护理配合:常规安排患者,备齐所需用物。将 X 线牙片置于读片灯上,供医师制备根管时参考。医师进行根面预备时协助吸唾,根据需要更换砂石针。根面制备完成,医师去除窝洞口暂封剂后,点燃酒精灯,供医师烤热探针取出充填根管的牙胶。医师根据X线牙片显示的根管方向、长短及粗细进行根管预备,备700号直机裂钻或球钻供医师扩大根管腔。根管制备完成,协助清洗吹干根面及根管,纱团做口内隔湿。蘸取液状石蜡小棉球供医师涂布于根面及根管壁内,便于蜡型取出。备嵌体蜡、蜡条、柳叶蜡刀、大头针,点燃酒精灯,协助医师进行桩核蜡型的制作。蜡型完整从根管内取出后,冲洗根管、消毒、除湿、吹干,备75%乙醇小棉球存入根管内,用牙胶暂封根管口,防止食物残渣进入。将桩核蜡型放入冷水杯中送制作中心包埋铸造。与患者预约复诊时间,清理用物,消毒备用。

(2)试戴及黏固桩核、制取底层冠印模的护理

1)用物准备:参见金属全冠相关操作部分。

2)护理配合:安排患者,备齐所需用物,将铸造完成的核桩交与医师试戴。试戴过程中,根据需要及时增加用物,如咬合纸、砂石针等。试戴完成,调拌黏固剂。黏固前,用75%乙醇消毒根管,75%乙醇消毒桩核。吹干后,将调拌成丝状的黏固剂送少许给医师置于根管内,并均匀涂布于核桩上,递给医师送入口内根管中。桩核就位后递给纱团及传力器,待医师固定后,护士用骨锤轻击传力器顶部,使其就位。黏固剂凝固后,医师再次对桩核进行修整,根据需要备缩龈线收缩牙龈。选择托盘制取烤瓷底层冠印模。如需制作暂时冠,需选择两副工作模托盘。调拌印模材料制取印模,进入全冠修复程序。

(七)健康指导

1. 告知患者前牙修复后不可用修复体撕咬食物;后牙修复后不可用修复体咀嚼过硬食物,如甘蔗、骨头等,以免损坏修复体。

2. 修复体戴入后如有不适,立即到医院复诊,并遵医嘱定期复查。

3. 指导患者采用正确的刷牙方法,保持良好的口腔卫生。

二、牙列缺损

(一)牙列缺损概述

牙列缺损是指在上、下颌牙列内的不同部位有不同数目的牙齿缺失,同时有不同数目的天然牙存在。牙列缺损是口腔修复临床的常见和多发性缺损畸形。牙列缺损后可破坏咀嚼器官的完整性,如未及时修复,可造成缺隙的邻牙倾斜移位,影响口腔功能,或引起龋病、牙周疾病、颞颌关节功能紊乱等。因此,经口腔细致检查和必要的修复前准备后,应制作义齿修复牙列缺损。

1. 病因 造成牙列缺损常见的原因是龋病、牙周疾病;其次是外伤、颌骨疾患或发育障碍等。

(1)龋病:龋病是口腔中的常见病和多发病,若龋病未得到及时治疗,可导致牙齿硬组织不断破坏,形成残冠或残根。如感染继续扩散,可引起根尖周组织病变,出现根尖脓肿,患牙松动,部分牙齿因无法治疗而被拔除,从而造成牙列缺损。

（2）牙周疾病：患牙周疾病后，因牙周组织逐渐破坏形成牙周袋，牙槽骨吸收，牙齿松动、脱落或被拔除，形成牙列缺损。

（3）外伤：突如其来的暴力或跌伤，可导致前牙或后牙受伤折断或脱落，此时可能伴有牙槽嵴或颌骨的缺损。也可因错牙合而致不均匀磨耗，在咀嚼硬食物时造成牙折又无法治疗者只好拔除，造成牙列缺损。

（4）颌骨疾病：如颌骨骨髓炎、上下颌骨的各种肿瘤等也是导致牙列缺损的原因之一。

（5）发育障碍：儿童在生长发育期，因内分泌障碍、疾病、遗传、营养不良等原因，均可影响颅面部颌骨及牙齿的发育，使牙齿钙化或萌出过程发生障碍，因此可能不形成牙胚，或形成牙胚后又因在钙化、萌出过程中遇到障碍而使牙不能萌出，或发育成畸形如冠小根短，在颌骨内不稳固，而过早地自行脱落或被拔除形成牙列缺损。

2. 护理评估

（1）健康史：了解患者健康状况，有无急慢性疾病及传染病史，有无药物过敏史。

（2）身体状况：口腔卫生状况是否良好，如有牙结石，应进行洁治后再修复。拔牙后伤口是否愈合，缺失牙的数目、部位、基牙条件等是否适合进行固定义齿修复。

（3）社会-心理因素：评估患者对固定义齿的认知情况及期望值，了解患者对磨除较多的牙体组织有无足够的思想准备，是否存在紧张、恐惧心理，了解患者是否具有经济承受能力。

3. 治疗原则　牙列缺损采用义齿进行修复，按照其固位方式不同，分为固定义齿和可摘局部义齿两种。

（1）固定义齿：是利用缺牙间隙相邻两侧或一侧的天然牙、牙根或种植体作支持，通过黏固剂将义齿黏固其上，患者不能自行取戴，故称为固定义齿，又称为固定桥。

（2）可摘局部义齿：是利用天然牙与黏膜作为支持，通过固位体卡环和基托将义齿固定在牙列内，患者可以自行取戴，故称为可摘局部义齿，又称为活动义齿。

作为牙列缺损的两种修复方式，固定义齿和可摘局部义齿修复各有其优缺点和适应范围，应根据患者的具体情况和患者的意愿进行选择。

（二）牙列缺损固定义齿修复患者的护理

1. 护理诊断/问题

（1）恐惧：与患者惧怕磨牙有关。

（2）咀嚼/发音功能改变：与牙列缺损有关。

（3）期望值过高：与缺乏修复相关知识有关。

2. 护理目标

（1）患者消除恐惧心理，平静接受牙体预备。

（2）完成的修复体能满足患者功能及美观要求。

3. 心理护理　多数患者对固定义齿修复需进行的牙体预备不了解，对磨牙产生恐惧、紧张心理，怕磨牙疼痛，担心磨坏好牙。治疗前，应向患者进行耐心的解释工作，让患者了解固定义齿修复的原理和方法，修复后能达到的效果，并告知患者治疗计划，使其确信自己接受的是正确的科学的治疗方法,消除紧张、恐惧心理,主动积极地配合医师操作。

4. 基牙牙体预备及制取印模的护理

(1)用物准备:与铸造金属全冠相同。如需比色者,另备烤瓷比色板。

(2)护理配合

1)治疗前准备:引导患者上椅位,备好检查盘,调节椅位及光源,即方便医师操作,又使患者舒适。

2)告知注意事项:告知患者医师在牙体制备时如有不适,举手示意,切勿乱动,以免牙钻损伤口腔黏膜组织。

3)准备麻醉药:活髓牙行牙体制备前需注射麻醉药。注射麻醉药前,询问患者有无药物过敏史,确定无过敏史后才能使用。按无菌操作原则抽取局麻药供医师使用。

4)注射配合:备消毒棉签,医师消毒口腔注射部位。注射局麻药前,安慰患者,嘱其放松,分散患者注意力。注射完后,询问有无不适。

5)协助牙体制备:待麻醉药有效后,医师开始基牙制备。在切割牙体组织时,备好吸唾器,及时吸出唾液及冷却液。避免吸唾器触及患者敏感区,引起恶心;避免吸引头持续接触软组织而引起其损伤。协助牵拉口角,压住舌体,用气枪及时吹去口镜上的雾气,为医师提供清晰的操作视野。

6)观察患者反应:操作过程中,随时观察患者的反应,如患者感觉不适,应立即停止操作。

7)协助更换车针:医师在进行基牙颊舌面、𬌗面及颈缘等部位的牙体制备时,护士应根据需要及医师习惯,及时准备及协助更换金刚砂车针。有条件的可备多支手机,事先将不同型号的车针装在机头上,便于医师交替使用,缩短治疗时间。

8)排龈:基牙制备完成后,根据基牙数量备排龈线供医师压迫龈缘,使龈组织暂时退缩,以便取得基牙颈缘预备区清晰的印模。

9)选择托盘:根据患者牙弓大小,选择合适的托盘,如用间接法制作暂时桥,则应多备一个工作印模托盘。

10)调拌印模材料,制取工作印模:为使固定桥的同位体与基牙之间密合度达到要求,应选用精密印模材料取工作模。为保证能制取到清晰的颈缘及牙体印模,临床上常采用以下几种取模方法。

高黏度和低黏度硅橡胶印模材料制取复合印模:护士先将低黏度硅橡胶印模材料按商品要求调拌成稀糊状,盛入专用注射器内由医师注入基牙𬌗面及颈缘处,同时调拌高黏度硅橡胶印模材料将其盛于托盘内,供医师取工作模。待材料凝固后完成复合印模的制取。

藻酸盐粉剂印模材料与琼脂材料制取复合印模:将用玻璃管包装的琼脂材料插入专用加热恒温器中,待溶化取出置于专用注射器内,医师沿颈缘及𬌗面注入琼脂材料的同时,护士立即调拌藻酸盐粉剂印模材料,将调拌完成的材料盛入托盘内供医师取工作模。材料凝固后完成复合印模的制取。

聚醚印模材料取制工作印模:启动聚醚印模材料混合仪,将混合完成的印模材料装入专用注射器,递给医师注入基牙颈缘及牙间𬌗面,再将材料盛入托盘递给医师放入口内制取工作模。

11)制取对颌印模及暂时桥印模:可以调配藻酸盐印模材料进行制取。

12)灌注模型:印模制取完成后,用清水冲净唾液,消毒后用人造石或超硬石膏灌注,暂时桥用普通石膏灌注。

13)蜡𬌗记录:医师做蜡𬌗记录时点燃酒精灯、备蜡片,供医师在患者口内做𬌗位记录。待蜡𬌗冷却后取出置于冷水杯中,妥善保管,连同模型送技术室制作。

14)协助选色:蜡𬌗记录完成后,结合患者的肤色、年龄、邻牙颜色,在自然光线下选择合适的修复体颜色,并征得患者同意。将选择确定的色号记录于设计卡上,作为技术员制作修复体时选择颜色的依据。

15)制作暂时固定桥:若医师采用直接法制作暂时桥,调拌自凝树脂、备牙托水、液状石蜡棉签等,协助医师在口内完成暂时桥的制作。若用间接法制作暂时桥,待石膏模型硬固后,在模型上用自凝树脂完成制作。

5.试戴及黏固暂时桥的护理 牙体制备后立即戴入暂时桥,可暂时恢复患者的美观和功能,并可保护活髓牙及维持预备后的间隙。

(1)用物准备:除常规用物外,另备咬合纸、玻璃板、黏固粉调拌刀、暂时冠桥黏固剂。

(2)护理配合

1)试戴:医师进行暂时桥试戴时,根据需要备砂石针,增添咬合纸。必要时使用强力吸引器,吸去医师磨削时的塑料碎渣,防止碎屑掉入患者眼内。

2)打磨抛光:医师将暂时桥戴入患者口内,用咬合纸检查有无早接触及高点,进行咬合及外形调磨。试戴合适后,取下打磨、抛光、冲净,准备黏固。

3)消毒:备纱团及75%乙醇棉球,供医师口内隔湿、消毒基牙,并干燥牙体组织;护士用75%乙醇棉球消毒暂时桥,并用气枪吹干。

4)黏固:调拌暂时冠桥黏固剂,将其置于暂时桥固定体内,递给医师,戴入患者口内,完成黏固。

5)健康指导:嘱患者勿用该修复体咀嚼硬食物及黏性食物,以免咬坏及脱落。与患者预约复诊时间。

6)清理治疗单元:治疗完成后,清理用物,并进行分类处理,消毒备用。

6.试戴及黏固金属烤瓷桥的护理

(1)用物准备

1)常规用物:同基牙牙体预备。

2)黏固用物:黏固剂(聚羧酸锌黏固剂、磷酸锌黏固剂、玻璃离子黏固剂等,根据医师需要选用)、玻璃板、黏固粉调拌刀、本质传力器、小骨锤。

3)其他用物:牙线、咬合纸、75%乙醇、纱团、小棉球、去冠器。

(2)护理配合

1)查看患者病历,核对设计卡姓名及制作完成的修复体与病历记录是否相符。

2)常规安排患者,为患者戴上胸巾,调节椅位及光源,防止光线直射患者眼睛。

3)协助医师用去冠器取下暂时桥。如基牙是活髓牙,备温热水让患者漱口,切勿用冷水,以免刺激切磨过的活髓牙而产生疼痛。

4)医师将修复体在患者口内试戴,进行形态修整及咬合调改。协助牵拉口角,及时吸去瓷粉粉末。

5)黏固前,让患者通过面镜查看,征求患者对修复体的意见,对颜色、形态是否满意,待患者确认满意后再用永久黏固剂黏固。黏固时,备纱团或橡防水皮障,协助医师隔湿,消毒基牙。护士用75%乙醇消毒修复体,并用气枪吹干。医师对基牙进行消毒干燥的同时,护士遵医嘱调拌需要的黏固材料。如基牙为活髓牙,临床上多选用聚羧酸锌黏固剂。

6)将调拌完成的黏固剂均匀放置于固位体组织面,递与医师,戴入患者口内。医师将修复体就位后,传递纱团及传力器给医师,待医师将纱团及传力器放置于修复体上固定好以后,护士用小骨锤轻击传力器顶端,使修复体与基牙密合。医师也可用手指直接加压,或垫纱团让患者紧咬,医师仔细检查冠边缘确实到位后,再在𬌗面放纱团嘱患者咬紧。待黏固剂凝固后,取出纱团,用探针去除修复体边缘溢出的多余黏固剂。去除黏固剂时,注意一定要将颈缘及牙间隙的黏固剂去净,以免刺激、压迫牙龈组织引起炎症。嘱患者漱口或用水枪冲去黏固剂碎渣。

7)清理用物,分类处理,消毒备用。

7. 健康指导

(1)固定修复体戴入后,告诉患者,如有不适,及时到医院复诊。

(2)前牙修复的患者,嘱其不可撕咬食物,以免造成修复折裂;后牙修复的患者,嘱其不可用修复体咀嚼过硬食物,以免造成瓷体崩裂。

(3)注意口腔清洁,保持口腔卫生。

(三)牙列缺损可摘局部义齿修复患者的护理

可摘局部义齿是牙列缺损修复最常用的方法,适用于各类牙列缺损者,特别是游离端缺失的患者。凡是适合制作固定义齿者均可制作可摘局部义齿。

1. 护理评估

(1)健康史:解患者全身健康状况,有无全身性疾病的病史。

(2)身体状况:询问牙缺失的原因及缺失时间。如近期有拔牙史者,查看牙槽窝创口愈合情况。了解缺牙数目、部位,缺牙区间隙大小。牙缺失后久未修复者询问有无关节弹响、张口受限等颞颌关节症状。

(3)心理-社会状况:评估患者对可摘局部义齿的认知情况;评估患者对可摘局部义齿功能和美观的期望值;了解患者对初戴义齿的不适感有无足够的思想准备。

2. 护理诊断/问题

(1)组织完整性受损:由牙列缺损所致。

(2)知识缺乏:与缺乏义齿修复的相关知识有关。

3.护理目标

（1）牙列缺损得以修复。

（2）患者了解可摘局部义齿结构及使用方法,能正确认识可摘局部义齿功能恢复的程度。

4.心理护理　进行可摘局部义齿修复前应向患者介绍修复体的优点及缺点,并应选用与患者缺失牙相似的修复体标本让患者观看,使其对修复体外观有初步了解;告诉患者可摘局部义齿必备的基托和卡环,经过耐心戴用一段时间后会慢慢适应。让患者对修复的义齿有正确的认识,可摘局部义齿能够部分恢复口腔功能,不可能完全像真牙一样使用。同时,对修复体的质量、功能、感觉有足够的心理准备及客观评价,才能使其积极配合修复治疗。

5.牙体预备及制取印模的护理

（1）用物准备

1）常规用物:参见牙体缺损相关内容。

2）牙体预备用物:轮形石、刃状石及各型金刚砂车针。

3）制取印模用物:托盘、印模材料、印模材料调拌器具。

4）按需备红蜡片、酒精灯、火柴、大蜡刀、蜡刀架、雕刻刀等。

（2）护理配合

1）治疗前的准备:引导患者上椅位,戴上胸巾,调节椅位及光源。医师进行牙体预备前,向患者解释磨牙的目的,取得患者合作。

2）协助牙体预备:医师根据修复设计的需要,对支托凹、隙卡沟进行预备时,协助选择、更换砂石针及金刚砂车针,牵拉口角、吸唾、压舌、暴露术区。

3）检查支托凹:如医师需用咬蜡片的方法检查支托是否达到预备要求,备红蜡片,点燃酒精灯,供医师使用。

4）选择托盘:牙体预备完成后,选择与患者牙弓大小、形态一致的托盘制取印模。要求托盘与牙弓内外侧应有 3~4mm 间隙,以容纳印模材料,其翼缘不能过长或超过黏膜转折;在唇颊系带应有相应切迹,上颌托盘后缘应盖过最后一个磨牙后垫区。如托盘的高度及长度不足可用蜡添加,托盘还应选择有孔及边缘有倒凹的托盘,防止印模材料与托盘剥脱。如果使用平底无孔托盘,应在边缘加蜡或者贴一圈胶布形成倒凹。如无合适的托盘,也可为患者制作个别托盘。

5）制取印模:根据条件可选用藻酸钾粉剂或藻酸钠糊剂印模材料,如设计为金属整铸基底,最好选用硅橡胶印模材料,使修复体与组织密合度更高。取印模前,首先要调整好患者的体位及头位,使患者舒服地坐于治疗椅上。取上颌印模时,让患者坐直或微仰,特别注意避免印模材料向后流动刺激患者软腭;取下颌印模时患者头稍向前倾。医师将盛有印模材料的托盘放入患者口内前,护士先用调拌刀取适量材料递给医师放入口内倒凹区、较高的颊间隙处、上颌结节区、高穹隆的硬腭上（下颌侧放在舌间隙区）,然后医师再将托盘迅速送入口内制取印模。如有过多的材料由后部软腭处排出,可用镊子及时取出口外,以免刺激软腭导致患者恶心。

6)印模处理:印模取出后,如有小气泡或边缘厚度不足者,调拌少许印模材料,在医师指导下在口外进行添补。印模经消毒处理后及时灌注。

7)治疗后的护理:嘱患者漱口,用纸巾擦净患者口周黏附的印模材料,取下胸巾,移开治疗台,将治疗椅调至患者易于离开的位置。年老体弱者应协助其缓慢下椅位。与患者预约复诊时间。

8)治疗单元的处理:清理更换用物,使用后的一次性用物按要求进行分类处理。

6.确定颌位关系的护理 确定颌位关系的方法以用𬌗堤记录上、下颌关系的方法为例。

(1)用物准备:除常规用物外,另备红蜡片、大蜡刀、雕刻刀、酒精灯、蜡刀架、火柴、人工牙等,有条件可采用电热蜡刀。

(2)护理配合

1)安排患者,将椅位调整至治疗所需的体位。将已制作完成的蜡基托模型与患者口腔情况进行核对,确定无误后用水将模型浸湿。

2)点燃酒精灯,烧热蜡刀,备好红蜡片及雕刻刀。嘱患者漱口,如有旧义齿者嘱其取下放于检查盘内。

3)医师烤软蜡片在蜡基托上制作𬌗堤,并将其放入患者口内,趁蜡堤软时嘱患者做正中咬合,然后取出放回模型上。按照咬合印迹对好上、下颌模型。如需排牙,根据选牙的方法,协助选择合适的人工牙,并征求患者意见,满意后备用。

4)嘱患者漱口,有旧义齿者嘱其戴上。与患者预约复诊时间。常规清理用物,消毒备用。

5)确定颌位关系后即可上𬌗架。上𬌗架前,用水浸泡模型,将上、下颌模型和𬌗堤记录固定在一起,调配石膏,将模型固定在𬌗架上。

7.试戴蜡牙或整铸支架的护理 如多个前牙缺失,在排牙后应在患者口内进行试戴。如为整铸支架,需在支架完成后试戴合适再进行人工牙制作。

(1)用物准备:试戴蜡牙用物与确定和关系用物基本相同。试戴整铸支架需备各型砂石针及金刚砂车针,咬𬌗纸等。

(2)护理配合

1)常规安排患者,备好排好的蜡牙或整铸支架。

2)医师将排好前牙的蜡基托放在患者口内进行试戴时,让患者通过面镜观看牙齿的形态、颜色、大小及位置。个别牙位置需要调整时,点燃酒精灯,烧热蜡刀供医师使用。

3)铸造支架试戴时,根据需要备齐砂石针及咬合纸。如需𬌗堤记录确定颌位关系者,备上𬌗堤记录所需用物。

4)试戴完成,患者满意后预约复诊时间。清理用物,消毒备用。

8.初戴义齿的护理

(1)用物准备

1)除常规用物外,另备三头钳、日月钳、长鼻钳、各型砂石针、咬合纸、砂纸圈等。

2)异常情况所需用物:义齿制作不合适、需返工重做时备印模材料及调拌工具。义齿基托不贴合或咬合过低,需进行基托重衬或恢复咬合者,若用直接法重衬或加高咬合,备自凝树脂,包括自凝牙托粉、自凝造牙粉、自凝牙托水、调拌杯、调拌刀、棉签、液状石蜡、玻璃纸等。若用间接法重衬,所需用物与取印模相同;若用间接法加高咬合者,所需用物则与确定颌位关系相同。

（2）护理配合

1）安排患者,将已完成的义齿放入检查盘内,备齐所需用物。

2）医师调磨义齿基托倒凹及过长的边缘时,护士可用强力吸引器吸去磨除碎屑。个别卡环需要调整,按医嘱传递所需牙用钳。医师在试戴调磨过程中,及时添加咬合纸,协助更换砂石针。

3）若义齿基托与组织不密合或咬合过低,用自凝树脂直接法在口内重衬或恢复咬合接触时,调配牙托粉或造牙粉。做重衬时,用棉签蘸取液状石蜡供医师涂于患者口腔黏膜重衬区域,待自凝树脂呈粘丝状时涂于基托组织面或需增加咬合的𬌗面,将义齿戴入患者口内就位。备温热水,医师将树脂尚未完全凝固的义齿取下后放入其中,加速自凝树脂的聚合。

4）如采用间接法重衬者,调配少量印模材料置于义齿组织面,戴入患者口内,取咬合印模。待印模材料凝固后取出,由技术员直接装盒,在口外换成基托树脂。

5）用间接法恢复咬合者,用蜡片加高咬合。准备所需用物。医师完成咬合恢复后同样由技术员装盒在口外换成树脂牙,按常规进行热处理、打磨、抛光。

6）需返工重新制作新义齿者,选择托盘,调料印模材料,重新制取印模。

7）义齿经试戴合适后,协助将义齿在布轮上进行抛光、消毒后交患者戴入。初次戴用可摘局部义齿者,常会感到佩戴困难。护士应通过面镜耐心教会患者取戴方法,直到其掌握为止。

8）清理用物,消毒备用。

9. 健康指导

（1）告诉患者,初戴义齿常有异物感、发音不清、咀嚼不便、恶心或呕吐等,但经耐心戴用1~2周后,即可习惯。

（2）摘戴义齿开始不便,应耐心练习,不宜强力摘戴,以免卡环变形。摘取时最好多拉取基托,不推卡环。戴时不要用牙咬合就位,以免卡环变形或义齿折断。

（3）初戴义齿时,最好不用以吃硬食,也不宜咬切食物,先练习吃软食物,以便逐渐适应。

（4）义齿初戴后,可能有黏膜压痛现象。如压痛严重,出现黏膜溃疡时,可暂时将义齿取下浸入冷水中,及时到医院复诊。复诊前2~3小时应戴上义齿,以便医师能准确地找到痛点,以利修改。

（5）应养成保持义齿清洁的习惯,在饭后及睡前应取下义齿刷洗干净,以免食物残渣沉积于义齿上。刷洗时要防止义齿掉在地上摔坏。

（6）夜间应将义齿取下放入冷水杯中,以利口腔支持组织有一定时间休息,但切忌放入沸水或乙醇等药液中。

（7）义齿如发生折断或损坏,应及时修补,并同时将折断部分带来复诊。

（8）若戴义齿后有不适的地方,应及时到医院复诊,患者最好不要自行修改。

（9）义齿戴用半年到一年,最好复诊一次。

三、牙列缺失

牙列缺失是指整个牙弓上、下不存留任何天然牙或牙根,又称无牙颌。为牙列缺失患者制作的义齿称全口义齿。全口义齿由基托和人工牙两部分组成,是黏膜支持式义齿,靠义齿基托与上、下颌黏膜贴合产生大气压和吸附力固定于牙槽嵴上,用以恢复患者面部形态和功能。

牙列缺失对患者的面容改变、咀嚼功能产生重大影响,是一潜在的病理状态。随着时间的推移,可引起牙槽嵴、口腔黏膜、颞下颌关节、咀嚼肌和神经系统的改变。

近年来,随着人们生活质量的提高,保健意识的增强和预防牙医学的进步,牙列缺失出现的年龄逐步推迟。即使出现牙列缺失,患者对保护剩余口腔组织的要求也提高了。这就要求医务工作者不仅具有解剖学、生理学、病理学等医学知识,还要有心理学、老年医学及医学美容等相关知识。

（一）病因

1. 龋病、牙周疾病　龋病、牙周疾病未得到有效治疗,病情严重到一定程度,牙齿自行脱落或被拔除。

2. 生理退行性改变　老年人生理退行性改变,导致牙龈萎缩、牙槽骨吸收,牙齿松动脱落。

（二）护理评估

1. 健康史　了解患者全身健康状况,是否患有慢性疾病,如心血管疾病、呼吸系统疾病、糖尿病等。

2. 身体状况　牙列缺失后,患者面部皱褶增加、鼻唇沟加深、口角下陷,面容明显衰老;发音不清,不能切割、咀嚼食物,基本丧失咀嚼功能。制作全口义齿与无牙颌的解剖标志密切相关。

（1）牙槽嵴:是天然牙列赖以存在的基础。牙列缺失后牙槽突逐渐吸收形成牙槽嵴。上、下颌牙槽嵴将整个口腔分为内外两部分,口腔前庭与口腔本部。

（2）口腔前庭:位于牙槽嵴与唇颊黏膜之间,为一潜在间隙。黏膜下为疏松结缔组织,全口义齿的唇颊侧基托在此区内可适当伸展,以保证基托边缘的封闭。此区从前向后有下列解剖标志。

1）唇系带:位于口腔前庭内相当于原中切牙近中交接线的延长线上,为一扇形或线形黏膜皱襞,是口轮匝肌在颌骨上的附着部。全口义齿的唇侧基托在此区应形成相应的切迹,以不影响系带的运动。

2）颊系带:位于口腔前庭内相当于双尖牙根部,是类似唇系带的黏膜皱襞。上、下颌左右两侧均有颊系带。全口义齿的唇颊基托与此相应的部位也应制成相应的切迹。

3）颧突:位于后弓区相当于左、右两侧上颌第一磨牙的根部。此区黏膜较薄,与之相应的基托边缘应做缓冲,否则会出现压痛或使义齿产生不稳定。

4)上颌结节:是上颌牙槽嵴两侧远端的圆形骨突,表面有黏膜覆盖。颊侧多有明显的倒凹,与颊黏膜之间形成颊间隙。此区对上颌全口义齿的固位有重要意义,基托应覆盖结节的颊面。

5)颊侧翼缘区:也叫颊棚区,位于下颌后弓区,前界为下颌颊系带,后界为嚼肌下段前缘之前。此区面积较大,义齿基托在此区内可有较大范围的伸展,可承受较大殆力。

6)远中颊角区:在下颌后弓区内,位于颊侧翼缘区的后方。因受嚼肌前缘活动的限制,与此区相应的义齿基托边缘不能伸展,否则会引起疼痛或义齿松动。

(3)口腔本部:口腔本部在上、下牙槽嵴的舌侧,上为腭顶,下为口底。口腔本部是食物进入食管的必经之路,也是舌运动的主要空间。本区的解剖标志如下。

1)切牙乳突:位于上颌腭中缝的前端,上中切牙之腭侧,为一梨形、卵圆形或不规则的软组织突起。乳突下方为切牙孔,有鼻腭神经和血管通过。因此覆盖该区的义齿基托组织面须适当缓冲,以免压迫切牙乳突产生疼痛。

2)腭皱:位于上颌腭侧前部腭中缝的两侧,为不规则的波浪形软组织横嵴,有辅助发音的作用。

3)上颌硬区:位于上腭中部的前份,骨组织呈嵴状隆起,表面覆盖的黏膜甚薄,故受压后易产生疼痛。覆盖该区的基托组织面应适当缓冲,以防产生压痛,并可防止由此而产生的义齿翘动或折裂。

4)腭小凹:是口内黏液腺导管的开口,位于上腭中缝后部、软硬腭连接处的稍后方。数目多为并列的 2 个,左右各一。上颌全口义齿的后缘应在腭小凹后 2mm 处。

5)颤动线:位于软腭与硬腭交界的部位。当患者发"啊"音时此区出现轻微的颤动现象,故也称啊线。上颌全口义齿组织面与此区相应的部位可形成后堤,能起到边缘封闭作用。

6)翼上颌切迹:在上颌结节之后,为蝶骨翼突与上颌结节后缘之间的骨间隙。表面有黏膜覆盖,形成软组织凹陷,为上颌全口义齿两侧后缘的界限。

7)舌系带:位于口底的中线部,是连接口底与舌腹的黏膜皱襞,活动度较大。全口义齿舌侧基托与舌系带相应的部位应形成切迹,以免影响舌系带的活动。

8)舌下腺:位于舌系带的两侧,左右各一。舌下腺可随下颌舌骨肌的运动上升或下降。故与此区相应的义齿舌侧基托边缘不应过长,否则舌运动时易将下颌全口义齿推起。

9)下颌隆嵴:位于下颌双侧双尖牙根部的舌侧,向舌侧隆起。表面覆盖的黏膜较薄,与之相应的基托组织面应适当缓冲。

10)"P"切迹:位于下颌骨内缘,下颌舌骨嵴的前方是口底上升时的最高点,基托边缘应有相应的切迹。

11)下颌舌骨嵴:位于下颌骨后部的舌面,从第三磨牙斜向前磨牙区,由宽变窄。下颌舌骨嵴表面覆盖的黏膜较薄,其下方有不同程度的倒凹。覆盖此区的基托组织应适当缓冲,以免产生压痛。

12)舌侧翼缘区:是与下颌全口义齿舌侧基托接触部位的解剖标志,从前向后包括舌系带、舌下腺、下颌舌骨肌、舌腭肌、翼内肌、咽上缩肌。舌侧翼缘区后部是下颌全口义齿固位的重要部位,此区基托应有足够的伸展。

13)磨牙后垫:是位于下颌最后磨牙远中的牙槽嵴远端的黏膜软垫,呈圆形或卵圆形,覆盖在磨牙后三角上,由疏松结缔组织构成,其中含有黏液腺。磨牙后垫的前 1/3 或 1/2 处为下颌全口义齿后缘的边界。

14)边缘封闭区:是义齿边缘接触软组织的部分,如黏膜皱襞、系带附着部、上颌后堤区和下颌磨牙后垫。此区有大量疏松结缔组织,不能承受咀嚼压力。但基托边缘必须紧密与该区密合,才能防止空气进入基托与组织之间,产生良好的封闭作用,基托与组织之间形成的负压和两者之间的吸附力使义齿得以固位。

3.心理-社会状况　评估牙列缺失后对患者心理的影响程度,了解患者对全口义齿的认知情况及期望程度,了解患者的文化背景及个性特征及经济承受力。

4.X 线检查　是否有残根残留。

(三)治疗原则

制作全口义齿恢复患者发音、面容及部分咀嚼功能。治疗的主要步骤包括制取印模、灌注模型、颌位记录、上𬌗架、选牙、排列人工牙、试戴义齿(蜡牙)、义齿初戴、义齿复查与修改。

(四)护理诊断/问题

1.组织完整性受损　由牙列缺失所致。

2.社交障碍　由面容改变、发音不清所致。

3.知识缺乏　对全口义齿的相关知识缺乏了解。

(五)护理目标

1.患者的咀嚼功能得以改善。

2.患者恢复正常的社交活动。

3.患者对全口义齿的相关知识有所了解,能正确认识和使用义齿。

(六)护理措施

1.心理护理　进行全口义齿修复前,了解患者的心理状态十分重要。应耐心向患者介绍全口义齿的特点、固位原理,讲明其与天然牙的区别;告知患者,全口义齿不可能与天然牙完全一样,需要患者的主动配合及有意识的努力,坚持佩戴,才能使全口义齿修复获得成功。

2.取印模

(1)用物准备

1)除常规用物外,另备酒精灯、火柴、大蜡刀、蜡刀架、红蜡片、雕刻刀。

2)取印模用物:印模材料、调拌器具、无牙颌托盘。

(2)护理配合(以两次印模法为例)

1）取模前的准备：引导患者上椅位。应该注意的是，全口义齿修复者多为老年患者，在患者上椅位前，护士应将牙椅调至老年人易于就座的位置，对行动不便者应给予积极协助。调节光源，使光源直接照到患者口腔部位，避免直射患者眼睛。

2）选择托盘：根据患者颌弓大小、牙槽嵴宽度和高度，以及腭盖高度选择托盘。要求选择的上颌托盘的宽度比上颌牙槽嵴宽 2~3mm，周围边缘高度应离开黏膜皱襞约 2mm，唇颊系带处应呈切迹，托盘长度应盖过两侧翼上颌切迹，后缘应超过颤动线 3mm。下颌托盘的高度和宽度与上颌托盘相同，其长度盖过磨牙后垫。选择的成品托盘如边缘高度或长度不够时，可用蜡片或印模膏添加。用蜡片添加者，点燃酒精灯，备好蜡片、大蜡刀及雕刻刀供医师使用。为防止取印模时材料与托盘分离，可用胶布包绕托盘周围边缘。

3）印模材料的选择：取无牙颌印模所用的印模材料种类较多，有藻酸盐类印模材料、硅橡胶印模材料、聚醚橡胶印模材料等。藻酸钾粉剂印模材料取模清晰、准确、价廉，是目前国内临床上广泛使用的印模材料。硅橡胶、聚醚橡胶印模材料性能良好，可分别用作牙槽嵴低平的患者取终印模。临床上可根据条件和需要备上述材料，供医师选用。

4）取初印模：取模前，向患者说明注意事项，告知患者不要紧张，尽量放松唇颊部，头微向前低下，用鼻吸气、口呼气，以免恶心。调拌印模材料，配合医师取初印模。

5）制作个别托盘

用修改初印模的方法制作个别托盘：将初印模的组织面均匀削去一层，去除组织倒凹，周围边缘削去 1~2mm。这样经修改的初印模也可作为个别托盘。此种方法简单、省时，国内应用较多。

用自凝塑料制作个别托盘：将初印模灌注成石膏模型，在模型上用变色笔画出个别托盘的范围。在前庭最深处与牙槽嵴之间画出边缘，该边缘比预先取的功能边缘短 1~2mm，唇、颊、舌系带处要留出足够的位置空间，以不妨碍边缘整型时自由活动。后堤区要放在软腭处，超过颤动线 2~3mm，以保证能正确地取出该处印模。下颌个别托盘应包括磨牙后垫及颌舌骨线。画出边缘线后，适当填补倒凹，在画线范围内铺一层基托蜡于模型上，缓冲区可多垫一层，便于个别托盘与模型分离，并留出放置第二次印模衬层材料的位置。调拌适量的自凝树脂，于丝状期时将其均匀涂塑于覆盖在模型上的蜡托上。制作个别托盘的自凝树脂 2~3mm 厚即可。待树脂硬固后取下，去除组织面的蜡基托，沿画线标记修整边缘备用。注意制作个别托盘时需要放手柄，安放的手柄要垂直于牙槽嵴，不能对上、下唇起支撑作用。

6）取终印模：如医师采用修改初印模的方法制作个别托盘取终印模，待其修改完成后，调拌衬层印模材料，取终印模。若用自凝树脂制作个别托盘需先经过添加边缘材料，再次进行边缘整塑后制取终印模。边缘材料有整塑蜡或边缘整塑印模膏棒两种。将边缘整塑蜡或印模膏棒烤软后，加在个别托盘边缘，逐段放入口内，进行肌功能修整。

医师加添边缘材料时，备好酒精灯及所需材料供医师使用。加添完成后调拌衬层材料取终印模。取终印模的衬层材料应稀稠适宜，置于托盘时，表面光滑，不可有气泡，量不宜过多。由于终印模与口腔软组织紧密贴合，边缘封闭好，吸附力大，取下困难时可让患者鼓气，使空气进入上颌后缘，用水枪从唇侧边缘滴水，使印模取下。

7）取下的终印模经消毒处理后进行灌注。

8）与患者预约复诊时间,常规清理用物,消毒备用。

9）模型灌注完成后,制作蜡基托。如牙槽嵴低平者,按医嘱制作恒基托,制作方法见护理操作技术有关内容。

3. 颌位关系记录

（1）用物准备

1）除常规用物外,备制作𬌗堤所需的红蜡片、酒精灯、蜡刀架、大蜡刀、雕刻刀。

2）确定颌位关系用物:𬌗平面规、垂直测量尺。

3）上𬌗架用物:简单𬌗架或 Hanna H 型𬌗架、橡皮碗、石膏调拌刀。如使用 Hanan H 型𬌗架,备面弓及变色笔。

4）人工牙型号样品及完成的蜡基托和模型。

（2）护理配合

1）心理护理:由于牙列缺失患者多为老年人,有的患者由于长期失牙形成不良咬合习惯,在医师进行颌位记录操作时感到十分紧张。对这类患者应协助医师进行耐心的解释工作,消除患者紧张心理,教会患者做正确的咬合,告知其如何配合,以求获得准确的颌位记录。

2）患者入座后调节椅位及头位,使患者视线与地面平行。

3）取下蜡基托,模型用水浸泡,以免制作𬌗堤时软化的基托蜡黏附于模型上造成取下困难。

4）点燃酒精灯,燃热蜡刀,供医师制作𬌗堤使用。

5）形成上𬌗堤:医师将蜡片烤软卷成 8～10mm 直径的蜡条,按牙槽嵴形状黏着于蜡基托上,引入口中。趁𬌗堤尚软时用𬌗平面规按压表面,形成𬌗平面。协助观察𬌗平面与瞳孔连线是否一致,侧面观时,𬌗平面是否与鼻翼耳屏线平行。

6）形成下𬌗堤:医师用相同方法制作下𬌗堤。用垂直测量尺测量出息止颌位时鼻底到颏底的距离,减去 2～3mm 作为确定𬌗托高度的依据。协助观察患者的面部外形,鼻唇沟和颏唇沟深度是否适宜,面部下 1/3 与面部整体比例是否协调。

7）完成颌位记录:医师经反复核对、检查后,在𬌗堤唇面画标志线,完成颌位记录。画标志线时,协助观察中线、口角线、唇高线和唇低线的位置。

8）将𬌗托从口内取出后,嘱患者漱口。根据患者面形及牙弓大小,选择人工牙,并征求患者意见。

9）与患者预约试戴全口义齿日期,整理用物,消毒备用。

4. 试戴全口义齿

（1）用物准备:除检查盘、口杯及蜡𬌗记录所需用物外,另备面镜及已排好的蜡义齿。

（2）护理配合

1）试戴义齿前,向患者讲明试牙的目的及注意事项。告知患者试牙过程中咬合时不要用力,以免患者咬坏蜡基托。

2）医师将义齿戴入患者口内并检查颌位关系及外形时,协助观察患者面部的丰满度,是否自然和谐,比例是否协调,上、下中线与面部中线是否一致,前牙颜色、大小、形态与患者面形、皮肤是否相称等。

3)若个别牙位置需要调整,点燃酒精灯、燃热蜡刀备用。

4)医师校对、检查完毕,患者满意后预约初戴义齿日期。清理用物,消毒备用。

5.初戴全口义齿

(1)用物准备:检查盘、口杯、咬合纸、面镜、纸巾、各种形状的砂石(柱形石、轮形石、刃状石等)、已完成的全口义齿。

(2)护理配合

1)备齐所需用物,核对患者信息,将核对无误的义齿放入检查盘内,引导患者坐上椅位。

2)在义齿就位前,医师用砂石磨除义齿组织面触摸到的小瘤及倒凹时,用强力吸引器吸去磨除的碎屑。

3)义齿就位后医师在对义齿进行咬合调整时,根据需要提供所需用物,如咬合纸、砂石等。

4)义齿初戴完毕,医师调改基托后,协助在打磨机上抛光。抛光时要用力均匀,防止义齿被弹出折断。

5)将义齿消毒处理后用清水冲净,交给患者并教会戴入方法。告知患者,如有问题应及时到院复诊。

6)常规清理用物,消毒备用。

(七)健康指导

1.增强使用义齿的信心 鼓励患者建立信心,尽量将义齿戴在口中练习使用。初戴义齿时会有异物感,甚至不会咽唾液、恶心欲呕、发音不清楚等现象,只要耐心戴用,数天内即可消除。

2.纠正不正确的咬合习惯 个别患者因长期缺牙或长期戴用不合适的旧义齿,造成下颌习惯性前伸或偏侧咀嚼习惯。在初戴义齿时,患者常常不容易咬到正中𬌗位,而影响义齿的固位和咀嚼功能的恢复。应教会患者练习,先做吞咽,然后用后牙咬合。

3.进食问题 对于口腔条件差、适应能力差而又有不良咬合习惯的患者,不宜过早戴用义齿咀嚼食物。初戴的前几天,只要求患者练习义齿做正中咬合和发音,待习惯后,再用义齿咀嚼食物。开始先吃软的小块食物,咀嚼动作要慢,用两侧后牙咀嚼,不要用前牙咬碎食物。锻炼一段时间后,再逐渐吃一般食物。

4.保护口腔组织健康 饭后应取下义齿用冷水冲洗或用牙刷刷洗后再戴上,以免食物残渣存积在义齿的组织面,刺激口腔黏膜影响组织健康。睡觉时应将义齿取下,浸泡于冷水中,使口腔组织得到适当休息,有利于组织健康。如由于义齿刺激,造成黏膜破损时,应摘下义齿使组织恢复,并及时到医院请医师修改义齿。切勿用砂片、小刀或玻璃自行刮除基托组织面。修改前2~3小时应将义齿戴在口中,以便医师通过黏膜上的压痕帮助诊断。

5. 义齿的保护　义齿每天至少应用肥皂或牙膏彻底清洁一次,最好能做到每次饭后都刷洗。刷洗时应特别小心,以免掉在地上摔坏义齿。

6. 定期检查　义齿戴用一段时间,由于可能出现问题或症状,要及时进行修改,以保护口腔组织的健康和功能恢复。定期检查可及时发现问题、解决问题。另外,义齿戴用数年后,因口腔组织的改变,义齿应更换,不要强行戴用,以免造成口腔组织的严重伤害。

第五节　口腔正畸

口腔正畸护理贯穿于患者矫治过程的每一个步骤,包括分诊、助疗、器械管理、心理护理和口腔健康教育等。其中,在矫治过程中每次复诊的护理配合是最主要的内容。因此,全面掌握口腔正畸基础知识和熟练的操作技能至关重要,可以促进正畸矫治疗程的顺利进行,保证错𬌗畸形矫治的效果。

一、护理评估

1. 健康史　询问患者有无鼻炎、扁桃体炎、佝偻病等可引起错𬌗畸形的相关病史,患者的口腔卫生状况,有无家族遗传史。

2. 身体状况

(1)个别牙齿错位:个别牙偏离牙弓的正常位置,包括牙齿的唇向错位、颊向错位、舌向错位、腭向错位、近中错位、远中错位、高位、低位、转位、易位、斜轴等。

(2)牙弓形态和牙齿排列异常:牙列拥挤、牙列稀疏、牙弓狭窄。

(3)牙弓、颌骨、颅面关系异常:前牙开𬌗,面下 1/3 高度增大;下颌偏斜;上下牙弓前突,双颌前突;前牙反𬌗,下颌前突;前牙深覆𬌗,面下 1/3 高度不足;前牙深覆盖,上颌前突,下颌后缩。

3. 心理-社会状况

(1)患者对自身错𬌗畸形的认知情况,有无焦虑心理,以及通过治疗想要达到的效果。

(2)患者对正畸治疗的配合和耐受程度,对正畸治疗相关知识的掌握程度。患者的经济支付能力与社会支持度。

4. 辅助检查

(1)X 线检查:常规拍摄颌骨全景片、头侧位片,了解全口牙齿、颌骨发育、上下颌关系等情况,用于诊断分析和治疗设计,以及治疗前后疗效的评价。必要时拍关节片、手腕片、牙片。

(2)面部照相:包括拍摄患者面部和口内相片,记录患者在治疗前的面型及牙𬌗情况,以及治疗中、治疗后的变化。

(3)模型检查:精确复制患者牙、牙弓、牙槽、基骨、腭盖等形态及上下牙𬌗关系,用于协助诊断和确定治疗方案、观察矫治前后变化,以及制作各类活动矫治器。

(4)实验室检查:乙型病毒性肝炎、丙型病毒性肝炎相关检查,检查患者有无经血液、体液传播的感染性疾病,用于确定防护级别。

二、治疗原则

正畸矫治错殆畸形,牙殆与颌颅面形态和功能取得新的平衡和协调关系。

三、护理诊断/问题

1. 疼痛　与矫治器的机械力作用于牙齿有关。

2. 口腔黏膜改变　与矫治器的机械力作用于口腔黏膜致破损或形成溃疡有关。

3. 知识缺乏　患者及家属缺乏正畸矫治的相关知识。

4. 不合作　与疗程过长、需要经常复诊有关。

5. 潜在牙周炎　与佩戴矫治器后牙齿清洁困难有关。

四、护理目标

1. 患者在治疗过程中的痛苦减轻或无痛苦。

2. 患者的口腔黏膜破损或溃疡问题得到解决。

3. 患者及家属了解正畸矫治的相关知识,积极有效地配合治疗。

4. 患者在整个疗程采取积极合作的态度。

5. 患者能够保持良好的口腔卫生,掌握正确的刷牙方法。

五、护理措施

(一)开诊前准备

1. 着装规范,必要时戴上口罩、手套。候诊室开窗通风,保持空气清新及适宜的温、湿度;设饮水机、报刊架;准备健康教育处方;播放舒缓、轻松的背景音乐;接待患者时使用文明用语;保持候诊环境清洁、整齐、舒适;了解当天医师的出诊情况及患者预约情况。熟练掌握初诊、预约复诊、临时复诊、戴矫治器等各类就诊程序,按预约时间依次安排患者就诊。

2. 治疗台用物准备　75%乙醇棉、3%过氧化氢棉、4%碘甘油、干棉球、镊子罐、镊子。

3. 护理台用物准备　器械盘(内有口镜、镊子、探针)、胸巾、头托套、隔离套,另备一次性口杯。

4. 黏合器械盒　内有玻璃板、水门汀调拌刀、带环就位器、除石器。

5. 结扎器械盒　内有结扎钳、技工剪。

6. 其他用物　托盘、开口器、拉钩、反光板、结扎丝、印模材调拌刀、橡皮碗、正畸钳子、机头、一次性手套、水门汀粉和液、黏合剂等。

7. 患者资料　模型、矫治器、病历、X线片等。

(二)分诊护理

分诊准确到位,正确引导候诊患者有序就诊;对患者咨询的事项及问题,耐心介绍和解答;请复诊患者提前刷牙清洁口腔后等待就诊。

(三)护理配合

1.佩戴活动矫治器(包括保持器)患者的护理

(1)调整椅位,套好头托隔离套,引导患者坐上椅位,调节光源,围好胸巾,让患者处于舒适的体位。

(2)协助患者漱口,清洁口腔。

(3)主动询问患者了解矫治器损坏或摘戴等情况。向患者简要介绍本次诊疗过程及注意事项和配合要点。嘱患者治疗过程中如有不适,随时举手示意。

(4)用物准备:漱口杯、检查盘、技工钳、慢速手机、车石、咬合纸。

(5)与医师密切配合,注意观察医师诊疗过程,如矫治器折断重做,或需制作平导、斜导时需配合医师采集印模。

2.佩戴固定矫治器患者的护理

(1)用物准备:器械盘(内有口镜、镊子、探针)、漱口杯,止血钳、技工剪、带环就位器、除石器、开口器、酸蚀剂、釉质黏合剂、结扎圈或结扎丝、水门汀黏结剂、玻璃板、调拌刀、矫治器。

(2)托槽黏结及护理

1)酸蚀牙面:在牙面上涂酸蚀剂60~90秒后,冲洗吹干,牙面呈白垩色。

2)隔湿:正畸黏结剂大多为疏水性黏结剂,需要严密隔湿,常用的隔湿方法有纱球隔湿法和吸唾管隔湿法。

3)涂渗透液:在患者牙面上均匀地涂布一层薄薄的渗透液。化学固化型黏结剂还需在托槽底板上涂渗透液。

4)涂黏结剂:根据托槽底板大小,取适量黏结剂涂布于托槽底板上。

5)固化:待医师确定好托槽的正确位置,去除多余的黏结剂后,化学固化型黏结剂需等待3~5分钟至黏结剂固化,光固化型黏结剂需用光固化灯照射各个托槽周围30~40秒至黏结剂固化。

(3)带环黏结及护理

1)准备带环:选择大小合适的带环或根据需要制作个别带环,将选好的带环消毒备用。

2)牙面隔湿消毒:准备乙醇棉球和纱球,医师对黏结牙面进行消毒和隔湿。

3)调拌黏结剂:按照不同黏结材料要求的粉液比例、调拌时间进行调拌,调好的材料均匀细腻、呈稠糊状。将调拌好的材料均匀地涂布在带环内侧壁上,传递给医师黏结到患者磨牙上。

4)协助医师清理多余材料。

3.戴舌侧隐形矫治器患者的护理

(1)制取印模:协助医师选择与患者牙弓大小合适的托盘,使用二次印模法进行硅橡胶印模制取。舌侧隐形矫治的印模制取以舌侧面为重点,除严格按照常规步骤操作外,可以辅助医师将印模细部加压涂抹于牙齿舌面,以保证舌面形态的完整性。灌注硬石膏模型时需要进行适宜的震荡,以去除气泡。

(2)矫治器的准备:舌侧矫治器为了达到精准定位的效果,需要进行间接黏结。护士在托槽黏结前,将每个托槽的背板使用75%乙醇消毒、吹干,做好黏结准备。

(3)舌侧黏结专用器械:隔湿系统,舌侧托槽镊,长柄末端切断钳,舌侧弓丝成型器,弓丝就位器,弓丝成型钳,舌侧弓丝夹持钳,带沟持针器,结扎丝切断钳。

(4)材料:自固化黏结系统,酸蚀剂。

(5)舌侧黏结椅位准备:上颌舌侧托槽黏结时需要将椅位调节至180°水平位,患者平躺,头稍后仰,下巴抬起,使上颌𬌗平面与地面垂直;黏结下颌托槽时椅位调节至135°,患者躺于椅位,下颌稍微内收,使下颌𬌗平面与地面水平,以增加下颌舌侧牙面的操作视野。

(6)隔湿:隔湿是舌侧托槽黏结成功与否的关键,特别是下颌舌侧托槽的黏结。正畸隔湿系统包括舌档、双侧吸唾系统、开口器。护士协助医师将隔湿系统放入患者口内,并连接于牙科治疗台的负压吸引管。

(7)牙齿舌面的酸蚀:常规使用30%磷酸进行酸蚀处理。将酸蚀剂均匀涂布在托槽黏结部位,涂布面积略大于舌侧托槽背板。酸蚀剂在牙面停留90秒后,气水彻底冲洗牙齿舌面至少10秒,以去除所有的酸蚀剂。然后用气枪吹干牙面,至牙面呈现白垩色。

(8)黏结:护士与医师确认需要黏结的牙位后,协助医师使用蘸有黏结剂的小毛刷,牙齿舌面均匀涂布一层黏结剂。同时,护士在托槽背板的树脂衬层上也涂布一层黏结剂,然后护士将适量黏结剂均匀放置在托槽背板,快速递给医师,并辅助医师将托槽顺利就位,就位数分钟后,舌侧托槽黏结即完成。托槽黏结完成后还需要协助医师去除托槽辅助定位的装置和隔湿系统。

4. 各项治疗完毕　告知患者注意事项,并协助患者离开椅位。协助医师预约复诊时间,请患者按时就诊。

5. 整理用物,分类处理,消毒备用。

六、健康指导

1. 戴活动矫治器患者的健康指导

(1)按医师要求认真戴用,复诊时应戴着矫治器来,医师会对矫治器进行加力或调整。

(2)在吃饭、游泳、剧烈运动时摘下矫治器,其余时间必须戴用。

(3)初戴时对发音有影响,说话不清,2~3天后即可适应,逐渐正常。

(4)不要用舌头舔玩矫治器,以免损伤组织和矫治装置。

(5)初戴矫治装置牙齿可有酸痛感,特别是每次调整加力后酸痛明显,均属正常现象,持续1~2天后会好转;如果矫治器佩戴不合适,黏膜上有压痛点,应及时告知医师。

(6)除𬌗垫式矫治器需戴着吃饭外,其他活动矫治器吃饭时需摘下,放入专用盒中保存,以免损坏或丢失,饭后刷洗矫治器后重新戴入口中,避免将矫治器放在热源附近或通过加热方式消毒。

2. 佩戴固定矫治器患者的健康指导

（1）初戴固定矫正器后牙齿会有疼痛的感觉，有时还会有口内部件磨破黏膜的情况，甚至出现溃疡。应将上述情况告知患者，避免其产生紧张情绪。告知患者如有溃疡可用溃疡软膏或溃疡散敷于局部。如出现严重疼痛，或带环、托槽脱落，以及矫治器损坏，需及时来院处理。

（2）避免食用黏的、硬的、带核的食物，这些食物易引起托槽、带环脱落和损坏，还易使弓丝变形；不要用牙齿啃东西，可用刀削成小块食用；经过一段时间对矫治器的适应以后，即可正常饮食。

（3）佩戴固定矫治器期间，要特别注意口腔卫生，少吃零食，每次餐后及复诊前应按照正确的方法刷牙；选择正畸专用牙刷，将软垢及食物残渣刷洗干净，否则易导致牙齿的龋坏和牙周疾病，从而影响有效的治疗，增加矫治难度，延长矫治疗程，损害患者的口腔健康。

参考文献

[1]陈利芬,徐朝艳.静脉治疗专科护理手册 基础篇[M].广州:中山大学出版社,2019.

[2]陈香娟.社区护理[M].北京:中国中医药出版社,2015.

[3]陈孝平,汪建平,赵继宗.外科学[M].第9版.北京:人民卫生出版社,2018.

[4]褚秀美,祝凯,魏丽丽.胸外科临床护理手册[M].北京:人民卫生出版社,2015.

[5]丁淑贞,姜秋红.泌尿外科临床护理[M].北京:中国协和医科大学出版社,2016.

[6]丁淑贞,于桂花.神经外科临床护理[M].北京:中国协和医科大学出版社,2016.

[7]丁炎明,谢双怡.泌尿外科护理工作指南[M].北京:人民卫生出版社,2016.

[8]方莉娜,赵越.静脉治疗护理技术[M].上海:复旦大学出版社,2020.

[9]周静,陈瑞,谭婕,等.静脉输液治疗护理临床实践[M].青岛:中国海洋大学出版社,2018.

[10]李慧娟,安德连.实用吞咽障碍康复护理手册[M].北京:电子工业出版社,2017.

[11]李乐之,路潜.外科护理学[M].第6版.北京:人民卫生出版社,2017.

[12]李丽红.泌尿外科护理[M].北京:人民卫生出版社,2017.

[13]梁忠梅.长期静脉应用甘露醇引起便秘分析及预防[J].护士进修杂志,2009,24(6):576-577.

[14]刘薇群,杨颖华.社区护理[M].上海:复旦大学出版社,2015.

[15]刘振华,李保存,赵生秀.内科护理学[M].北京:人民军医出版社,2015.